신경발달치료와 감각통합치료

Combining Neuro-Developmental Treatment and Sensory Integration Principles

An Approach to Pediatric Therapy

신경발달치료와 감각통합치료

역자 김경미 · 유병규 · 최재익

COMBINING
Neuro-Developmental Treatment
AND
Sensory Integration Principles

An Approach to Pediatric Therapy

Erna I. Blanche, M.A., OTR
Tina M. Botticelli, M.S., PT
Mary K. Hallway, OTR

영 문 출 판 사

■ 옮긴이

김경미 인제대학교 의생명공학대학 작업치료학과 교수
유병규 신구대학 보건의료학부 물리치료과 교수
최재익 최재활의학과의원(Dr. Choi's Rehab. & Pain Clinic) 원장

Combining Neuro-Developmental Treatment and Sensory Integration Principles

An Approach to Pediatric Therapy

by Erna I. Blanche, M.A., OTR & Tina M. Botticelli, M.S., PT & Mary K. Hallway, OTR

신경발달치료와 감각통합치료

2009년 7월 24일 초판인쇄
2009년 7월 30일 초판발행

지은이 : Erna I. Blanche, M.A., OTR &
Tina M. Botticelli, M.S., PT &
Mary K. Hallway, OTR

옮긴이 : 김경미 · 유병규 · 최재익
발행인 : 박 병 조
발행처 : 도서출판 영문출판사
등 록 : 1987년 12월 21일 제2-419호
주 소 : 서울시 강남구 삼성동 69-1
전 화 : (02)514-5590, 776-5590
팩 스 : (02)756-8943
E-mail : yeongmunsa@empal.com
정 가 : 23,000원
ISBN 978-89-7224-209-3 93510

헌정(Dedication)

이 책을 우리의 생각을 개발시키고, 발전시키는 데 도움을 주신 아동의 부모님과 가족, 클라이언트와 동료들에게 바칩니다.

저자에 관하여(About the Authors)

Erna I. Blanche는 Southern California 대학에서 작업치료학으로 석사학위를, Columbia 대학 교육대학원에서 특수교육학으로 석사학위를 받았다. Blanche는 20년 이상 아동 작업 치료에 대한 경험이 있으며, 감각통합치료와 신경발달치료에 대한 강의를 미국뿐 아니라 국제적으로 하였다. 현재 Blanche는 Los Angeles에 있는 아동기관인 Therapy West의 공동 이사이며 공동관리자로써 근무하고 있다.

Tina M. Botticelli는 1980년 Ithaca 대학에서 물리치료 학사를 받았고, 1990년 Southern California 대학에서 시작된 임상전문가 과정에서 물리치료학 석사학위를 받았다. 그녀는 뇌성마비 아동을 위한 8주간 NDT/Bobath 치료코스를 이수하였고, *감각통합과 실행검사(SIPT)*의 실행과 해석과정 교육을 받았다. 그녀는 California Torrance에 있는 Ayres Clinic, New York Binghamton에 있는 Broome 발달센터와 그 근처에 있는 Johson City의 Norwalk 병원에서 아동 물리치료 프로그램 관리자로 일하였다. 그리고 NDT/SI 치료법의 결합에 관하여 California에서 강사로 강의하며 연구에도 참여하였다.

Mary K. Hallway는 Western Michigan 대학에서 작업치료학 학사를 받았다. Hallway는 자격을 갖춘 NDTA 작업치료 강사이다. 그녀는 10년 이상 감각통합치료와 신경발달치료 접근을 아동에게 적용한 경험을 가지고 있다. 그리고 미국과 캐나다에서 강의하였다. 1989년에 Hallway는 California Garden Grove에 있는 Children's Therapy Center를 설립하였다.

목차(Contents)

서문(Foreword)

치료사로써, 우리가 치료하는 아이들의 일상기능을 방해하는 문제들을 이해하기 위해서 다른 치료중재 방법들에 관한 지식이 필요하다. 더 이상 한 가지 치료방법 만으로 긍정적인 결과를 기대할 수 없다. 이는 아이들이 가지는 문제가 한 가지 측면만 있는 것이 아니기 때문이다.

임상가로서 이 책을 쓴 목적은 아동을 위한 치료 접근방법들 중 가장 많이 사용하는 두 가지 치료원리를 결합하여 자연스럽게 사용할 수 있도록 하는 것이다. 우리는 신경발달치료와 감각통합치료 원리를 결합한 치료의 이점들을 임상적으로 증명하였다.

이 책을 쓰기 시작할 때 우리 3명은 Southern California에 살았기 때문에, 이 책을 집필하는 것은 어려운 도전이 아니었다. Tina는 East Coast로 이사했고, 우리는 수많은 전화와 메일을 통해 공동으로 작업하였다. 이 책을 쓰는 동안 눈사태, 지진, 그리고 사랑하는 사람의 죽음 등 어려움이 많았지만 배움에 대한 긍정적인 경험을 갖게 되었다.

우리는 미국 전역에서 워크숍을 통해 이러한 정보를 나누었으나 지금은 이 책을 통해 유익한 정보를 나누게 되어 감사하다.

역자서문

"우리가 알거니와 하나님을 사랑하는 자 곧 그의 뜻대로 부르심을 입은 자들에게는 모든 것이 합력하여 선을 이루느니라."
로마서 8:28

〈신경발달치료와 감각통합치료〉는 아동의 일상생활활동 및 놀이, 학습과제 수행을 방해하는 기본 문제들인 감각처리, 움직임, 자세, 실행을 이해하고 치료적으로 도움을 제공하기 위한 것입니다. 신경발달치료와 감각통합치료는 아동치료분야에서 가장 많이 사용되어지고 있는 치료적 접근방법입니다. 치료적 원리와 방법에는 약간의 차이가 있지만 그 목적은 동일하다고 생각할 수 있습니다. 아동에 따라 각 접근방법의 이점들을 잘 사용한다면 아동의 기능향상과 삶에 긍정적인 영향을 미칠 수 있으리라 생각됩니다. 신경학적인 문제를 가진 아동들과 함께 일하는 치료사들에게는 아동이 가지는 문제의 원인과 과정을 다양한 측면에서 고려할 수 있도록 제시하고 있으며, 두 가지 치료접근 방법을 결합하여 적용하는 방법들을 제시하기에 실질적인 도움이 될 수 있으리라 생각합니다.

번역서를 준비하며 가능한 원저자가 의도하였던 의미를 놓치지 않으려 노력하였으나 막상 일을 맺고 보니 부족하고 아쉬운 점들이 있습니다. 바쁜 가운데 같은 마음으로 함께 번역에 참여해 주신 유병규 교수님과 최재익 원장님 그리고 시간과 정성을 내어 교정을 도와준 제자들과 함께 기쁨을 나누고 싶습니다. 아울러 오랜 시간을 기다려 주시고 출판을 위해 기쁜 마음으로 도와주신 박병조 사장님께도 깊은 감사를 드립니다.

이 책을 접하는 모든 분들께 신경발달치료와 감각통합치료에 대한 아낌없는 조언과 아동에 대한 이해와 사랑을 부탁드립니다. 그리고 '아동의 필요를 아는 것' 을 시작으로 모든 문제의 실마리를 찾고, 그 해결방법을 제공하기 위하여 다양한 접근방법들에 관한 지식의 넓이와 깊이를 가지고 생각하며 치료하는 사람이 되시기를 소망합니다.

2009년 역자대표 **김경미**

제 1 장

신경발달치료와 감각통합치료의 이론적 개념

Introduction to the Underlying Theoretical Concepts of Neuro-Developmental Treatment and Sensory Integration

1980년대 초, 신경발달치료를 훈련받은 치료사는 Dr. Jean Ayres가 아동을 평가하는 것을 관찰할 기회를 갖게 되었다. 의뢰된 아동은 운동발달이 지연된 8개월 된 여아였다. Dr. Ayres는 아동을 평가한 후, 아동의 정위반응과 보호반응이 늦거나 결여되었고, 대운동 발달영역에서도 2~3개월 정도 발달이 지연된 것으로 결론 내렸다.

Dr. Ayres는 이러한 평가 결과가 아동에게 나타나는 전정계의 장애 때문이라고 생각하였다. 즉, 공간에서의 움직임과 중력과의 관계가 아동에게 잘 등록되지 않아 자세를 조절하는데 어려움이 있다고 설명하였다. 한편 신경발달치료를 훈련받은 치료사는 Dr. Ayres의 평가 결과와 다르게 아동의 장애를 신경-운동 기능장애(neuro-motor dysfunction)로 보았고, 중력에 대한 문제가 움직임을 방해하는 것이라고 주장하였다. 서로 다른 의견으로 인해 Dr. Ayres는 자신의 입장을 고수하며 아동에게 신경발달치료(Neuro-Developmental Treatment; NDT) 뿐만 아니라 감각통합치료(Sensory Integration; SI)를 병행하여 치료할 것을 권고하였다.

신경발달치료를 훈련받은 치료사는 5년 동안 앞에 설명한 아동에 대한 소식을 듣지 못하였지만, 이 기간 동안 아동은 감각통합치료와 신경발달치료를 받았다. 아동은 오른쪽 편부전 마비(right hemiparesis)로 진단을 받았다. 이러한 진단을 내리게 된 것은 신경-운동에 기초하여 지연된 반응을 보였기 때문이다. 아동은 신경-운동문제를 보였지만 전정감각/고유수용성감각을 주었을 때 심한 과소반응(hyporesponsivity)을 보였다. 그러므로 아동이 보인 부적절한 자세반응과 대운동 발달의 지연은 신경-운동과 관련된 문제라기보다는 전정계의 기능장애로 인하여 발생된 것으로 생각된다.

위의 경우는 아동의 특정한 문제를 다루기 위해 최적의 치료방법을 결정할 때 치료사가 직면할 수 있는 어려움을 보여준다. 가장 적합한 치료방법을 결정하기 전에 정상발달과정에서 일차적인 문제와 가장 근본적인 문제를 규명하는 것은 중요하다. 평가과정에서 가지게 되는 의문점은 장애의 징후가 '감각처리(sensory processing)', '신경-운동 기능', '인지 능력', '정서적 안정' 중에서 어느 것에 일차적인 장애 때문인가?하는 것이다. 이러한 질문에 대한 답이 임상에서 적합한 치료 접근방법을 결정하도록 도와준다. 감각통합치료와 신경발달치료 이론은 아동의 문제점이 아동의 기능적 수행에 어떻게 영향을 미치는가를 이해하는데 두 가지 중요한 이론의 틀을 제공한다.

신경발달치료, 감각통합치료, 또는 이 두 가지를 결합한 치료 접근이 가장 적합한 치료 전략이 될 수 있는지 결정하려면 각각의 이론적 기초와 개별적 이론이 어떤 영역들을 다루는지, 아동의 문제를 어떻게 분석하는지, 어떤 치료를 제공하는지, 각 치료 접근방법이 어떤 차이점을 가지고 있는지 이해해야 한다. 제1장은 신경발달치료와 감각통합치료의 이론적 기초와 실제 적용에 초점을 맞춰 분석하였다. 이 책은 신경발달치료와 감각통합치료를 결합시킨 접근방법을 이용한 평가와 치료에 초점을 맞추며, 감각과 운동에 대한 문제와 아동의 일상생활활동에 미치는 영향에 대하여 집중적으로 조명할 것이다.

이론적 기초(Theoretical Foundations)

신경발달치료(Neuro-Developmental Treatment)

신경발달치료는 1940년대 초, 뇌성마비아동에게 나타나는 신경-운동 기능장애를 해결할 수 있는 효과적인 치료방법의 필요성을 느낀 물리치료사 Berta Bobath와 그녀의 남편인 의사 Karel Bobath에 의해 발달되었다. 그 시대에 자주 사용되었던 치료는 보조기(brace), 수술, 수동적 신장(passive stretching) 등이었다. Bobath 부부는 중력에 대한 움직임과 자세조절에 어려움이 있는 뇌성마비아동의 관점에서 새로운 이론의 틀을 제시하였다. Bobath 부부는 뇌성마비아동에게 나타나는 비정상적인 운동발달을 기술하였고, 정상발달과 비교함으로써 신경발달치료 분야에 기여하였다(Bobath & Bobath 1975).

신경발달치료는 운동기술을 수행하기 위해 기초가 되는 정상 자세반사 기전(normal postural reflex mechanism)을 이론적 근거로 삼는다. 정상 자세반사 기전은 정위반응과 평형반응으로 구성되며, 정상적인 긴장도(normal tone), 상호교차 신경지배(reciprocal innervation), 정상적인 협응패턴을 기반으로 한다(Bobath & Bobath 1964; Bobath 1971b). 뇌성마비의 문제점인 비정상적인 긴장도와 반사들은 비정상적인 근육의 협응을 초래한다(Bobath 1959; Bobath 1971b). Bobath 부부는 비정상적인 긴장도와 긴장성 반사들이 더 나아가 정상적인 자세조절 획득에 필수적인 정위반응과 평형반응의 발달을 저해한다고 보았다(Bobath 1959). Bobath 부부는 이 접근 방법을 발전시키는 마지막 단계에서 치료하는 동안 기능적 수행을 다루는 것이 필요하다고 인식하였다. 이것은 자세의 문제를 해결하면 자동적으로 일상적인 과제로 전이될 것이라는 이전의 예상과는 다른 것이다(Bobath & Bobath 1984). 하지만 이 가설들 가운데 일부는 오늘날까지 계속 수정되고 있다.

Bobath 부부는 신경발달치료를 시작하면서 감각정보가 운동반응에 중요한 역할을 한다는 것을 규명하였다. 정상적인 중추신경계는 운동반응을 생성하고 그것이 감각계로 감각피드백(sensory feedback)되어 습관적인 운동형태로 통합된다고 가정하였다(Salek 1979)(그림 1-1). 뇌성마비아동은 많은 양의 에너지가 소모된다고 하더라도 비정상적인 운동패턴을 사용한다. 감각피드백이 그러한 운동패턴의 사용을 더 강화시켜 움직임을 유도하기 때문이다(그림 1-2). Bobath 부부는 모든 운동 생성의 축이 되는 움직임에 대한 감각, 자신만의 운동형태로 구체화된 움직임이 효율성과 관계없이 반복된다고 하였다.

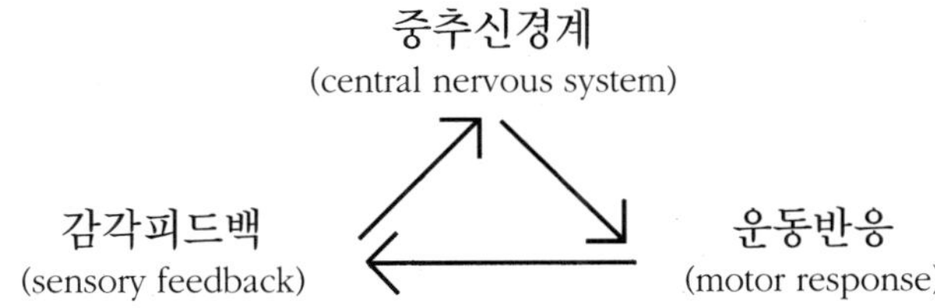

그림 1-1: 정상적인 중추신경계는 감각피드백을 통해서 정상적인 움직임을 생성하고 습관적인 움직임의 형태로 통합한다(Salek 1979).

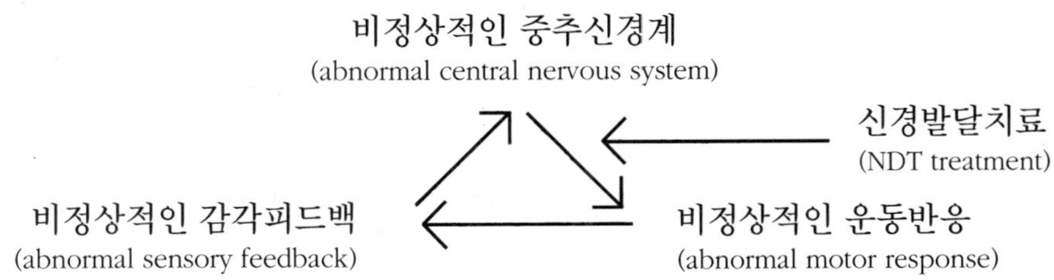

그림 1-2: 비정상적인 중추신경계는 감각피드백을 통해 비정상적인 움직임을 생성하고 습관적인 움직임의 형태로 통합한다. 치료는 움직임의 변화를 조정하는 방법으로 감각피드백을 변화시키는 것이다(Salek 1979).

신경발달치료는 움직임의 감각운동(sensorimotor)적인 측면을 다루기 위해 발달되었다. 보다 정상적인 감각경험을 제공하는 것은 뇌성마비아동에게서 더 다양한 움직임을 이끌어내기 위한 준비이다. 이러한 감각경험들은 아동의 움직임 형태에 통합되고, 자동적으로 반복된다.

운동학습과 운동조절 영역의 발전은 초기 신경발달치료 이론의 가설들 중의 일부를 수정하였다(Bly 1991). 최근에는 감각입력뿐만 아니라 중력으로 인해 자세변화가 일어날 것이라는 상황을 예상함으로써 자세조정을 유도할 수 있으며, 감각피드백(sensory feedback)만큼 감각피드포워드(sensory feedforward)도 중요하다고 보고 있다. 이러한 발견은 치료 시 또 다른 측면의 필요성을 의미하며, 이는 감각통합치료의 접근으로 볼 수도 있다. 운동조절과 운동학습에서 진보된 이론의 영향은 이 단원의 후반부에서 다루어 질 것이다.

감각통합치료(Sensory Integration)

감각통합치료 이론은 1960년대 초반 작업치료사이며 심리학자인 A. Jean Ayres

에 의해 발달되었다. Ayres는 뇌성마비아동을 치료할 때, 신경운동장애 이외의 다른 이유로 운동과제를 수행할 수 없는 아동들을 보게 되었다(Ayres 1984). 그녀는 아동의 기능적 능력에 방해가 되는 것이 부적절한 운동조절이 아니라 부적합한 시지각 처리능력 때문이라고 가정하였다. Ayres는 움직임에 있어서 먼저 시지각의 영향을 조사하는 것에 초점을 두었다. 하지만 시지각에 대한 연구 결과가 지각적인 문제들에 대한 해답을 제시하지 못하자 촉각과 운동감각, 움직임에서 전정감각 처리, 학습, 행동, 정서적 안녕 상태에 대한 연구를 시작하였다(Ayres 1979).

Ayres는 학습에 어려움이 있는 아동들과 어려움이 없는 아동들을 대상으로 촉각과 전정감각, 고유수용성감각, 시각계의 기능장애에 대한 다양한 요인-분석 연구를 시행하였다. 감각처리의 기능장애는 운동계획의 발달, 언어, 행동, 정서적 상태, 그리고 인지능력의 발달을 방해하였다(Ayres 1972a, 1979, 1985, 1989). Ayres와 다른 사람들의 연구를 통하여 이러한 가설들은 지지되었고, 감각통합치료 이론의 발달에 기초가 되었다(Ayres 1972a).

Ayres(1972a, 1979, 1984, 1985, 1989)의 이론에 기초하여 감각통합치료 접근방법을 그림 1-3에 요약하였다. 이 도표는 왼쪽에서 오른쪽으로, 아동이 태어나서 학령기에 이르기까지의 발달과정이다. 감각통합치료의 이론은 촉각, 고유수용성감각, 전정감각이 근 긴장도 및 자동반응 그리고 정서적 안정의 발달에 기여한다고 강조하였다(Ayres 1972a, 1979). 출생 시 아동은 이런 감각 통로를 통한 반응으로 움직인다. 영아기에 반사와 반응이 나타나는 것은 촉각, 전정감각, 고유수용성감각 처리에 의해 유도된다. 예를 들면, 설근반사(rooting R), 파악반사(grasp R), 위치반사(placing R)는 촉각입력에 따른 반응이며, 미로머리정위(labyrinthine head righting)반응, 모로(Moro)반응, 견인(traction)반응은 전정감각/고유수용성감각 입력에 따른 반응으로 나타나는 것이다.

감각계	근 긴장도 반사 정위반응 평형반응 보호반응 정서적 안정 유대감	눈-손 협응 운동계획 지각 집중력	학습 개념화 구조화된 행동

그림 1-3: 감각계와 움직임, 학습, 행동에 미치는 영향

촉각, 고유수용성감각, 전정감각계는 정서적 안정과 엄마와 아기의 유대감에도 기여한다. 예를 들면 아이들은 담요로 꼭 감싸거나 천천히 흔들어 줄 때 조용해진다. 이는 압력과 움직임 같은 감각입력에 영향을 받는 정서적 반응이다. 아동이 성숙되고 환경과의 관계가 확장됨에 따라 시각과 청각계는 더욱 중요해지고 다른 감각계와 통

합된다. 예를 들면, 아기가 시각적으로 물체에 집중하는 것과 그것을 향해 손을 뻗는 것을 학습하는 것이다. 이러한 눈-손 협응은 여러 가지 유형의 감각입력에서 통합을 요구한다. 전정감각, 고유수용성감각, 시각 정보는 바른 자세를 유지하고, 시각과 고유수용성감각은 목표를 향해 접근하도록 이끌어 준다. 아동의 손이 물체에 닿았을 때 아동은 크기, 형태, 색에 대한 시각 정보뿐만 아니라 물체의 재질에 대한 촉각정보를 통합한다. 더 나아가 물체를 조작하는 손의 움직임으로부터 고유수용성감각과 운동감각의 감각피드백을 통하여 크기와 형태에 대한 정보를 명확히 이해할 수 있다.

감각입력에 대한 부적절한 처리과정은 운동, 인지, 사회-정서적 영역의 발달에 부정적인 영향을 미칠 수 있다. 감각통합치료는 부적절한 감각처리와 관련되어 운동, 인지, 사회-정서 발달의 문제를 보이는 아동을 돕기 위해 발달되었다. 이전에 사용된 접근방법과의 차이는 행동의 감각적 측면에 중점을 두는 것이다.

신경발달치료와 감각통합치료의 기본적인 가설 (Basic Hypotheses of Neuro-Developmental Treatment and Sensory Integration)

치료 접근방법을 결합할 때 각 이론의 가정이 같은 현상에 대해 일치된 설명을 할 수 있는지를 이해하는 것은 무엇보다 중요하다(Parham 1987a). 신경발달치료와 감각통합치료는 다른 현상에 대하여 서로 보완되는 설명을 제시한다. 감각통합치료가 운동 활동 측면에서 감각처리에 중점을 둔다면, 신경발달치료는 감각입력에 대한 운동반응에 중점을 둔다. 신경발달치료와 감각통합치료는 각각에 대해 빠져있는 요소들을 제공하여 아동의 문제에 더욱 포괄적인 접근을 가능하게 한다. 표 1-1은 신경발달치료와 감각통합치료에 대한 기초를 요약한 것이다.

표 1-1
신경발달치료와 감각통합치료의 기본원리

	신경발달치료(NDT)	감각통합치료(SI)
이론의 목적	뇌성마비아동에게 나타나는 비정상적인 자세조절과 운동패턴에 대한 치료 접근	감각처리와 감각통합 장애에 대한 이해
치료의 초점	기능적 수행을 위한 운동의 증가와 향상	적응 반응을 생성하기 위한 정상적인 감각처리와 통합
평가 방법	초기에 임상적 관찰을 강조 – 표준화된 평가는 발달과정에 대한 것임	표준화된 평가도구(SCSIT, SIPT)로 시작–임상 관찰은 표준화된 평가와 결합하여 사용함
발전	그림 1-4와 1-5에 세부적으로 언급됨	

Adapted from Blanche, E., and J. Burke. 1991. Combining neurodevelopmental and sensory integration approaches in the treatment of the neurologically impaired child: Parts 1 and 2. *Sensory International Quarterly* XIX(1/2).

신경발달치료와 감각통합치료의 두 가지 차이점은 이론의 목적과 치료의 초점에서 발견된다. 신경발달치료는 이미 구체적인 진단(뇌성마비)에 대한 치료 접근으로 발전되었다. 반면에 감각통합치료 이론은 감각입력 과정이 어떻게 정상 발달에 영향을 주고 장애의 양상에 관여하는지 이해하는 것이 목적이고, 기능장애의 유형은 이전 문헌에서 규명되지 않았다. 신경발달치료의 초점은 기능적 기술 수행을 하는 동안 운동조절을 강화하기 위한 것인 반면, 감각통합치료의 초점은 감각처리와 운동, 인지, 정서 발달에 미치는 영향을 이해하는 것이다.

신경발달치료와 감각통합치료 사이의 차이점과 유사점은 평가 방법에서도 발견된다. 두 접근방법의 평가 방법은 운동반응이 임상 관찰에 포함되지만 신경발달치료는 움직임에서 기능장애에 중점을 두는 반면, 감각통합치료는 감각처리에서의 기능장애에 중점을 둔다. 감각통합치료의 이론적인 근거는 이론과 치료가 결합되어 발전된 표준화된 평가도구(SCSIT, SIPT)가 포함된다(Ayres 1962, 1989).

최근까지 표준화된 평가도구들은 움직임의 질을 측정하는데 이용되지 않았다. 현재는 *Movement Assessment of Infants*(Chandler, Andrews, & Swanson 1980), *The T.I.M.E.*[T.M](Miller 1994), Alberta Infant Motor Scale(Piper & Darah 1994)을 포함한 몇 가지 평가도구는 움직임의 요소를 객관적으로 분석하는데 이용된다. 이러한 평가도구는 신경발달치료와 조기치료에서 평가와 연구를 촉진시킬 것이다.

마지막으로 비교할 것은 이론적 개념의 발전이다. 신경발달치료와 감각통합치료가 발달하기 시작한 동기는 모두 임상적 상황에 근거를 두고 있다. Bobath 부부(1954)의 동기는 뇌성마비아동을 어떻게 치료할 것인지에 대한 의문이었고, Ayres(1969, 1972a)의 동기는 학습, 행동, 움직임의 구체화되지 않은 감각처리에 대한 의문이었다. Bobath 부부는 임상적 환경 내에서 의문을 다루었다. 그들은 치료방법을 발달시키는 과정에서 이전에 제공된 것과는 다른 방식으로 뇌성마비의 움직임의 문제에 대해 기술하였다. 이 후 Bobath 부부는 임상적으로 치료의 성공 여부를 검토하였고, 그것의 효과를 설명하기 위해 기초가 되는 신경생리학적 가설들을 문헌에서 찾았다. 그림 1-4는 신경발달치료 이론의 발전 전개과정이다.

임상적 의문 → 치료 개념 → 문헌 고찰 → 치료 개념 → 연구(미국)

그림 1-4: 신경발달치료: 이론과 치료 개념의 발전

감각통합치료는 임상에서 기인하여 발달되었지만 그에 대한 해답은 먼저 문헌 고찰과 연구를 통해서 다루어졌다(Ayres 1962, 1963, 1965). 감각처리에 대한 학습 과정에서 Ayres는 이론적 구조를 정의한 후에 표준화된 평가도구들을 개발하였다. 이후에 Ayres는 감각 기능장애를 어떻게 규명할 것인지와 관련하여 해답을 정형화시킨 후, 임상으로 돌아가 치료의 효율성에 대한 연구를 더 많이 시행하였다(1972c).

Ayres는 1988년 사망할 때까지 장애의 특성에 대한 연구를 계속하였다(Ayres 1985, 1989). 그림 1-5는 감각통합치료 이론의 발전 전개과정이다.

임상적 의문 → 문헌 고찰 → 연구 (평가) → 치료 개념 → 연구 (치료)

그림 1-5: 감각통합: 이론과 치료 개념의 발전

신경발달치료의 역사를 보면 이론의 초기단계와 치료방법을 발전시키는 동안 연구가 수행되지 못했음을 알 수 있다. 미국에서 치료에 대한 증거를 요구하는 치료방법이 대중화되면서 연구에 대한 필요성은 명확해졌다. 현재는 두 접근방법의 치료효과에 대한 연구가 계속 진행되고 있다.

신경발달치료와 감각통합치료의 결합 (Combining Neuro-Development Treatment and Sensory Integration)

신경발달치료와 감각통합치료는 다양한 현상에 대해 광범위하게 설명한다. 감각통합치료의 이론의 틀은 감각 정보의 처리와 통합, 그리고 기술 발달에 대한 영향에 중점을 두고 있다(Ayres 1979). 감각통합치료의 모델은 그림 1-3(4쪽)에 요약되었고, 이를 통해 이론을 간략하게 볼 수 있다. 초기의 감각처리는 반사, 자세반응, 정서적 안정의 발달에 영향을 주고, 이후에 운동계획, 눈-손 협응, 언어, 목적 있는 구조화된 활동에 영향을 준다. 감각처리의 영향을 받아 이 후에는 집중력, 학습, 시간과 공간에서의 구조화된 행동 기술을 획득한다. 기능 수행 시 복잡한 정도가 증가될수록 다양한 감각입력의 통합이 요구된다.

감각통합치료는 기능 수행 영역들과 관련된 다양한 영역의 발달을 다룬다. 감각통합치료는 감각처리에 어려움이 있을 경우 치료하는 것을 중요하게 생각하지만, 자세 문제의 평가와 치료에 대한 세부적인 설명이 부족하다. 감각처리는 환경 내에서 목적적이고 효과적인 상호작용을 위한 적응 기술들을 발달시키는데 중요하다. 이 이론은 낮은 수준의 발달이 높은 수준의 발달에 영향을 준다고 본다. 감각통합치료 이론에 근거한 자세조절은 높은 수준의 기술을 수행할 때 필요한 기반을 쌓도록 한다. 정밀한 임상적 평가와 치료, 자동반응은 다른 영역에서의 발달에 영향을 미치므로 중요하다. 신경발달치료는 기능장애를 구체화하고 치료 도구를 제시한다. 감각통합 장애로 규명된 경우에 신경발달치료는 감각통합치료에 부가적으로 고려되며, 감각통합치료에서 이용되지 않는 부분을 명확히 아는 것이 중요하다.

신경발달치료의 이론의 틀에서는 움직임의 기능장애를 설명하는 모델을 제공한다. 이 모델은 움직임의 감각 요소들을 구체화하지만 자세조절과 움직임의 발달에서 비정

상적인 감각처리의 영향을 다루지 않는다. 감각통합치료는 감각처리, 동기부여의 관점, 실행의 이해를 증진시켜 신경발달치료를 보완해준다(Montgomery 1991). 예를 들면, 감각정보가 적절히 처리되지 못하는 아동은 신경발달치료에 의해 제공되는 치료적 핸들링(handling)으로 기대하는 반응을 얻지 못할 것이다. 치료에 대한 부적응 반응은 운동장애 또는 행동적 문제에 대하여 치료사가 부정확하게 해석하도록 한다. 뇌성마비아동에게 감각통합은 감각처리 기능장애를 구체화하고 치료하는데 사용할 수 있고 각성수준, 동기 부여, 운동반응에 영향을 줄 수 있다. 다시 말하면 감각통합치료는 신경발달치료를 대신할 수 없지만, 부가적으로 사용할 수 있다.

신경발달치료와 감각통합치료의 일반 원리
(Principles Common to Neuro-Developmental Treatment and Sensory Integration)

신경발달치료와 감각통합치료는 서로 다른 분야와 연구로부터 시작되었지만 기초적인 원리가 같다:

- 중추신경계 기능장애를 다루고, 신경학적으로 설명한다.
- 움직임과 행동의 기본적인 것들을 다룬다.
- 운동조절 이론을 사용하여 치료과정을 설명한다.
- 치료에서 적응반응을 획득하고자 한다.

중추신경계 기능장애
(Addressing a Central Nervous System Dysfunction)

뇌성마비와 감각통합 장애는 모두 신경학적 문제를 가진다. 그러나 뇌성마비는 움직임을 조절하는 뇌의 대뇌피질과 피질하 중추가 손상된 결과인 반면 감각통합 장애는 감각처리의 피질하 기전의 기능장애로 여겨진다(Ayres 1972a; Moore 1984).

감각통합 장애 아동에게 나타나는 운동장애는 감각처리에 기초를 두고 있는 것이지 대뇌피질의 손상에 기인하는 것은 아니다. 하지만 감각처리 기능장애가 있는 뇌성마비아동은 여러 가지 원인을 가질 수 있다(Moore 1984). 일차적 감각처리의 손상은 피질과 피질하부의 병변으로 인해 발생하며, 이는 움직임의 문제를 유발하게 한다. 운동 생성 영역에서의 문제는 감각처리 영역에도 영향을 준다. 이차적인 감각처리의 문제는 움직임의 문제에 의한 결과일 수 있으며, 반대로 아동의 정상적 감각경험의 박탈로 인한 것일 수도 있다(Moore 1984; Windsor 1986). 감소된 움직임은 아동이 환경으로부터 의미 있는 감각정보를 획득하지 못하는 결과를 초래한다.

자동적인 움직임의 토대(Addressing Automatic Basis for Movement)

신경발달치료와 감각통합치료는 모두 자동적인 자세조절과 협응능력의 증진을 목표로 한다. 신경발달치료는 기능적인 활동을 수행하는 동안 신체변화와 환경의 변화에 반응하여 자동적으로 자세를 조정하는 능력에 중점을 둔다. 감각통합치료는 놀이와 기능적 활동을 하는 동안 다양한 감각경험을 통합하고 적절한 감각처리 기술을 발달시키는 것에 중점을 둔다. 새로운 과제를 학습할 때 집중력이 필요하지만 감각통합에서는 과제의 감각 요구들을 보상하기 위해 과도한 인지적인 전략이 요구되지 않는다고 본다. 감각과 운동의 관점에서 과제는 습관화되어서 자동적으로 이루어져야 한다.

치료과정을 설명하기 위한 운동조절과 운동학습 이론 (Utilizing Motor Control and Motor Learning Theories to Describe the Treatment process)

운동조절과 운동학습 이론에서 발견된 것들은 작업치료사와 물리치료사의 치료적 접근에 영향을 주었다. 이 이론들의 발달은 감각통합치료와 신경발달치료의 발전에 영향을 주었다.

감각통합치료에서 운동조절과 운동학습 이론이 적용된 가장 큰 증거는 실행장애(dyspraxia)에 대한 설명에서 찾을 수 있다. Ayres(1985)는 물리적 환경의 요구와 제한된 실행 발달 사이의 관계에서 실행장애의 특성을 설명하기 위해 운동학습 이론의 문헌을 참고하였다(Ayres 1985). Fisher(1991)는 실행에서 감각피드포워드의 역할을 설명하기 위해 운동학습 이론을 적용하였다. Ayres의 업적에 기초하여 Fisher(1991)는 실행장애를 4그룹으로 나누었다: 촉각에 기초한 실행장애 또는 *체성감각 실행장애(somatodyspraxia)*, 전정감각에 *기초한 실행장애* 또는 *양측통합* 및 *순서장애(bilateral integration and sequencing disorders)*, 시지각 처리능력의 부족으로 인한 구성 능력의 장애, 좌반구의 장애로 인한 언어적인 지시와 관련된 실행장애이다. 체성감각 실행장애는 감각피드포워드 기전이 문제인 장애이다. 양측통합 및 순서장애는 부적절한 감각피드포워드 기전 또는 시공간에서 활동을 예상하는 능력의 문제에 의한 것이다(Fisher 1991; Cermak 1991). 운동조절과 운동학습의 연구는 신경발달치료 원리의 발달에 영향을 주었다. Bly(1991)는 이를 신경발달치료의 원리에 적용하여 움직임에 제한이 있는 뇌성마비아동에게 하나의 관절에서 자유도 감소를 시도함으로써 다른 관절에서 움직임을 조절한다는 것을 제안하였다. 이러한 시도는 전통적으로 고정(fixing)과 관련되었다. 신경발달치료를 사용하는 치료사들은 조절점(key point of control)을 통해 아동의 움직임에 대한 조정을 돕는다(Bly 1991). 감각통합기능에 어려움이 있는 아동에서도 고정에 의해 자유도가 감소되는 것이 관찰되며, 이는 신경발달치료로 도움을 받을 수 있다.

전통적으로 신경발달치료는 자세반응을 유도하기 위한 감각입력의 적용을 강조해 왔지만, Bly(1991)는 자세기전이 환경으로부터의 감각피드백만큼 감각피드포워드 또는 앞으로 일어날 움직임을 예상하는 것에 의존한다고 보았다. 치료에서는 치료사가 제공하는 움직임에 의존하는 것보다는 기능적 활동을 통해 자세조절을 하고자 하는 아동의 동기를 더욱 중요시 여긴다(Bly 1991).

과제 중심적인 활동과 상황과 관련된 활동에서 동기 부여의 중요성은 운동학습 이론에서도 강조되었고, 감각통합치료의 이론과 전통적인 작업치료에서도 다루어졌다(Bly 1991; Horak 1991). Horak(1991)은 과제 중심적 접근을 주장했으나, 임상에서는 기능적인 과제 중심의 상황에서 나타나는 움직임 형태와 환경적 요구에 따른 운동문제 해결전략을 가르치는 것을 요구한다. 신경발달치료에서는 수동적으로 제공된 움직임을 하는 것보다 아동의 능동적인 욕구를 강조한다(Horak 1991; Bly 1991).

치료에서 적응반응(Producing the Adaptive Response in Treatment)

Ayres(1984, 1)는 적응반응을 환경에서의 "효과적인 반응 또는 상호작용"으로 정의하였다. 개인이 장애물코스를 통과하기 위한 전략과 같이, 환경으로부터의 "초대"에 대한 반응으로 감각운동적 행동을 시작한다. 또한 자세반응의 생성과 같이 환경에 의해 나타나는 감각입력에 대한 반응을 보인다(Ayres 1984). 신경발달치료는 자세조정과 같이 낮은 단계의 적응반응을 다루고, 감각통합은 운동계획, 집중, 시공간에서의 복잡한 행동의 구성과 같은 낮은 단계에서 높은 단계에 이르는 적응 반응을 다룬다. 그러나 운동조절과 운동학습 이론의 발달은 신경발달치료 시 자세조정에 따른 감각입력의 사용에 영향을 주었다. 현재는 아동이 기능적 활동을 하는 동안 자세조정을 하게끔 하는 것이 강조된다(Bly 1991).

신경발달치료와 감각통합치료의 임상적 적용 (Clinical Applications of Neuro-Developmental Treatment and Sensory Integration)

신경발달치료와 감각통합치료는 상호보완적인 이론을 가지고 있으므로 임상에서 쉽게 결합할 수 있다. 그러나 치료사는 치료적 적용에서 두 접근방법의 차이를 인식해야 한다. 차이점은 치료의 목적, 아동과 치료사의 역할, 치료 환경의 역할이라는 세 영역에서 나타난다. 이를 표 1-2에 요약하였다.

표 1-2
신경발달치료와 감각통합치료의 적용 차이

	신경발달치료(NDT)	감각통합치료(SI)
치료의 목적	기능에 영향을 주는 자동적 자세 조정 유도	움직임, 학습, 사회-정서적 안정에 영향을 주는 감각처리
치료사의 역할	치료사는 방향을 조절하고 치료회기(session)를 계획함	치료사는 환경을 조절하고 아동을 유도함 : 치료는 아동 중심적임
치료 환경	치료사의 신체를 포함하여 움직일 수 있는 표면들을 이용함	매달아 쓰는 도구, 큰 도구, 재질이 다른 도구를 이용함 : 가능성을 제한하지 않기 위해 넓은 공간이 요구됨

치료 목적(The Purpose of Treatment)

전통적인 신경발달치료 회기(session)의 목적은 감각통합치료 회기와 분명한 차이가 있다. 신경발달치료에서 치료의 목적은 기능적 활동을 하는 동안 정상적인 움직임의 패턴을 촉진시키는 반면, 비정상적인 움직임의 패턴은 억제하는 것이다. 이런 움직임 패턴을 잘 조절하면 일상적인 활동에서 아동의 기능적 능력이 향상된다. 아동은 기능적 활동을 하는 동안 발생하는 움직임의 요소들을 변화시키기 위해 치료적 핸들링을 사용한다. 아동은 자전거 타기, 옷 입기, 혼자 음식 먹기 같은 상황에서 치료받을 수 있다(Bobath & Bobath 1984).

감각통합치료의 목적은 끊임없이 변하는 환경 내에서 아동이 사물이나 공간과 자유롭게 상호 작용하는 능력을 향상시키는 것이다. 치료의 특정한 목적으로는 각성수준, 집중력, 동기에 영향을 주는 감각처리의 정상화와 개념화, 운동계획, 행동의 구조화에 대한 강화가 포함된다. 이런 목표의 달성은 환경에서 기능적 과제의 수행을 향상시킨다.

Montgomery(1991)는 신경발달치료와 감각통합치료를 결합한 평가 모델을 제시하였고, 이것은 동기부여 상태, 운동계획, 감각피드백과 감각피드포워드, 발달적 기술, 생체 역학적 억제와 관련된 관찰을 포함한다(Montgomery 1991). 이 때, 감각통합치료와 신경발달치료는 각 평가 영역에서 다른 정보를 제공하고 한 가지 접근을 사용할 때 보다 더 전인적인 관점에서 볼 수 있게 한다.

아동과 치료사의 역할 (The Roles of the Child and the Therapist)

신경발달치료와 감각통합치료를 결합할 때 다양한 치료사의 역할을 인식하는 것이 중요하다. 치료사가 신경발달치료와 감각통합치료를 통하여 아동의 문제를 다룰 때 사용되는 치료 접근과 유형에는 차이가 있다.

앞에서 언급했듯이 신경발달치료와 감각통합치료는 이론적으로나 임상적으로 중요하게 여기는 것에 차이가 있다. 신경발달치료는 기능에 영향을 주는 특정한 운동패턴에 중점을 두기 때문에 더 직접적인 치료적 중재가 요구된다. 치료회기는 치료사가 직접 조절한다. 치료사는 이때 사용할 활동을 결정할 수 있고 어떻게 진행시킬 것인지 생각하고 있어야 한다. 치료회기에는 특정한 기능적 과제가 요구되는 운동 요소를 얻기 위해서, 체간이나 상지와 같은 특정 신체 부위의 핸들링에 중점을 둘 수 있다. 이런 요소들은 일상생활활동을 하는 동안 아동의 운동 습관 중 일부가 되어야 할 것이다.

성공적인 감각통합치료는 치료사에 의해서 엄격하게 조절되지 않아야 한다. 치료사는 아동이 가지고 있는 감각통합 장애(촉각방어, 자폐, 중력불안, 실행장애를 포함하여)의 특성과 행동에 미치는 영향으로 인해 나타날 수 있는 어려움을 예상하여 치료하는 동안 활동을 조절하고, 원하는 적응반응을 획득하기 위해서 환경을 조정하는 역할을 한다. 치료회기는 아동이 환경과 상호작용을 하기 위한 내적 욕구와 내적 동기에 달려 있다. 내적 욕구와 내적 동기는 아동이 수행할 수 있는 활동을 선택하도록 하여 치료에 이용한다. 감각통합치료의 순서는 미리 예상할 수 없다. 가장 중요한 것은 치료사가 아동의 필요를 이해하고, 미리 계획된 활동만을 강요하지 않고, 아동이 이끄는 데로 따라가는 것이다. 그러므로 감각통합 치료회기의 초점이 덜 구체적으로 보일 수 있다. 치료사는 아동이 도전하기에 어렵지만 확실히 성공할 수 있는 활동을 제공하는 것이 필요하다. 치료회기에는 이전에 수행했던 활동 중 치료적 가치가 있는 것을 반복하여 사용할 수 있다.

치료사의 개인적 치료방식의 중요성
(The Importance of the Therapist's Individual Style)

각 치료사는 치료와 아동의 행동에 영향을 주는 자신의 방식에 대한 인식이 필요하다. 치료 방식은 완전조절과 완전자율의 연속선상으로 볼 수 있다. 치료회기를 계속해서 일정하게 조절하는 경향이 있는 치료사는 핸들링과 환경 조정을 통하여 아동이 적응반응을 만들어 내도록 한다. 치료회기에 보다 자유로움을 허락하는 치료사는 아동의 내적 동기를 통해 적응반응을 생성하도록 한다. 그림 1-6은 이 연속선을 표현한 것이다.

감각통합치료회기 ________________ 신경발달치료회기

좀 더 자유로움 ________________________________ 좀 더 조절됨

그림 1-6: 감각통합치료와 신경발달치료에서 자유로움의 연속선

대다수 치료사들의 방식은 각 극단보다는 연속선의 어떤 지점에 위치한다. 치료사는 아동의 행동과 환경, 특정한 치료회기를 어떻게 진행시킬 것인지에 따라 방식을 변화시킨다. 치료내용이 아동의 선택에 따라 자유롭게 제공되는 것은 자폐나 머뭇거리는 아동에게 성공적으로 적용될 수 있다. 반면 조절과 도전을 증가시키는 것은 수동적이거나 도전하는 상황을 피하는 아동을 다룰 때 성공적인 전략이 될 수 있다. 다양한 방식은 여러 상황에서 성공적으로 적용된다. 치료하는 동안 아동의 욕구에 맞춰 자신의 방식을 인식하고 수정하는 것이 중요하다. 그러나 치료사의 방식이 아동에게 충분히 순응할 수 없는 상황이라면, 다른 치료사가 도움을 제공할 수 있다.

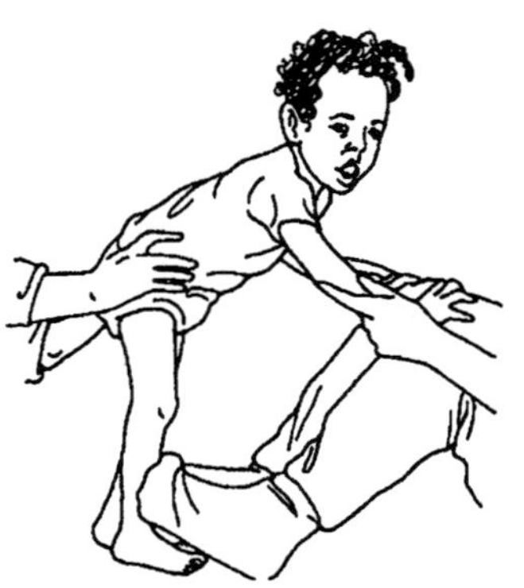

그림 1-7: 신경발달치료를 사용하는 치료사는 대개 아동과 가까운 접촉을 한다.

신경발달치료와 감각통합치료에 근거한 접근방법은 다른 치료 방식이 요구된다. 신경발달치료를 이용하는 치료사에게는 언제 무엇을 조절할 것인지가 요구된다(그림 1-7). 치료사는 흔히 아동이 받는 감각입력과 움직임을 조정하기 위해서 공간에서 아동이 움직이는 동안 자세에 적응하도록 한다. 치료사는 아동이 움직임을 시작하도록 촉진할 때 운동학습에 근거하여 더 자유롭게 움직이도록 해야 한다(Bly 1991). 아동

이 움직임을 시작하는 것을 기대할 때 각성수준과 동기부여 상태를 다루는 것도 필요하다. 이런 양상은 전통적으로 감각통합치료에서 더 중점을 둔 내용이다. 아동이 움직일 때마다 운동계획, 감각처리, 자발적인 움직임에 대한 정보를 주고 자유로움을 허락하고 선택의 기회를 제공한다.

반면에 감각통합치료 접근을 사용하는 치료사는 아동이 더 자유롭게 움직일 수 있도록 허락하고, 수행하는 활동을 선택한다. 감각통합치료는 아동의 내적 동기를 중요시하고 아동의 활동 수행 욕구는 성공적인 치료의 핵심이 된다. 그러나 그것뿐만 아니라 치료사는 자세 문제를 다룰 때 안정된 전략을 통합하는 것이 필요하다. 신경발달치료 접근방법은 신체 배열, 자세 안정성, 운동패턴에 대한 정보를 치료사에게 제공한다. 이런 영역은 일반적인 감각통합치료에서 사용되는 것보다 직접적인 치료가 요구된다. 이런 경우 치료사의 치료 목표는 아동의 활동 수행을 위한 내적 동기 부여를 잃지 않는 방식으로 신경발달치료 원리를 통합하는 것이 된다.

치료적 환경의 역할(The Role of the Treatment Environment)

신경발달치료와 감각통합치료 사이의 환경은 다소 차이가 있다. 전통적인 신경발달치료 접근에서 치료사는 아동의 움직임을 손을 사용하여 유도하는 반면 감각통합치료 접근에서는 치료사가 환경을 조정하여 아동으로부터 원하는 반응을 얻는다(그림 1-7, 1-8). 그러므로 신경발달치료 접근을 사용하는 치료보다는 감각통합치료 접근을 사용하는 치료에서 물리적 환경은 더 중요한 역할을 한다. 감각통합치료 접근을 사용하는 치료사는 새로운 적응반응을 생성하기 위해서 다양한 감각경험과 탐색의 기회를 제공해 줄 수 있는 환경이 필요하다.

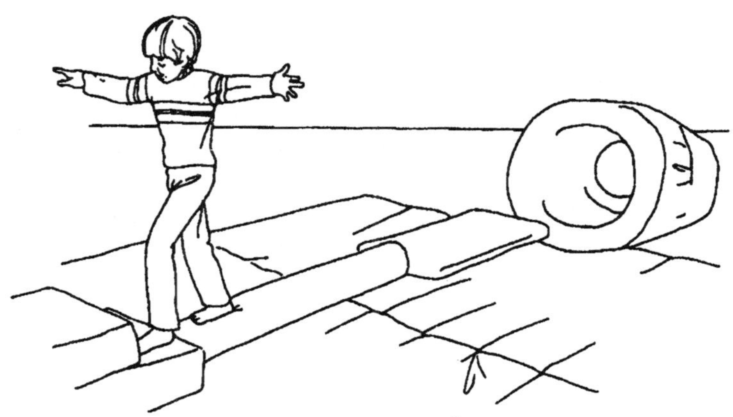

그림 1-8: 감각통합치료를 사용하는 치료사는 아동으로부터 떨어져 아동이 환경을 탐색하도록 한다.

전통적인 신경발달치료를 사용하는 치료사는 자세조정과 기능적 과제 수행 시 요구되는 기본적인 운동 패턴의 경험 기회를 제공해 줄 수 있는 환경이 필요하다. 최근에는 뇌성마비의 신경발달치료에 상황적인 암시(contextual cues)가 통합되기 위해 환경의 중요성이 증가되는 추세이다. 신경발달치료와 감각통합치료 사이의 환경적인 차이는 도구의 이용과 공간 사용에서도 관찰된다.

감각통합치료는 아동이 움직이고 탐험하는데 있어서 물리적으로 정서적이고, 안전한 공간이 요구된다. 여러 가지 유형의 매다는 도구의 사용뿐만 아니라 안전을 위해 충분한 공간이 필요하고, 아동의 구조화된 행동을 돕기 위해 변경이 가능해야 한다.

운동계획, 개념화 또는 행동적 문제를 가진 아동의 치료는 반응의 패턴을 기억하지 못하도록 한 치료회기에서 다른 치료회기로 변화될 수 있는 공간이 필요하다. 기어오르고 구성하기와 같은 활동을 위해 다른 크고 움직일 수 있는 도구와 다양한 매다는 도구들을 사용하여 새롭고 변화 가능한 치료를 해 나갈 수 있다. 전통적인 신경발달치료를 받는 아동보다 감각통합치료를 받는 아동이 더 운동조절을 잘 하기 때문에 아동들에게 높이뛰기, 달리기, 매달리기, 밀기, 당기기, 그네 타기, 구르기 등을 할 수 있는 기회를 제공하는 환경이 중요하다(그림 1-9).

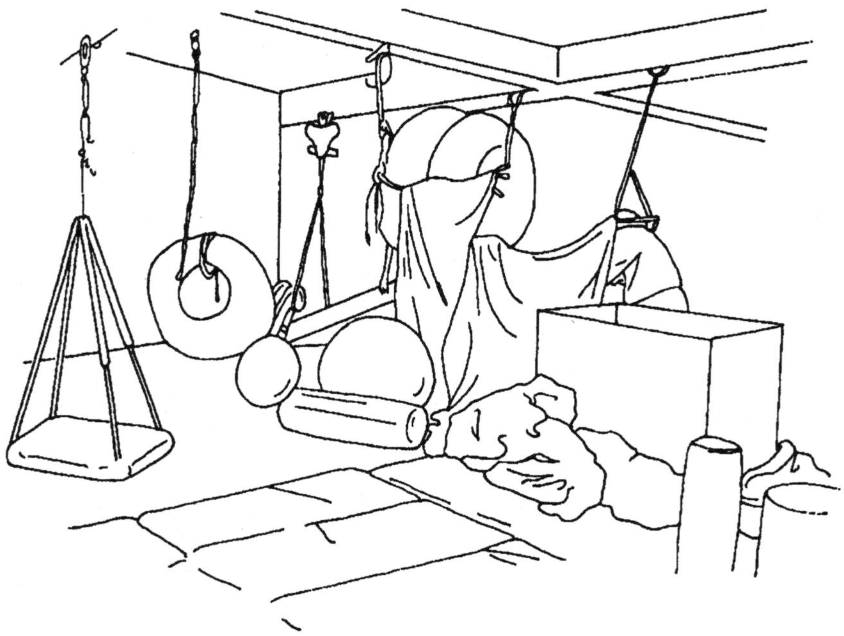

그림 1-9: 감각통합치료를 위한 전형적인 공간의 예이다. 신경발달치료에서 사용되는 도구(볼스터와 공)가 공간의 일부분을 차지한다.

신경발달치료는 그런 넓은 공간을 필요로 하지 않지만 기본적인 도구는 필요하다. 움직임에 대한 자세조절을 촉진할 때는 다른 도구보다 움직일 수 있는 공간을 제공해 주어야 한다. 가장 일반적인 도구는 다양한 크기의 볼스터(bolster)이다. 작은 아동을 치료할 때는 치료사가 자세반응을 촉진시키기 위해 치료사 자신의 신체를 사용할 수 있다. 예를 들면, 치료사의 무릎에 아동을 앉히고 아동의 양발은 매트 위에 놓는 것이다. 치료사는 무릎을 양옆으로 천천히 움직여 아동의 자세조정을 유도한다.

신경발달치료 접근은 공간과 도구 사용이 덜 중요하므로 치료사의 치료공간 선택이 더 쉽다. 신경발달치료를 받는 아동은 집에서, 학교에서 또는 다른 기능적 환경에서 쉽게 치료받을 수 있다. 반면에 감각통합 장애가 있는 아동을 학교와 집에서 치료할 때는 창의성과 응용능력이 요구된다.

부가적으로 감각통합치료실은 촉각과 고유수용성감각 입력을 제공하는 도구가 필요하다. 고유수용성감각은 저항에 대해 근육군이 능동적으로 수축할 때 증가되므로 아동이 무겁거나 부피가 큰 도구로 놀이를 하는 동안 느끼게 된다(Fisher 1991). 다양한 촉각 경험은 다른 재질로 도구를 감싸는 것으로 제공될 수 있다. 다른 유형의 체성감각입력은 큰 베개, 매트리스, 공기로 부풀린 쿠션을 사용하여 제공할 수 있고, 이것은 안전을 위해서 그리고 심부압박을 부가적으로 제공하기 위해서도 사용된다(Ayres 1979; Slavik and Chew 1990).

비록 감각통합치료와 신경발달치료가 도구와 공간의 사용에서 차이가 있지만 감각통합치료 도구의 대부분은 뇌성마비아동에게 맞게 변형할 수 있다. Daniels와 Mattice(1987)는 뇌성마비아동이 가진 전형적인 문제들을 다루기 위해 변형시킨 그네와 볼스터 그네(bolster swing)의 사용을 제시하였다. 뇌성마비아동을 발이 바닥에 닿도록 한 볼스터 그네(bolster swing) 또는 타이어 그네(tire swing)에 앉힐 수 있다. 이런 도구에 의해 움직임의 가능성이 증가되면 아동은 하지의 움직임을 주도적으로 사용한다(그림 1-10). 6장에서는 뇌성마비아동을 위해 감각통합치료 도구를 변형하는 방법을 제시한다. 뇌성마비아동에게 감각통합치료 도구를 사용할 때, 치료사와 도구에 의해 움직임을 조정한다. 이런 경우에 치료사는 아동과 함께 도구에 앉아서 도구를 움직여 아동의 체중이동을 촉진시킨다(그림 1-11).

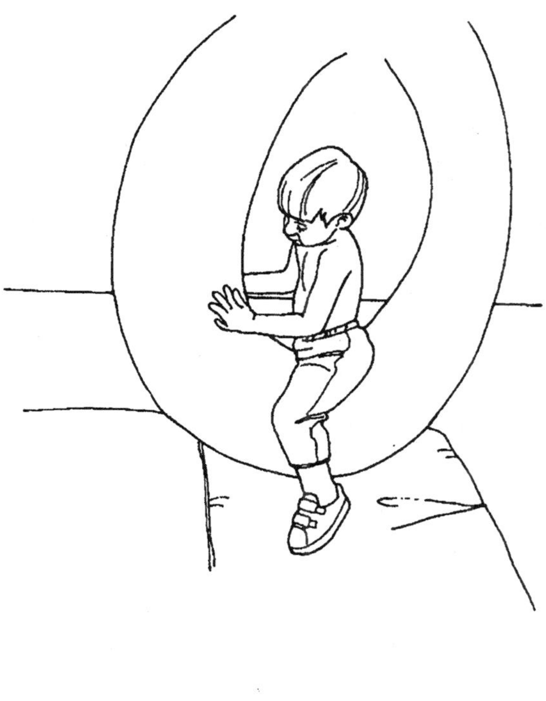

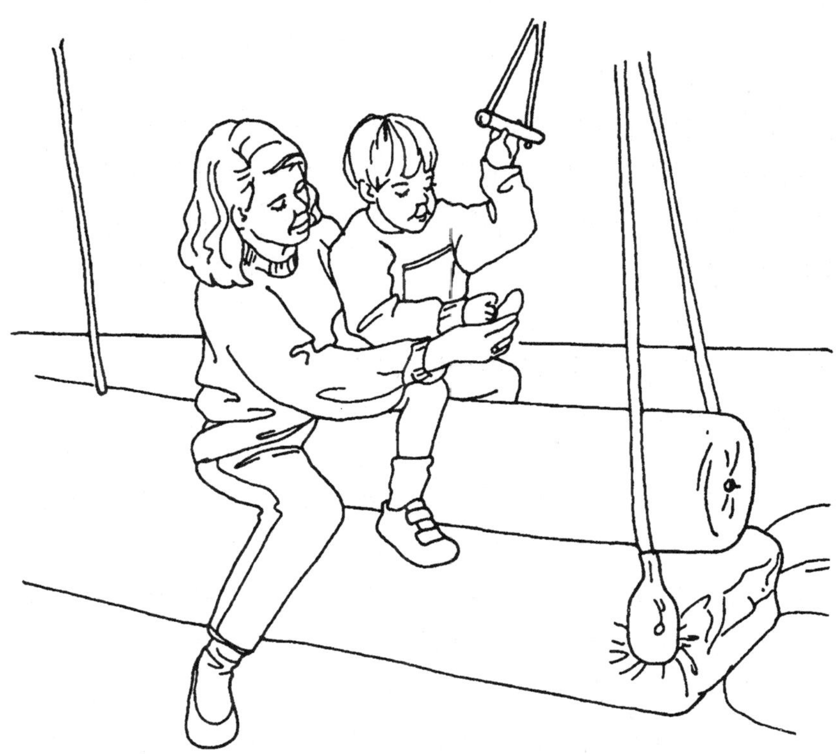

그림 1-10, 그림 1-11: 뇌성마비아동의 감각통합치료 도구 사용.

신경발달치료와 감각통합치료의 결합 (Combining Neuro-Developmental Treatment and Sensory Integration)

신경발달치료와 감각통합치료 접근의 결합은 아동의 문제점, 치료사의 기술, 상호작용의 상황에 달려 있다. 신경발달치료와 감각통합치료는 다른 방식으로 결합될 수 있다. 두 접근방법은 어느 것이 우선시 됨 없이 동시에 사용될 수 있다. 신경발달치료 또는 감각통합치료가 주가되는 치료방법을 사용하면서 다른 방법은 부가적인 역할을 할 수 있고 특정 상황에서는 한 가지만을 사용할 수 있다. 예를 들어, 감각통합치료는 학습장애, 집중력 부족, 자폐아동에게 일차적인 치료방법이 되고, 신경발달치료는 뇌성마비아동에게 일차적인 치료방법이 된다. 마지막으로 신경발달치료와 감각통합치료는 각각 한 가지 치료 접근을 이용하는 두 명의 다른 치료사에 의해 결합될 수 있다. 이런 경우에는 긴밀한 의사소통이 중요하다.

주의사항(Precautions)

의도하지 않는 환자 군에 특정 치료 접근을 사용할 때는 주의사항을 숙지하는 것이 중요하다. 감각통합 장애아동에게 신경발달치료를 이용할 때 특히 그렇다. 치료적 핸들링에 대한 과소 또는 과민반응은 중요한 요건이다. 치료사는 움직임을 부여하거나 자세를 변화시킬 때 중력불안의 경우와 같이 아동이 공포로 인식하는지 어떤지에 대해 고려해야 한다. 신경발달치료를 사용하는 아동의 문제들은 자세 문제를 넘어서 실행 및 행동의 구조화와 같은 다른 중요 영역의 문제로 진행될 수 있다.

뇌성마비아동에게 감각통합치료를 사용할 때도 어려움이 제기될 수 있다. 비정상적인 자세와 움직임의 증가될 수 있다. 예를 들어 직선 전정감각 입력은 신전근의 긴장도를 증가시키는데, 일부의 뇌성마비아동은 과도한 신전근의 긴장을 증가시켜서는 안 된다. 또한 뇌성마비아동은 환경 내에서 독립적인 운동성이 부족하다. 이런 경우 순수한 감각통합치료 접근은 어렵고, 부적합할 수 있다.

요약(Summary)

감각통합치료와 신경발달치료는 아동의 문제에 대해 상호보완적인 설명을 제공한다. 신경발달치료는 자세의 패턴과 기능에 대한 영향에 중점을 두는 반면, 감각통합치료는 감각의 양상과 동기, 집중력, 움직임, 사회-정서적 안정에 대한 영향에 중점을 둔다. 두 접근방법들은 임상에서 쉽게 결합될 수 있고 뇌성마비아동 또는 감각통합 장애 아동의 치료에 사용된다. 그러나 감각통합치료와 신경발달치료의 결합은 각 접근방법의 이론적 배경과 임상 적용에 대한 충분한 이해가 요구된다.

제 2 장

감각처리와 운동평가

The Assessment of Sensory Processing and Movement

효과적인 치료를 위해 필요한 것은 아동의 가장 중요한 경험에 대한 평가와 확인이다. 대부분의 평가 시, 아동들은 다양한 문제를 가지지만 기능적 수행에서의 문제는 흔히 하나 혹은 두 가지의 주요 영역에 볼 수 있다. 예를 들어, 감각통합 장애가 있는 아동은 감각입력의 부적절한 처리로 인한 2차적인 문제로 자세 문제를 가진다. 아동이 발달하는 동안 어떤 점에서는 자세의 문제가 운동기능 발달을 방해하는 주요 원인이 될 수 있다. 이 경우, 자세조절 문제뿐만 아니라 감각처리 장애가 운동장애의 2차적인 문제가 될 수 있다. 장애아동을 평가할 때는 발달의 다른 측면에 초점을 맞추는 것이 중요하다. 문제영역들은 한 가지 이상의 이론의 틀로 분석되어야 하는데, 그것은 특정 시점에서 특정한 아동의 주요관심 영역에 초점을 두기 위한 것이다. 치료과정에서 평가뿐만 아니라 초기 평가를 하는 동안, 치료사는 아동의 지연 또는 불규칙한 발달에 대한 원인을 규명해야 한다.

Montgomery(1991)는 신경발달치료와 운동조절 모델 내에서 감각통합을 결합할 때 아래의 평가요소들을 확인하였다:

- 각성수준, 선택적 집중력, 움직이려는 욕구, 손으로 하는 과제에 대한 이해와 실행을 포함한 인지적 동기 요소들
- 움직임의 시작; 움직임의 속도; 기능적이고 동시적이며 수의적인 과제를 수행하는 동안 움직임의 공동작용; 움직임의 정지를 포함한 운동계획 요소들
- 능동적으로 수의적인 움직임을 하는 동안의 피드포워드, 능동적 · 수동적 움직임을 하는 동안의 피드백, 모든 체계의 감각처리를 포함한 감각 피드포워드와 피드백
- 근 신장, 관절가동범위, 정렬을 포함한 생체역학적 억제
- 반사패턴; 자세반응; 대운동, 소운동, 행동적, 인지적 그리고 자기관리 기술을 포함한 발달지표
- 팀 접근을 기초로 한 치료적 목표

Blanche(1988)는 신경학적 장애를 가진 아동을 평가하고 치료하는데 적용하는 기능 7단계를 제시하였다. 그 단계는 :

- 생물학(기능에 대한 기초에서)
- 감각처리
- 자동적 자세 조정(adjustment)
- 운동의 조직화 또는 간단한 운동 수행
- 목적
- 습관
- 의미

Montgomery(1991)의 개념과 Blanche(1988)의 모형에 기초한 다음의 모형은 임상적 추론과정을 유도한다.

- 감각처리 :
  - 각성수준
  - 감각정보의 탐색과 사용
  - 피드백과 피드포워드
- 생체역학적 억제(constraint) :
  - 근 신장(근 긴장도)
  - 관절가동범위
  - 체중지지, 체중이동 그리고 기능적인 움직임을 하는 동안의 정렬
- 자세조절 :
  - 자세반응
  - 자세조정의 예측
- 간단한 운동계획과 한 단계의 목적적인 과제 시작 :
  - 집중
  - 동기
  - 시작
  - 타이밍
  - 순서
- 행동의 조직화 :
  - 개념화
  - 여러 단계 활동들
- 환경 :
  - 사회적 환경-가족, 학교, 지역사회
  - 물리적 환경-집, 치료실, 학교
  - 문화적 환경

이 영역들의 각각은 신경발달치료와 감각통합에 의해 강조된다. 두 접근 방법을

결합한 접근방법은 전체적인 수행을 방해하는 행동들을 밝혀내는데 도움을 준다. 가장 심각하게 기능을 방해하는 행동을 명확히 하는 것은 효과적인 치료를 가능하게 한다.

다음 사례 연구는 주요 문제를 명확히 하는 것의 중요성을 설명한다:

Brad는 실조성 뇌성마비 진단을 받은 3세 남아로 놀이기술의 발달지연으로 작업치료에 의뢰되었다. 아동의 어머니로부터 얻은 과거력은 다음과 같다. Brad는 지난 30개월 동안 신경발달치료 접근을 사용한 물리치료를 받았다. 작업치료사가 직접 보기 6개월 전, 아동은 거의 1주일 동안 독립적으로 걷고 멈출 수도 있었다. 아동은 어머니가 재촉하지 않으면 장난감에 흥미를 가지지 않았고 환경과 상호작용을 하지 않았다.

초기 평가 시, Brad는 한 장소에 머무르려는 경향을 보였고 환경 내에서 주어지는 감각 정보의 일부분을 등록하지 못하였으며 주어진 장난감을 능동적으로 탐색하지 않았다. 외부의 요구를 받을 때, 환경을 탐색하지만 목적적이지 못하였다. 뻗기, 쥐기, 통 속에 물체 넣기는 할 수 있었으나, 기능적으로 사용하지 못하였다. 또한 독립적 보행은 가능하나 기능적이지 않았다. 자조 영역에서 Brad는 먹기와 옷 입기에서 의존적이었다. 감각입력에 대한 아동의 반응은 혼란에서부터 기쁨에 대한 등록 결함까지 다양하였다. 아동은 촉각입력을 등록하지 못하지만 전정감각과 고유수용성감각 입력을 재미있어 하는 것 같았다. 이러한 것들을 기초로 작업치료사는 이전 치료의 주요 방법인 신경발달치료보다 감각통합치료 접근을 사용하기로 결정하였다.

이 경우, 감각통합치료가 주요 치료로 선택될 수 있다. 왜냐하면, 아동은 환경과 목적적인 상호작용을 하는데 문제가 있고, 실조성 뇌성마비라는 진단에도 불구하고 운동 문제보다 감각과 인지에 의한 영향으로 보이기 때문이다. 이 경우, 뇌성마비라는 초기 진단에 따라 운동과 자세를 위한 치료가 이전 30개월 동안 선호된 접근방법이었다. 신경발달치료는 아동에게 장난감, 사람 그리고 물건과 상호 작용하는 기본적인 운동요소와 이러한 기술들을 환경 내에서 연계하도록 한다. 작업치료사에게 의뢰되었을 때 아동의 운동능력은 더 이상 관심의 초점이 아니었다. 그 때 아동에게는 시작하는 능력의 결여, 감각입력에 대한 부적절한 반응, 사물 및 사람과의 목적적인 상호작용의 문제가 운동 결함보다 우선 시 되었다. 이 아동이 나중에 자폐증으로 진단된 것은 흥미로운 점이다.

전체 평가는 사전정보, 기능 수준에 대한 객관적 측정, 선택된 발달 영역에 대한 체계적인 임상관찰, 그리고 환경과의 목적적인 상호작용의 영향을 포함한다. 이러한 각각의 영역들은 아래에 기술하였다.

사전 정보(Background Information)

보호자와 아동의 생활과 관련된 전문가로부터 얻은 정보는 평가의 주요 요소이다. 보편적으로, 다음의 정보가 고려된다:

- 의뢰사유
- 관련된 의학, 심리학, 그리고 교육 기록, 진단 기록
- 발달력

감각처리 장애를 평가할 때, 감각력이 전형적으로 사용되고, 운동문제를 평가할 때 의학정보와 운동 지표의 획득이 좀 더 강조된다.

진단과 의뢰사유(Diagnosis and Reason for Referral)

의뢰사유는 감각처리 장애 아동을 평가할 때 보호자 또는 의뢰한 전문가에 의해 밝혀진 주요 영역이 강조된다. 뇌성마비아동의 경우, 운동장애를 보이며 이것은 치료 의뢰 사유가 된다. 반면에 감각처리 장애 아동의 의뢰사유는 행동, 운동, 학습문제가 포함된다. 의뢰사유를 분석하는 동안, 치료사는 가족에서 아동의 역할, 아동에 대한 가족의 기대, 가정의 사회적 · 물리적 환경을 고려해야 한다.

의뢰사유는 아동의 상태 분석에 대한 초기 관점을 제공하며, 치료사가 평가를 준비하도록 보조한다. 예를 들어, 집중력 장애가 있는 아동은 흔히 감각정보를 조절하는데 문제를 보이고, 치료사는 이러한 가능성을 고려하게 된다. 운동 능력이 서툴러서 의뢰된 아동은 촉각구별장애를 보일 수 있다. 의뢰사유에 대해 치료사가 사전 지식을 갖게 되면 문제 영역에 대한 유용한 실마리를 갖게 된다.

평가 과정에서, 의뢰사유와 관련된 행동들에 대하여 설명하는 것은 중요하다. 또한, 의뢰사유에 따른 보호자의 관심 영역이 향상되도록 치료하는 것이 중요하다.

그 밖의 기록(Outside Records)

의학, 교육 그리고 심리학적 기록은 아동의 행동에 대한 중요한 정보를 제공한다. 감각처리 장애의 경우, 의학적 또는 교육적 진단, 학교에서의 아동의 행동, 심리학적 검사 결과들에 대해 의문을 가져 보는 것이 필요하다. 보호자는 다른 또래에 대한 아동의 행동, 자조활동의 수행, 아동의 일상생활 구조들에 대한 정보를 제공할 수 있다. 예를 들어, 감각처리 장애 아동은 독립적인 옷 입기를 조직화하기 어렵거나, 도구를 조작하기 어려워 할 수 있다. 선생님들은 아동과 다른 또래들의 관계와 학습능력의 정보를 제공할 수 있다. 심리학자들은 흔히 인지 발달의 잠재력에 기인한 아동의 행동 정보를 제공한다. 보편적으로 운동장애가 있는 아동을 평가할 때 의학정보와 운동 지표가 중요하다. 의학정보는 아동의 발달과정과 관련된 임신 전, 중, 후기의 주요 사건들을 포함한다. 아동의 연령에 따른 운동 지표의 정보와 가정에서 사용된 운동 레

퍼토리를 얻는 것은 운동발달을 이해하는데 도움이 된다.

발달력(Developmental History)

연령에 따른 발달 지표의 정보는 아동의 기능적 수행에 관한 수직적 기록을 제공한다. 예를 들어, 아동은 정상 연령 범위 내에서 발달 지표를 이루었고, 학교 입학 후에 감각-지각 영역에서 문제를 보여 의뢰될 수 있다. 반면에 연령에 맞는 발달 지표를 얻지 못한 아동은 좀더 심한 운동문제를 보일 수 있다. 초기 발달에 대한 질문은 보호자가 인식한 아동문제에 대한 부가적인 정보를 제공해 준다.

감각력(Sensory History)

감각처리 장애를 밝히는데 보편적으로 사용되는 도구는 감각력이다. 드물게 감각력은 뇌성마비아동의 보호자에게도 사용된다. 감각력은 보호자와의 면접으로 수행되고 다양한 감각 정보에 따른 아동의 반응에 대해 명확하고 정확한 질문들로 구성되어 있다(Dunn & Oetter 1991). 감각력의 예들은 보편적으로 그 자체의 질문들로 발전될 수 있을 만큼 풍부하다. Cook(1991)은 감각력(sensory history) 체크 리스트의 한 예를 제공하였다:

- 아동은 부정적 또는 예상외의 반응을 보이거나 큰 소리를 지르는가?
- 아동은 소음이 많은 곳에서 산만하거나 기능에 문제를 보이는가?
- 아동은 사람이나 사물에 대해 조심스러워하거나 집착하는가?
- 아동은 쉽게 잃어버리는가?
- 특정 냄새나 맛을 선호하는가?
- 아동은 홀로 운동장에 남겨졌을 때 화를 내거나 괴로워하는가?
- 아동은 움직이는 활동을 추구하는가?
- 아동은 쉽게 지치는가?
- 아동은 손이 더러워지는 것을 피하는가?
- 아동은 특정한 장난감, 표면, 옷감을 만지는 것에 대해 특이한 요구를 하는가?
- 아동은 잘 넘어지는가?
- 아동은 화를 잘 내는 기질인가?
- 아동은 계획한 것과 예상한 것의 변화를 참는데 어려워하는가?

감각력은 질문지를 작성하는 사람에 의해 해석될 때 아동의 감각반응에 대한 청사진을 제공한다. 감각에 대한 질문이 있는 설문을 분석할 때, 일부는 신체적으로 의심받는 아동에게 적용할 수 있다. 예를 들어, 만약 아동이 감각자극을 피하려 한다면 그 자극에 대한 아동의 반응에 대해 의뢰가 필요하다. 그러한 질문은 뇌성마비아동의 부모에게 주어질 때 더 이상 유용한 정보 영역이 아니지만, 특별한 진단을 위한 아동의 기능수준에 따른 운동과 감각을 반영한 질문으로써 중요하다. Reisman과 Hanschu(1992)는 *Sensory Integration Inventory Revised for Individuals with*

*Developmental Disabilities*를 개발하였다. 그러나, 그것은 뇌성마비아동에게 적합하지 않았다. 이 단원 마지막의 수정된 질문(46쪽)은 뇌성마비아동에게 직접적으로 적용 가능하고, 관찰과정의 가이드로 사용되어질 수 있다.

객관적 측정(Objective Measurements)

일반적으로 전반적인 평가는 몇 개의 객관적인 측정을 제공해야 한다(Cook 1991). 객관적인 측정은 같은 연령의 다른 아동의 평가에서 아동의 기능적 수준에 대한 정보를 제공하는 표준화된 평가를 포함한다. 또한 객관적인 평가는 각각 다른 영역과의 관계에서 발달의 특정한 영역 내 수행에 관한 정보를 제공한다. 예를 들면, Brad의 경우에 발달 평가 결과, 인지기술은 운동기술 보다 발달지연을 보였다. 이러한 결과는 임상가에게 다른 치료 접근을 안내해준다.

표준화된 평가는 특정한 집단들을 위해 개발되었다. 예를 들면, *Sensory Integration and Praxis Tests*(SIPT)(Ayres 1989)는 뇌성마비아동을 위한 것이 아니므로 이러한 아동을 검사할 때에는 제한된 정보만을 제공할 것이다. 만약 한 집단을 위해 개발된 표준화된 평가를 다른 집단에서 사용한다면, 결과는 신중하게 분석되어야 한다.

표준화된 평가도구는 감각처리와 실행문제의 확인을 위해 사용한다. 다음의 여러 가지 평가도구는 감각처리와 실행장애의 확인을 위해 특정하게 사용한다 :

- Sensory Integration and Praxis Tests (SIPT) (Ayres 1989)
- Miller Assessment for Preschoolers (MAP) (Miller 1988)
- Touch Inventory for Elementary-School-Aged Children (TIE) (Royeen and Fortune 1990)
- Test of Sensory Functions in Infants (TSFI) (DeGangi and Greenspan 1989)

뇌성마비아동의 움직임 기술은 대부분 임상 관찰을 통해 평가한다; 또한 객관적인 평가도구를 임상적인 자료와 함께 사용한다. 다음의 도구는 움직임의 질을 고려하나 그 사용이 제한적이다.

- *Movement Assessment of Infants* (MAI) (Chandler, Andrews, and Swanson 1980)
- *Developmental Prehension Assessment* (Erhardt 1982)
- *Alberta Infant Motor Scale*(AIMS) (Piper and Darrah 1994)
- *The T.I.M.E.*™(Miller 1994)
- *The Test of In-Hand Manipulation* (Exner 1992)

추가적으로, 발달 평가는 주요 기능 영역의 정보와 각각의 다른 영역이 어떤 관계가 있는지에 대한 정보를 얻는데 활용된다.

몇 가지 예 :

- *Bayley Scales of Infant Development* (Bayley 1969)
- *Bayley Scales of Infant Development, 2d ed.* (Bayley 1993)
- *Revised Gesell Developmental Schedule* (Knobloch, Stevens, and Malone 1987)
- *Peabody Developmental Motor Scales* (Folio and Fewell 1983)

개별적인 자원에 따른 참조는 각각의 평가도구의 심도 깊은 해석을 위해 권고된다. 이 도구는 아동의 기능 수준에 대한 양적인 정보를 제공한다; 그러나, 움직임의 질적인 면과 감각처리에 대한 정보는 제한적이다.

Sensory Integration and Praxis Tests(SIPT)

SIPT(Ayres 1989)는 감각처리와 실행 능력을 평가하기 위해 4세에서 8세 사이 아동들의 학습과 행동을 기초로 만든 17가지의 표준화된 평가 시리즈이다. SIPT는 전정감각과 고유수용성감각, 운동감각, 촉각, 시각에서 감각처리의 다양한 면과 감각 영역의 주요 문제 행동을 평가한다. 아동 각각의 기능은 같은 연령과 성별의 표준 표본으로 비교된다. 결과는 컴퓨터로 점수화되고 평가 점수의 그래픽 화면과 다양한 진단 그룹의 대조를 포함하여 아동의 수행에 대한 상세한 기록을 제공한다.

SIPT는 학습에 어려움이 있는 아동들을 위해 표준화되었다; 또한 매뉴얼에는 10명의 뇌성마비 아동들의 평가 결과를 제시하였다. 아동들의 평균 점수는 보통 이하였다. 이러한 점수는 감각처리와 실행을 평가하는데 적절한 도구인 SIPT가 운동 능력이 많이 요구되는 평가 항목의 경우에는 뇌성마비아동에게 적합하지 않다는 것을 의미한다. 그러나 SIPT의 결과는 비록 학습장애 아동으로부터 얻어진 결과 보다 신뢰가 덜하지만, 감각처리와 실행 능력에 대한 귀중한 정보를 제공한다. 자폐증, 유약엑스 증후군, 정신지체와 같은 장애가 있는 아동들에게는 SIPT를 사용하지 않는다. 다시 말하면, SIPT는 평가 지시를 이해할 만한 능력과 높은 수준의 기능을 가진 아동들에게 귀중한 정보를 제공할 것이다. SIPT가 자폐증과 같은 집단들을 위해 검사되도록 표준화되지 않았다는 것을 염두해 두어야 한다.

The Miller Assessment for Preschoolers(MAP)

MAP(Miller 1988)은 2.9세와 5.8세 사이의 학령기전 아동에서 발달 지연을 확인하기 위해 사용하는 표준화된 도구이다. 또한, 장애가 있는 아동의 발달적 장점과 약점을 확인하고 평가하기 위해 사용된다. 평가는 27개 항목으로 구성되어 있고 25분에서 35분 동안 검사한다. 아래의 5가지 수행 목록을 포함한다 :

- 기초 목록: 감각처리와 움직임 패턴과 같은 발달의 신경학적이고 신경운동학적인 면
- 협응 목록: 대운동, 소운동, 구강운동 과제 포함
- 언어 목록: 순서, 표현, 기억, 지시 따르기와 같은 인지 언어 능력의 측정
- 비언어 목록: 순서, 기억, 정신적 조작, 시각화와 같은 음성 언어를 요구하지 않는 인지능력 포함
- 복합 과제 목록: 시-공간 정보의 해석, 감각, 운동, 인지 능력의 상호작용

"Behavior during Testing" 체크리스트는 학교에서 문제의 위험성이 있는 학령기 전 아동을 확인하는데 도움이 된다.

The Touch Inventory for Elementary-School-Aged Children(TIE)

TIE(Royeen and Fortune 1990)는 6세에서 12세 아동들을 대상으로 26개 항목의 촉각방어 판별 점수로 구성되어 있다. 아동들은 뇌성마비, 맹인, 척추이분증과 같은 신체적 장애가 없는 최소한 지능 80 이상, 6세 이상의 언어 능력을 갖춰야 한다. 도구는 판별도구로만 디자인되었고 진단적 목적은 없다. 검사자는 아동에게 촉각과 관련된 질문을 하고 아동은 "아니오", "조금", "많이"라고 반응한다. 아동이 스스로 기입한 행동들의 원점수가 높을 시, 촉각방어와 연관이 있다. 원점수는 또한 표준 표본과 비교하기 위해 퍼센타일 점수로 전환한다. 이 도구는 집단을 평가하는 전문가의 임상적 추론 기술을 가이드 하는데 사용될 수 있다.

Test of Sensory Functions in Infants(TSFI)

TSFI(DeGangi and Greenspan 1989)는 4개월에서 18개월 사이의 아동들에 대한 감각기능 문제를 평가한다. 이 평가는 심부압박의 반응, 시각-촉각 통합, 적응운동 기능, 시각 운동 조절과 전정감각 자극의 반응 영역에 대한 측정과 감각처리와 반응성의 전체적인 측정을 제공한다. 검사는 24개 항목으로 구성되고, 20분간 시행하며, 전반적인 그림을 제공하기 위해 다른 발달 검사와 함께 사용하여 판별도구로 사용한다.

Movement Assessment of Infants(MAI)

MAI(Chandler, Andrews, and Swanson 1980)는 영아들의 움직임에서 질적인 부분을 평가한다. 근 긴장도, 원시반사, 자동반응, 수의적인 움직임을 평가한다. 이 평가는 생후 12개월까지의 영아들에서 움직임 장애가 있는지 확인하는데 도움을 준다. 발달지연의 위험이 있는 영아의 움직임 문제를 조기에 확인하는데 유용한 도구이다.

Developmental Prehension Assessment

Developmental Prehension Assessment(Erhardt 1982)는 생후 15개월까지의 상세한 잡기의 발달 평가이다. 또한 도구는 1세에서 6세 아동의 연필 쥐기 평가가 포함되어 있다. 이 도구는 접근하기, 쥐기, 놓기와 조작하기를 포함한 상지 기능을 평가한다. 미성숙하거나 비정상적인 패턴을 확인하고 잡기 기술의 기초 수준을 결정하는데 사용된다. 연령에 맞는 적절한 잡기 기술을 가진 아동들 중에서 잡기 기술에 지연이 있는 아동들을 구별하기 위해 유용한 도구이다.

The T.I.M.E.™—Toddler and Infant Motor Evaluation

T.I.M.E.™(Miller 1994)은 움직임의 질적인 측면을 평가하는데 유용한 평가도구이다. 도구는 다음의 영역을 평가한다:

- 운동성: 자세의 다양성, 한 자세에서 다른 자세로의 이행, 움직임의 빈도
- 안정성: 항중력 자세와 자세 유지
- 운동의 조직화: 활동의 운동계획과 순서화
- 비전형적인 자세: 비정상적인 자세 긴장도와 원시적이고 비정상적인 움직임

평가는 뇌성마비아동과 감각처리 장애로 인한 경미한 움직임의 지연이 있는 아동의 움직임 문제를 확인하는데 도움을 준다.

Alberta Infant Motor Scale(AIMS)

Alberta Infant Motor Scale(Piper and Darrah 1994)은 운동발달의 지연으로 확실히 진단받거나, 발달 지연의 위험이 있는 18개월까지의 유아가 운동 발달이 미성숙한지 혹은 의심이 되거나 지연의 위험이 있는지를 명확히 하기 위해 디자인되었다. AIMS은 시간에 따라 운동 발달의 변화를 모니터하는데 유용한 평가도구이다. 그러나 향후의 지연을 확인하기 위한 예측 타당도는 아직 알려지지 않았다. 이 평가를 시행하는 동안, 영아는 움직임을 자발적으로 시작하고 실행하며, 치료사는 운동기술을 어떻게 성취하는지 분석한다. 아동을 격려하는 것은 가능하지만 핸들링은 최소화 하여야 한다. 평가는 20분에서 30분 동안 시행한다.

The Test of In-Hand Manipulation

The Test of In-Hand Manipulation(Exner 1992)은 소운동 발달에 문제가 있는 어린 학령기 아동과 학령기전 아동의 손안 조작 기술을 평가한다. 조작 기술은 아동에게 작은 물체(동전)를 손으로 이동하도록 요구하는 것으로써 평가한다:

- 이행하기: 손바닥에서 손가락으로, 손가락에서 손바닥으로의 선형적인 움직임
- 이동하기: 적절히 사용하기 위해 손안의 물체를 최종적으로 조정하기

- 회전하기: 돌리기, 굴리기, 축 주위로 물체를 이동하기

이 평가의 표준화는 진행 중이다. 감각통합, 실행, 움직임의 장애가 있는 아동의 손안 조작 기술을 평가하는데 유용한 도구가 될 것이다. 감각처리, 움직임, 실행을 관찰하기 위해 사용되는 다른 표준화 검사는 DeGangi-Berk Test of Sensory Integration(TSI)(Berk and DeGangi 1983), Bruininks-Oseretsky Test of Motor Proficiency(Bruininks 1978), *Developmental Test of Visual- Motor Integration*(Beery 1989), *The Test of Visual-Motor Skills*(Gardner 1982)와 *Test of Visual-Perceptual Skills(Non-motor)*(Gardner 1982)가 있다. 많은 다른 평가는 감각운동 기능과 실행에 대한 정보를 제공한다. 치료사는 이러한 정보에 대한 심도 깊은 해석이 되어야 한다. 모든 표준화된 검사도구는 움직임 패턴의 질을 관찰하는 기회를 제공하고, 특정한 진단과 상관없이 움직임의 질적인 측면을 평가한다. 이 경우에 부가적인 정보는 체계적인 관찰 부분에서 고려되어 질 것이다.

체계적 관찰(Systemic Observation)

체계적 관찰은 움직임, 감각처리, 실행 능력의 평가에서 중요한 요소이다. 움직임은 한 자세에서 다른 자세로의 이동과 발달적 자세에서의 움직임 패턴과 아동의 자세를 관찰하여 분석하는 것이 필요하다(Bobath & Bobath 1958; Wilson 1984). 관찰은 대운동, 소운동, 구강운동, 자기관리 능력으로 구성된다. 움직임에 대한 정보는 기능적 과제를 수행할 때와 핸들링을 통해서 그리고 자연스러운 움직임을 통해 수집된다. 자연스러운 움직임의 관찰은 이동성과 기능성을 위해 사용하는 아동의 정상적, 원시적, 비정상적 움직임 패턴에 대한 정보를 제공한다. 핸들링은 정위반응, 평형반응을 포함한 자세반응과 관절가동범위에 대한 정보를 제공하고, 근 긴장도의 질에 대해 확인시켜 준다(Benzie-Levine 1982; Bobath & Bobath 1956). 움직임의 생체역학과 운동역학, 실조요소(missing component)뿐만 아니라 정상적, 원시적, 비정상적, 보상적 움직임 패턴을 효과적으로 구분하기 위해서는 움직임 발달의 정상순서를 이해하는 것이 필수적이다. 신경발달치료는 아동의 운동행동을 이루는 요소와 기능적 기술발달에 영향을 미치는 요소의 중요성을 강조한다.

감각처리를 관찰할 때 학습, 행동, 움직임에 대한 감각처리의 영향을 고려해야 한다. 임상관찰의 재검토는 감각처리 장애의 평가를 돕기 위해 Ayres(1972a, 1979)에 의해 처음 기술되었고, Montgomery(1985)와 Bauer(1977)와 같은 사람들에 의해 심화되고 분류되었다. 일부 관찰은 다양한 감각, 운동경험이 제공되는 환경에서 아동이 자연스럽게 놀이를 하는 동안 이루어지고, 다른 것들은 보다 구조화된 평가 상황 내에서 관찰한다.

다음 부분은 감각통합 장애나 운동장애 아동에 대한 임상이나 다른 시설에서 보편적으로 기술되었던 관찰을 설명한 것이다. 그러나 이 관찰들은 특수한 대상자에게 사

용하기 위해 변형되었다. 정보는 평가하는 동안 저자의 임상적 추론과정을 반영하는 순서로 조직화되었다. 우선 아동에게 환경과 일시적으로 상호작용하도록 한다. 그 다음 환경은 반응을 고무하기 위해 조작된다. 결국, 아동은 신체적으로 조작되고 운동과 감각입력의 반응을 촉진하도록 유도한다.

움직임의 관찰(Observing Movement)

움직임을 분석할 때, 전형적(typical) · 비전형적(atypical) · 원시적(primitive) 패턴을 구별하는 것은 중요하다. 움직임의 전형적인 요소는 치료 시 강조되는 것이다(Wilson 1984). 그러나 비전형적 형태는 정상발달 과정과 높은 수준의 기술 습득을 방해한다. Bobath(1975)는 원시적 패턴이란 정상발달의 초기 단계에서 관찰되는 것으로 정의했다. 예를 들어, 비대칭성 긴장성 경반사(ATNR)는 발달의 초기에 보이는 전형적인 형태이다. 많은 뇌성마비아동은 이러한 반사를 기능적으로 사용하는 법을 배우며 그것은 비전형적 움직임의 운동시스템 또는 명령시스템의 한 부분이 된다(Bly 1991). 다른 예는 영아가 안전성과 조절을 위한 움직임 기술을 발달시키기 위해 고정 패턴을 사용하는 것이 정상발달에서 발견될 수 있다(Bly 1991; Bly 1983). 고정은 관절의 자유도를 증가시키기 위해 사용되고 아동이 처음 운동기술을 배울 때 일어난다(Bernstein 1967; Bly 1991; Tuller, Turvey, Fitch 1982; Turvey, Fitch, Tuller 1982). 뇌성마비 영아나 아동에게 이러한 고정 패턴은 안정성과 움직임 조절을 위해 사용되나, 계속적으로 사용하게 되면 비전형적인 움직임 패턴이나 기형을 초래하게 된다(Bly 1991, 그림 2-1). 감각통합 장애 아동은 미묘한 비정형(atypicality) 움직임을 보인다. 대부분 원시적 움직임을 보인다. 이 단원 끝의 부록 47~48쪽에 있는 질문지는 감각통합 장애 아동의 움직임 관찰을 돕도록 고안되었다.

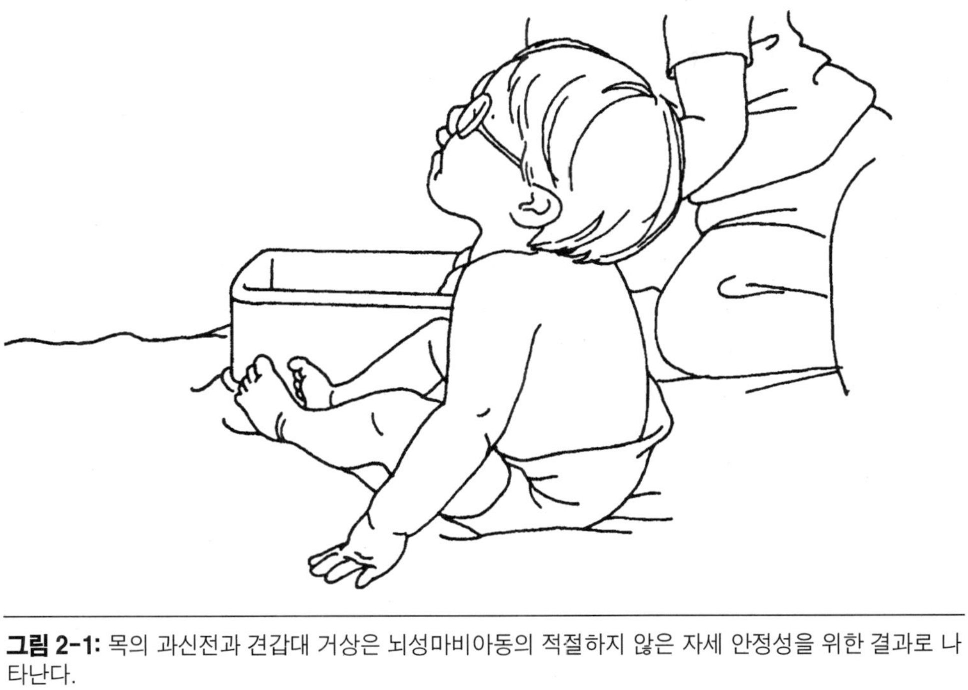

그림 2-1: 목의 과신전과 견갑대 거상은 뇌성마비아동의 적절하지 않은 자세 안정성을 위한 결과로 나타난다.

전형적 · 비전형적 · 원시적인 움직임 요소(movement component)의 임상적 관찰에는 움직임의 분리와 다양성, 근 긴장도, 중력에 대항하는 움직임, 비대칭성(Rosenzweig-Hinchcliffe 1984; Scherzer, Tscharnuter 1990) 등을 포함한다. 운동활동(motor activity)을 평가하는 동안 연합운동이 일어나는지 관찰하는 것은 중요하다. 연합운동(associated movement)은 운동활동을 수행할 때 반대편 사지에 가해지는 비의도적인 과부하 또는 아동의 입에 나타나는 비정상적인 움직임을 말한다(Roley 1989). 더욱 심각한 경우의 예로 과부하 하는 아동의 신체 전체에서 나타날 수 있다. 연합반응(associated reaction)은 반사경 움직임(mirrored movement)으로 나타난다.

어려운 과제를 수행할 때 두드러지게 나타나며 이것은 신경근계 성숙의 지연을 시사하는 것이다(Roley 1989). 연합반응(지연된 운동 성숙; delayed motor maturation)은 종종 뇌성마비아동이나 다른 발달장애 아동에게서 관찰되나 이것이 감각처리 장애를 뜻하는 것은 아니다.

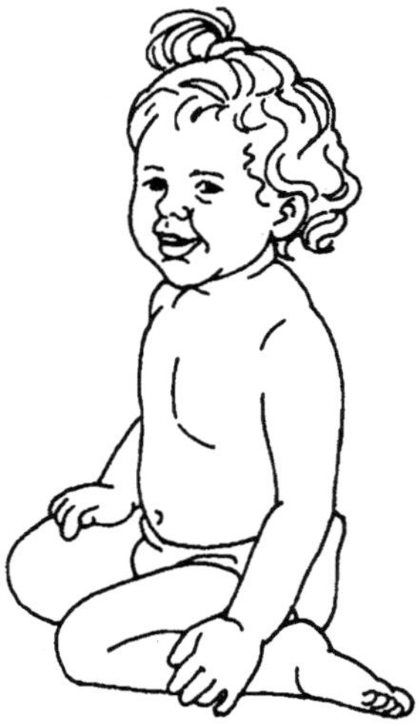

그림 2-2: 아동은 네발기기에서 W- sitting으로 이행 시 뒤로만 움직인다.

움직임의 다양성과 분리 (Variablity and Isolation of Movement)

움직임의 다양성은 과제나 환경의 요구에 반응하여 움직임의 변화를 갖는 능력이며 전형적인 방법으로써 움직임의 수행을 정의하는 것은 아니다. 정상발달의 특징 중 하나는 습관화된 움직임 순서의 구분(assortment of available habitual movement)이다. 움직임의 다양성은 아동이 자연스럽게 움직일 때, 혹은 치료사에 의해 움직여질 때 보여진다.

움직임 분석을 통해 사용된 방향, 즉 전-후방(anterior-posterior), 측방(lateral), 회전(rotation) 뿐만 아니라 우세한 움직임(predominance movement)이 확인된다. 예를 들어, W-sitting에서 네발기기 자세로 이동하는 아동은 앞-뒤로만 움직이기 때문에 다양성이 부족하다(그림 2-2).

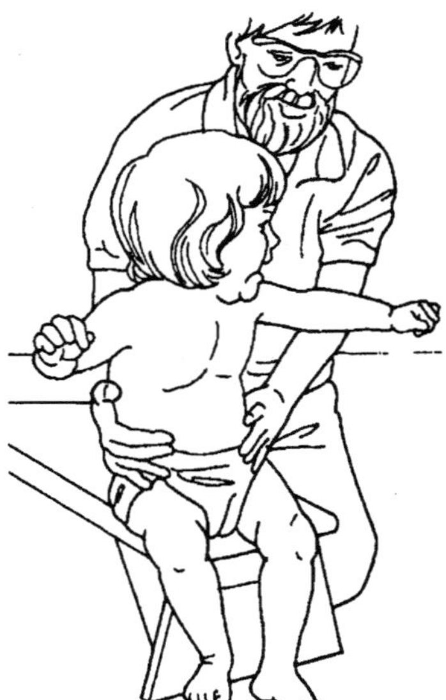

그림 2-3: 아동은 나쁜자세 조절 때문에 뻗기 시 상지를 크게 휘두르는 움직임을 사용한다.

신체에서 움직임을 분리시키는 아동의 능력은 기능적 활동을 수행하는 동안 평가된다(Rosenzweig-Hinchcliffe 1984). 특히 사지의 분리된 움직임을 수행하는 능력은 자세조절을 요구한다(Bly 1993; Scherzer and Tscharnuter 1990). 물체를 갖기 위해 쥐기에서 움직임을 유도하는 머리나 체간은 사용하지 않고 팔을 뻗는 능력은 분리된 움직임의 한 예이다. 분리된 움직임을 만들어낼 수 없는 것은 외부적인 지지를 하기 위해 사지를 버팀목으로 사용함에 따른 자세조절의 부족을 시사하는 것이다(Bly 1993). 게다가 어깨를 크게 휘두르는 움직임과 함께 팔을 뻗기 위해 체간을 옆으로 굽히는 것과 같은 움직임의 보상패턴(compensatory pattern of movement)이 나타난다(Bly 1993; Vogtle 1990, 그림 2-3).

근 긴장도(Muscle Tone)

근 긴장도의 평가와 해석은 오해나 논쟁의 여지가 있다(Gordon 1990). 근 긴장도는 생체역학적으로 수동적 신장시 근육에 가해지는 저항이다(Gordon 1990). 촉지나 관절의 수동적인 움직임을 통해 임상적으로 평가할 수 있다(Gordon 1990; Stengel et al. 1984). 근 긴장도는 정상, 저긴장, 과긴장, 무정위성으로 나눠진다. 낮음-정상(low-normal)에서 높음-정상(high-normal)까지 다양한 근 긴장의 범위가 존재하며, 어떤 것이 정상적인 근 긴장도인지 알 수 있다.

감소된 근긴장은 운동뉴런 흥분성의 감소에 따른 이차적인 것으로 수동적인 움직임의 감소된 저항으로 표현된다(Gordon 1990). 증가된 근긴장은 반복적인 수동적 움직임에 대한 증가된 저항으로써 나타나며, 근육의 정적인 뻣뻣함(stiffness)의 상태이다(Gordon, 1990). 실조형 아동에서 보여지는 긴장성 진전(intention tremor)은 임상에서 관찰할 수 있다(Bobath & Bobath 1975; Gordon 1990; Scherzer and Tscharnuter 1990).

감각통합 장애 아동의 근 긴장도는 뇌성마비아동보다 문제점이 명확하지 않기 때문에 평가에 어려움이 있다. 전정-고유수용성감각 입력에 대한 과소반응(underresponsiveness)은 낮은 근 긴장도에 의해 초래되는 것이며, 특히 신전근에서 두드러진다(Ayres 1972a, 1979; Montgomery 1985). 관절의 과도한 움직임, 전만증, 서있을 때 과신전된 무릎 자세, 부드러운 근다발의 촉지는 낮은 근긴장을 나타낸다(Ayres 1972a; Fisher 1991). 굴곡근의 약화는 촉각처리 및 실행문제와 연관되어 있다(Ayres 1963, 1977, 1985, 1989).

뇌성마비 또는 다른 발달장애 아동의 전반적인 낮은 근 긴장도가 항상 중추신경계(CNS)의 기능이상에 의한 근 긴장도의 영향을 갖는 감각통합 장애를 가리키는 것은 아니다. 근 긴장도의 변화는 아동의 각성수준과 관련될 수 있다.

비록 과긴장이나 동요형 근긴장은 신경운동장애를 나타내지만, 몇 가지 감각처리 장애 아동의 증가된 근긴장을 과긴장으로 잘못 평가할 수 있다. 치료사는 이것이 근위부에서만 보여진다는 것을 인식하는 것이 중요하다. 이 경우에 손과 발의 근 긴장도를 관찰하는 것이 중요하다.

또한 움직임의 경험에 반응하는 근 긴장도의 변화가 평가되어져야 한다. 예를 들어, 직선적 전정자극 입력은 신전 근육의 근 긴장도에 영향을 준다. 직선움직임에 반응하는 아동의 근 긴장도 변화는 감각처리와 등록에 사용된다. 직선움직임의 부족에 대한 반응은 뇌성마비아동에게 중요하게 고려되어야 한다.

운동성과 관절가동범위(Mobility and Range of Motion)

움직임, 운동성(mobility), 정렬(alignment)은 관절가동범위의 제한에 의해 영향을 받는다. 그러므로 능동적, 수동적 관절가동범위 모두 평가되어야 한다. 운동성에서 수동적 관절움직임의 제한은 보상적인 움직임 패턴을 사용하게 한다. 따라서 운동성이 제한된 이유를 알아야 한다; 이때 생체역학적 지식이 도움이 된다. 비정상적인 움직임 패턴은 구축과 기형으로 운동 범위의 제한을 초래할 것이다(Benzie-Levine 1982; Rosenzweig-Hinchcliffe 1984; Scherzer, Tscharnuter 1990).

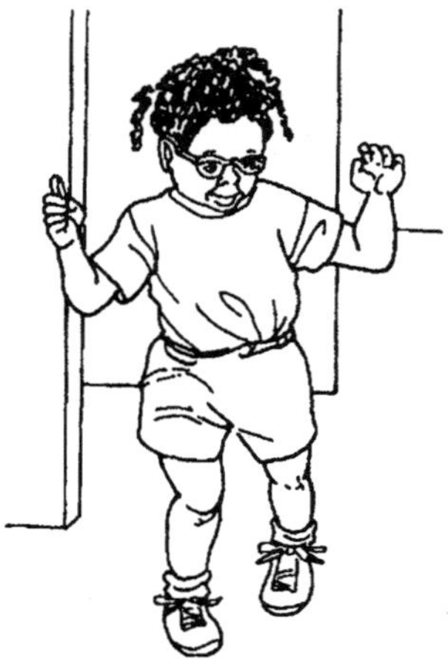

그림 2-4: 걸을 때 하지와 체간정렬은 체중지지와 체중이동 시 관찰된다. 부적절한 정렬임.

체중지지와 체중이동(Weight Bearing and Weight Shifting)

체중지지와 체중이동 패턴은 자세 긴장도, 자세조절, 감각처리의 영향을 받는다. 반면, 신경운동장애를 가진 아동의 체중지지와 체중이동은 우선적으로 자세 긴장도와 조절의 영향을 받는다. 감각통합 장애를 가진 아동의 체중지지와 체중이동은 우선적으로 감각처리에 의해 영향을 받는다. 체중지지와 체중이동 형태는 자연스럽게 구조화된 기능적 과제를 수행하는 동안 평가된다(그림 2-4, 그림 2-5). 기저면(BOS)과 정렬(alignment)을 포함한 운동역학적, 생체역학적 측면은 과제를 수행하는 동안 평가한다(Bly 1993). 근위-말단, 말단-근위 조절 사이의 상호관계를 고려해야 한다(Bly 1991). 예를 들어, 서 있을 때 체간, 골반, 고관절 조절의 서투름은 고관절의 굴곡, 내전, 내회전을 초래하고, 무릎, 발목, 발의 정렬(alignment)에 부정적인 영향을 준다(그림 2-6).

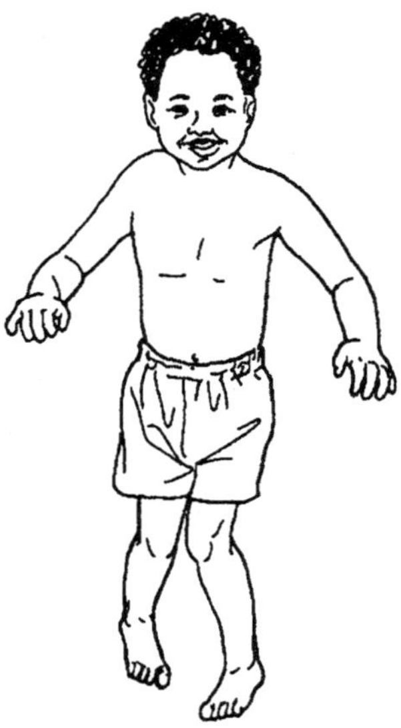

그림 2-6: 아동의 골반과 고관절에서 부적절한 근위부 조절은 걸을 때 원위부 정렬에 영향을 준다. 아동의 무릎은 굴곡되고, 발목은 저굴, 발은 내반된다.

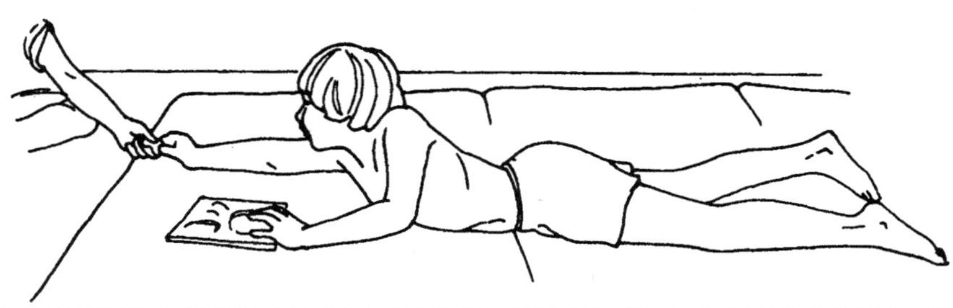

그림 2-5: 엎드린 상태에서 아동은 체중지지측이 외측으로(왼쪽) 체중을 이동하는데 어려움을 보인다.

근위부 관절의 안정성(Proximal Joint Stability)

Ayres는 관절을 고정시켜 근육을 수축하는 것을 동시수축(co-contraction)이라고 처음 기술하였다(Ayres 1972a, 1979). 그러나 이러한 정의는 관절 안정성이 긴장성 자세 신전 근육으로 수축하는 것이고 체중지지 동안 근위부 관절을 안정화시키는 것으로 오해할 수 있다(Fisher 1991). 동시수축에 대한 Ayres의 정의가 자세 안정성의 요소를 포함함에도 불구하고 관절안정화가 정상적인 상태일 때도 동시수축은 보이지 않는다(Roley 1989). 네발기기 자세에서 관절 안정성 평가와 주관절의 과신전, 익상견갑골 또는 견갑골의 내전, 체간의 전만증에 대한 관찰이 요구된다(Fisher, Bundy 1989, 그림 2-7). 동시수축의 평가는 전정-고유수용성감각처리의 영향을 받는 근 긴장도 정보에 대한 감각통합 평가의 한 부분이다. 불충분한 근위부 관절의 안정성은 뇌성마비아동에게서 종종 관찰되고 이러한 장애아동에 대한 운동영역의 관찰이 중요하다.

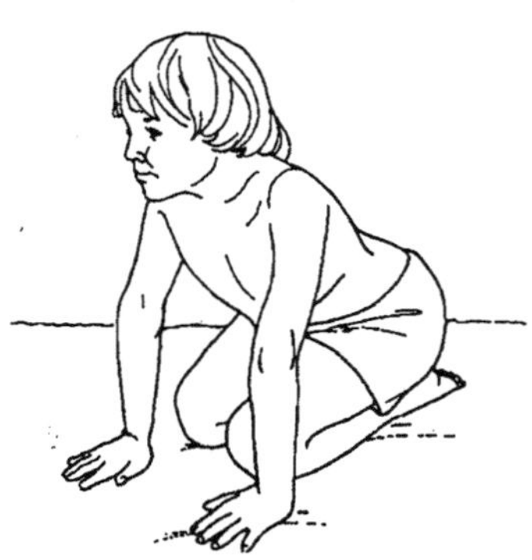

그림 2-7: 체중지지 시 아동의 주관절은 과신전되며 손은 편평해진다. 고관절 굴곡은 네발기기자세 유지의 어려움으로 인하여 안정성을 주기위해 사용된다.

자세조정(Postural Adjustment)

자세조정은 움직이는 활동의 수행에서 가장 기초적인 요소이다(Frank, Earl 1990; Stengel et al. 1984). 자세조정의 두 가지 형태는 자세부속물(postural accompaniment)과 자세반응(postural reaction)(Frank, Earl 1990; Gahery 1987)으로 움직임과 연관된다: 그 둘 사이의 차이를 이해하는 것은 중요하다. 자세부속물(postural accompaniment)과 미묘한 자세조정은 움직임에 의해 부하된 힘에 대한 균형을 맞추기 위해 요구된다(Frank, Earl 1990). 자세부속물은 움직이기 전에 먼저 발생하거나 자연스럽게 발생하며 예측 가능하다(Frank, Earl 1990; Gahery 1987; Cordo, Nashner 1982).

자동적 자세반응(automatic postural reaction)은 즉각적으로 반응하는 것이다. 자세반응은 외부의 영향이나 자발적인 움직임에 대한 반응으로 생성된 감각에 바탕을 둔 피드백의 한 방법이다(Frank, Earl 1990; Gahery 1987). 다시 말해서, 보행하는 동안 장애물이 있으면 재빨리 뛰어넘거나(tripping) 비켜가는 것(stumbling)은 균형을 잡기 위해 필요한 자세반응이다. 자세반응은 발달 순서상에서 나타나며(Weisz 1938; Bobath 1971), 역동적이고 협응되며, 다른 움직임 패턴과 항중력으로 움직일 수 있는 능력으로 나타난다(Bobath 1971; Bobath 1978; Stengel et al. 1984). 자동적 자세반응은 시각, 전정감각, 고유수용성감각, 촉각 수용기에 입력되는 감각피드백에 따라 다르다(Frank, Earl 1990). 그래서 뇌성마비아동의 불충분한 자세반응은 감각처리 손상뿐만 아니라 운동 조절에도 영향을 준다.

자동적 자세반응은 정위반응, 평형반응, 보호반응을 포함한다. 정위반응은 머리나 체간이 움직이거나 움직여졌을 때 공간에서 머리나 체간의 자세 정렬(postural alignment)을 돕는다(Magnus 1926). 평형반응은 몸이 움직이거나 지면이 움직일 때 기저면(BOS)에 대한 무게중심점(COG)을 유지시키거나 회복시키기 위해 몸 전체를 적응(adaptation)하는 것이다(Weisz 1938; Scherzer Tscharnuter 1982). 보호신전은 갑작스럽게 넘어질 때 나타나는 신체반응이다(Ayres 1979; Bobath 1971). 보호반응은 균형을 잃은 방향으로, 체중지지를 하지 않은 사지를 신전하는 것이다(Ayres 1979).

평형반응과 정위반응은 전정감각, 고유수용성감각, 시각 기능과 관련이 있다(Ayres 1972a; Shumway-cook, Horak 1986). 전정감각의 반응에 대한 평가는 전정-고유수용성감각 기능 평가의 가장 일반적인 방법 중 하나이다(Fisher 1991). 전정-고유수용성감각처리에 문제가 있는 경우, 시각이 차단되었을 때 균형을 잡지 못하는 경우가 종종 관찰된다.

감각통합 장애 아동을 평가할 때, 부적절한 자세조정은 감각처리의 문제를 의미한다. 예를 들어, 전정감각, 고유수용성감각 정보에 대해 불충분한 반응을 보이는 아동은 종종 정위, 평형반응을 포함한 적절한 자동적인 자세 반응에 결함을 갖는다. 뇌성

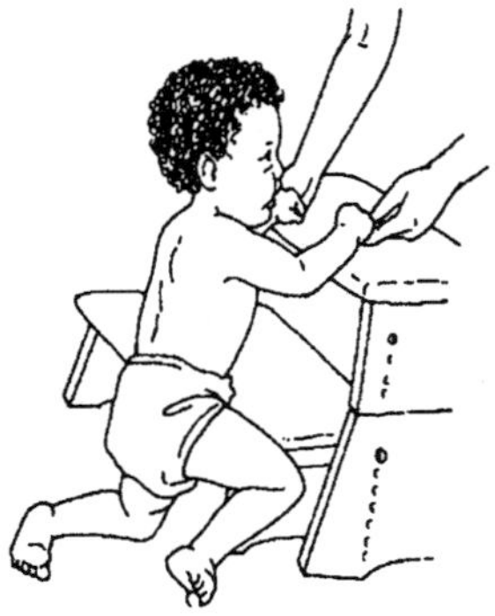

그림 2-8: 자세조정의 어려움은 아동이 반무릎자세에서 무릎서기로 이행 시 보여진다.

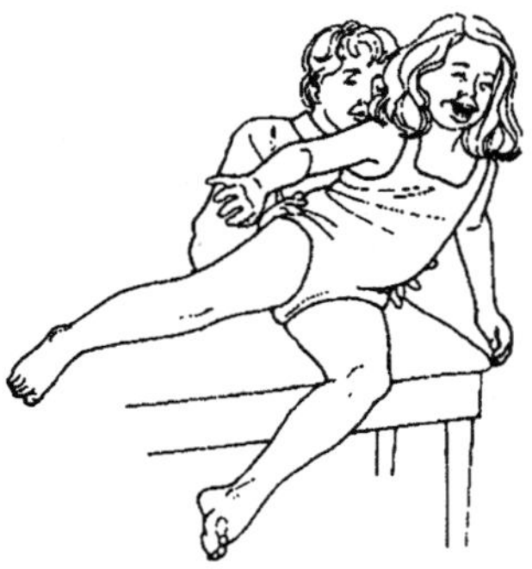

그림 2-9: 앉은 자세에서 성숙한 균형반응, 신전 및 회전 시 체간의 활동, 모든 사지의 능동적인 참여를 기록함.

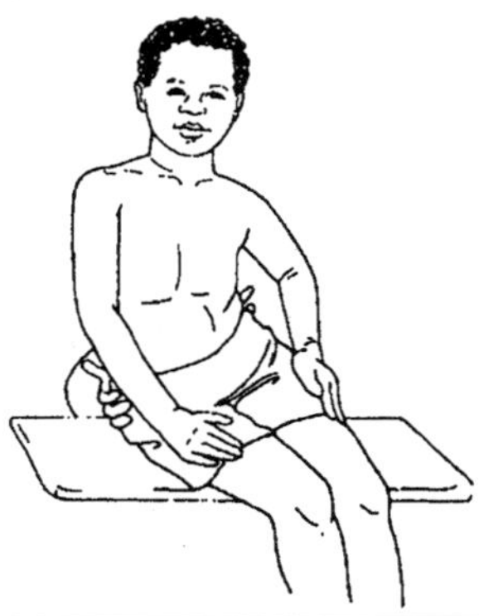

그림 2-10: 앉은 자세에서 미성숙한 자세반응. 사지의 균형반응이 결여됨; 아동은 체간외측굴곡 시 사지를 고정하려 함.

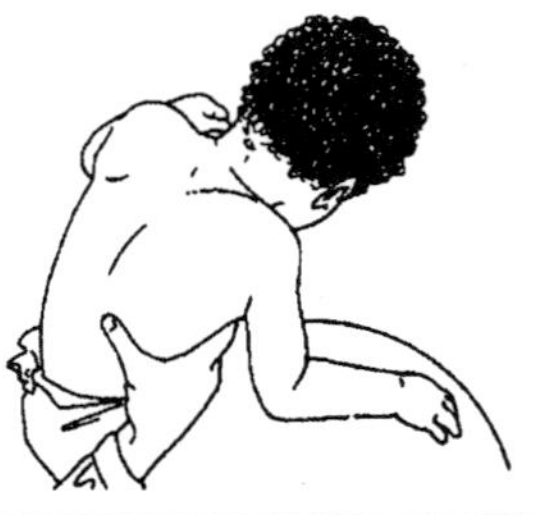

그림 2-11: 뇌성마비의 경우, 불충분한 자세반응은 치료용 공에 앉아서 의도적인 움직임을 하는 동안 관찰된다.

마비아동의 부적절한 자세조정은 항상 전정감각의 결함을 나타내는 것은 아니다. 그러나 감각처리의 문제는 뇌성마비아동의 자세반응 문제를 악화시킬 가능성이 있다. 이러한 경우, 치료사는 감각처리 장애의 다른 측면에 대해서도 관찰할 필요가 있다.

자세조정에 관한 관찰에 덧붙여, 감각통합 평가는 자세배경 움직임(postural background movement)에 초점을 둔다. 자세배경 움직임은 세밀하고 자동적인 움직임이다(Ayres 1979). 추가적으로 운동조절에 관한 문헌에서는 자세배경 움직임을 자발적인 움직임이 요구되는 기능적 활동을 하는 동안 개개인에 의해 만들어지는 자세조정이라고 정의한다(Fisher 1991). 감각통합 장애 아동의 불충분한 자세조정은 과장되고 서투르고 적절치 못하며, 신체적 움직임이 적으며, 낮은 자세 긴장도와 불충분한 평형반응, 부족한 근위부 안정성과 관련되어 있다(Fisher 1991). 자세배경 움직임은 수의적인 움직임을 하는 동안 평가할 수 있다. 수의적 움직임은 효과적인 소운동 활동이나 시-운동 활동(visual-motor activity) 수행 시 손의 위치를 잡는데 체간 조정이 필수적으로 요구되는 테이블에서 하는 활동(table-top activity)을 포함한다(Ayres 1972a, 1979)(Fisher & Bundy 1989).

자세조정은 자연스러운 움직임이나 치료사가 핸들링을 할 때 평가한다. 자세반응은 요구된 움직임을 수행하는 동안 관찰하는 반면, 자세 부속물(postural accompaniment)은 수의적인 움직임을 하는 동안 관찰한다. 경한 뇌성마비나 감각통합 장애 아동의 자세조정은 불규칙한 지면 위에서 평가한다. 이러한 활동을 하는 동안 평가자는 아동이 걸어다니거나 주위를 기어오를 때, 고유수용성감각 정보를 제공하는 아동의 움직임과 신체위치의 인식을 추가적으로 기록한다. 뇌성마비아동에게 자세조정은 다양한 자세에서 움직임이 연속적으로 변하는 동안 관찰한다(그림 2-8).

또한, 자세조정은 핸들링 중에도 파악된다. 이러한 관찰은 아동이 다양한 자세일 때와 움직임이 주어졌을 때 할 수 있다. 종종 이러한 과정은 자세조정의 다른 면을 알 수 있다. 예를 들어, 표면이 움직이는 도구 위에 아동을 두고 무게중심의 변화를 일으킬 수 있다. 이러한 활동을 통한 관찰은 아동의 자세반응에 대한 정보를 제공한다(그림 2-9, 2-10, 2-11).

뇌성마비아동은 자세반응과 자세 부속물이 종종 손상되어 있다. 그러나 예상된 움직임은 움직임을 실행하기 전에 고정하는 것과 보상적인 움직임으로 나타날 수 있다(Bly 1993; Bly 1994). 감각통합 장애가 있는 아동은 종종 자세를 조정하는데 필요한 예측 능력이 손상되어 있다(Fisher 1991).

감각통합 장애 아동은 부적절한 보호반응을 한다. 이것은 더 나아가 전정감각과 고유수용성감각처리에 손상이 있다는 증거이다(Ayres 1979; Fisher 1991). 보호신전은 또한 뇌성마비아동을 대상으로 평가해야 한다. 뇌성마비아동의 부적절한 평형반응, 정위반응, 보호신전반응이 항상 감각처리의 문제를 나타내는 것은 아니지만, 감각처리의 문제는 이런 아동에게서 보호신전능력을 더욱 악화시킬 수 있다.

평가하는 동안 검사자는 자세조정이 요구되는 수의적인 행동을 시작하도록 요구하고, 감각입력에 대한 반응으로 아동이 자세조절을 하는 것을 관찰함으로써, 자세반응과 자세 부속물의 부가적인 면을 구별해야 한다.

항중력 움직임(Movement Against Gravity)

아동의 항중력 움직임에 대한 분석은 근육조절, 협응, 감각처리에 관한 정보를 제공한다. 항중력 움직임의 질은 기능적 수행을 하는 동안 평가한다. 평가해야 하는 것은 근육 공동운동의 조절, 속도, 시간, 단계 등이다(Bly 1988, 1993; Sugden & Keogh 1990). 비전형적인 움직임 패턴을 보이는 아동은 항중력 움직임의 문제가 있을 수 있다. 예를 들어, 과긴장 아동은 움직임의 범위가 제한된다(Bobath & Bobath 1969). 또 다른 아동들은 불수의적인 움직임이 있어도 움직임의 문제가 없을 수도 있다. 따라서 무정위인지 혹은 항중력 움직임의 범위, 비율, 힘 조절이 부족한 것인지 관찰해야 한다(Gordon 1990; Sugden & Keogh 1990). 그리고 기능적 수행 중 항중력 자세조절을 유지할 수 있는 능력은 모든 아동에게서 관찰된다.

복와위 신전자세를 유지하는 능력은 적절한 전정감각과 고유수용성감각 처리의 증거이다(Ayres 1972a, 1979; Montgomery 1985). 복와위 신전자세를 관찰할 때, 아동은 엎드린 자세에서 중력에 대항하여 머리, 사지와 상부체간을 들어야 한다(Ayres 1972a; Gregory 1981; Gregory-Flock & Yerxa 1984; Harris 1981; Longo-Kimber 1984)(그림 2-12, 2-13). 그러나 고관절 굴곡근들이 팽팽하면 이러한 자세를 취할 수 없다.

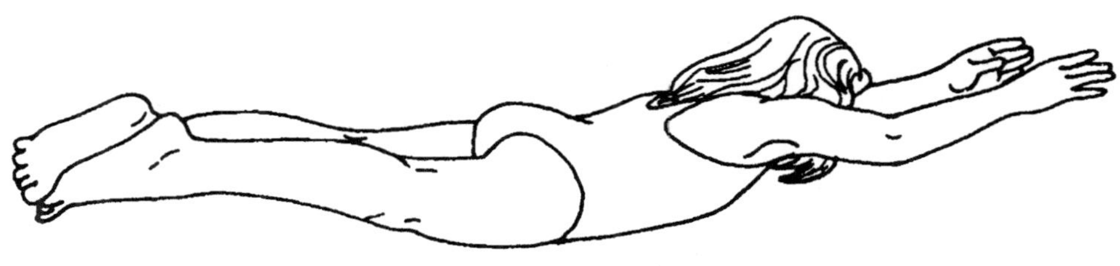

그림 2-12: 정상적인 엎드린자세에서 신전반응. 머리, 상부체간을 쉽게 들고, 사지가 지지면에서 떨어져 있다.

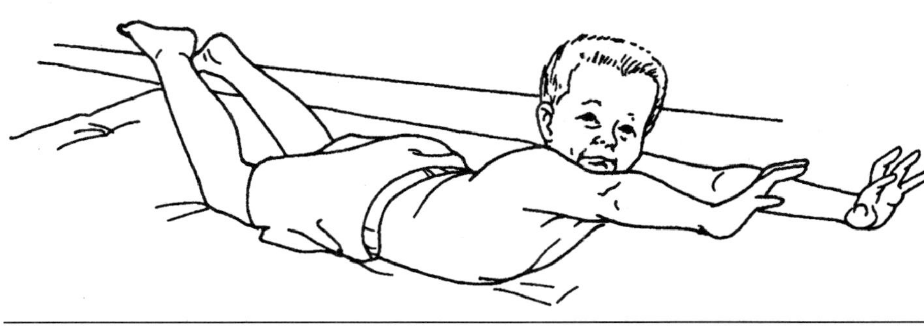

그림 2-13: 불완전한 엎드린자세에서 신전반응. 지지면에서 대퇴부를 들지 못한다.

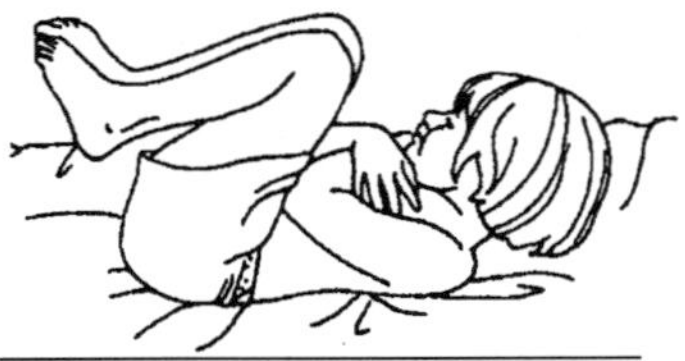

그림 2-14: 정상적인 항중력 굴곡 반응.

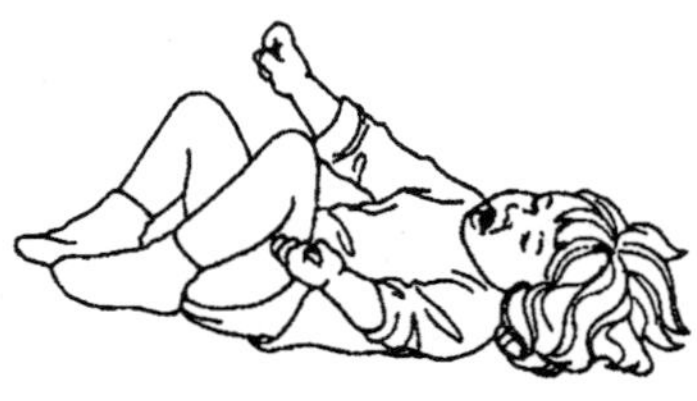

그림 2-15: 불충분한 항중력 굴곡 반응. 중력에 대항하여 체간과 목의 굴곡이 어려움.

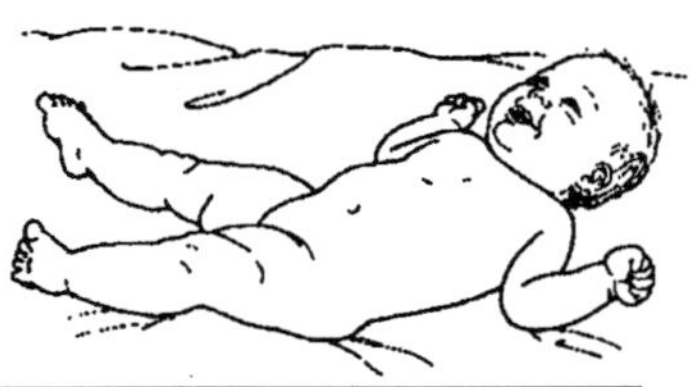

그림 2-16: 뇌성마비아동의 경우, 중력에 대항해 최소한의 하지굴곡이 관찰된다. 상지는 하지가 중력에 대항해 움직임을 시도할 때 바로누운자세로 안정성을 제공한다.

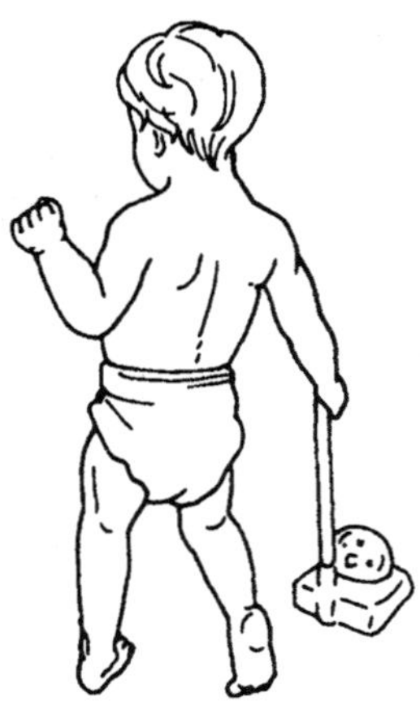

그림 2-17: 비대칭은 편마비 아동의 왼쪽에서 보여진다.

복와위 신전자세는 뇌성마비 또는 다른 발달장애 아동에게는 전통적인 평가방법이 아니다. 그러나 이러한 아동들 중에서 전정감각 정보에 과소반응을 보이는 아동은 선형 움직임(linear movement)의 경험으로도 신전 활동이 증가되는 반응이 없거나 지연되어 있다.

항중력 굴곡은 아동이 누운 자세로 목, 체간, 고관절, 무릎을 동시에 굴곡하는 것으로 평가한다(Ayres 1972a)(그림 2-14, 2-15). 바로누운자세에서의 굴곡은 촉각처리와 실행능력(practice ability)과 관련이 있다(Ayres 1963, 1977, 1985, 1989). 불충분한 바로누운자세에서의 굴곡은 뇌성마비나 발달장애는 아동의 촉각처리와 실행장애의 지표는 아니다. 뇌성마비아동에게서 부족한 항중력 굴곡은 제한된 움직임과 부족한 근육활동의 결과이다(그림 2-16).

대칭/비대칭(Symmetries/Asymmetries)

평가되어야 할 또 하나의 영역은 대칭과 비대칭의 비정상적인 사용이다. 정상움직임에서 대칭과 비대칭 패턴은 동시에 존재한다.

비대칭을 평가할 때 다음 질문에 따라 한다:

- 비대칭이 휴식기에 존재하는가 또는 움직임이 증가할 때 존재하는가?
- 어떤 자세에서 비대칭을 관찰할 수 있는가?
- 신체의 어느 부위에 비대칭이 있는가?

비대칭은 체간과 신체의 일부분에서 관찰할 수 있다(Bobath & Bobath 1984). 몸의 비대칭을 관찰할 때는 신체의 양쪽을 비교한다. 따라서 편마비 아동에게 중요하다(그림 2-17). 신체의 일부분에서 관찰되는 비대칭은 목(Bobath & Bobath 1975), 입주위(Wilson 1984)로 제한될 수 있다. 또한 체중지지 시 비대칭을 관찰하는 것은 중요하다.

감각처리의 관찰(Observing Sensory Processing)

감각처리의 관찰은 감각처리에 영향을 받는 모든 영역에서 고려된다. 대부분의 영역들은 치료실에서 관찰되는 각성, 주의 집중, 정서반응과 움직임 등이다.

각성, 주의집중, 활동수준(Arousal, Attention, and Activity Level)

손으로 하는 과제에 집중하는 동안 외부자극을 여과하는 것을 통해 아동의 각성수준 및 산만함에 대해 알 수 있으며, 이는 평가하는 동안 관찰한다. 각성의 표시는 말하기, 산만함, 과잉행동, 충동성의 증가와 운동 및 말하기 활동의 비정상적인 수준을 포함한다. 이러한 표시는 촉각방어를 포함한 감각조절 장애와 관련되며(Ayres 1965, 1966a, 1966b, 1969, 1972b), 환경 내에서 더 자유롭게 교류하고 활동할 수 있기 때문에 대부분 감각통합 장애가 있는 아동인지 좀 더 쉽게 확인할 수 있다. 그러나 뇌성마비아동의 경우 높은 각성수준은 말이 많아지는 것과 과제와 관련없는 것에 초점을 두는 것과 같이 미세하게 나타난다.

낮은 각성은 저긴장성 뇌성마비아동에게 관찰되며 의미있는 상호관계와 집중력에 영향을 준다. 각성이 아동은 한 장소에 계속 머무르려는 경향을 보이며, 활동을 수행할 때 반복적인 지시가 필요하다.

촉각입력에 대한 반응(Response to Tactile Input)

주된 감각 중 하나인 촉각은 평생동안 중요한 역할을 하고(Ayres 1972a), 물리적인 세계와 접촉하는 주요한 감각계이다(Royeen & Lane 1991). 촉각처리의 체계적인 관찰 목적은 문제가 되는 자극에 대한 아동의 반응을 살펴보고, 그 문제가 일상생활에 어떤 방해가 되는지를 결정하는 것이다(Royeen & Lane 1991). 촉각정보처리의 문제는 아동의 행동, 부모, 교사, 그 외 보호자와의 인터뷰로 알 수 있다. 또한 표준화된 검사도구를 사용할 수도 있으며, SIPT, TFSI, MAP, TIE의 촉각에 대한 항목 등을 예로 사용할 수 있다. 그러나 이러한 표준화된 검사도구는 뇌성마비아동에게 적용하는데 어려움이 있어 촉각기능에 대한 체계적인 관찰이 중요하다.

임상에서 촉각처리를 관찰하는 동안, 아동은 연속적이고 구조화된 놀이로 다양한 재질을 경험할 수 있는 기회를 가져야 한다. 예를 들면, 쌀, 콩, 모래, 부드러운 담요, 모피, 비누거품, 페인트 솔, 수술용 솔을 담은 상자를 제공한다. 이러한 재료에 대한 아동의 상호작용은 촉각의 등록, 위치, 구별, 그리고 회피하거나 추구하는지, 감각경험이 아동의 각성수준에 어떤 영향을 주는지에 대한 정보를 제공한다.

촉각입력의 등록은 감각자극에 대한 아동의 반응으로 확인할 수 있다. 활동의 정지, 경계심의 증가, 눈길 돌리기는 어디서 오는 자극인지 몰라도 모두 아동이 자극을 등록하는 표시이다. 촉각입력의 위치는 촉각이 자극된 신체 부위를 움직이거나, 자극된 곳을 지각하거나, 자극된 부위를 긁으려는 것으로 확인 가능하다. 구별하기는 촉각자극에 적절한 표시를 해야 하는 높은 수준의 적응반응을 요구한다. 예를 들어, 입력된 위치에서 촉각을 제공한 사물을 주거나, 재질을 구별하거나, 모양 · 재질을 짝맞추는 것 등이다. 촉각 구별에 결함이 있는 아동은 자극의 양은 충분하나 자극을 통합하거나 처리하는데 어려움이 있고, 더 나아가 실행의 발달을 방해한다(Ayres 1972a, 1979). 촉각입력에 대한 경계는 촉각경험에 대해 과민반응을 보이는 것과 자극으로부터 몸 전체 혹은 사지를 피하려는 경향으로 알 수 있다. 촉각에 대한 과민반응 혹은 촉각방어는 불시에 가벼운 자극에 노출되었을 때 아동의 과도한 정서반응, 활동수준의 증가, 산만함, 또는 공격성과 같은 행동적 문제반응으로 알 수 있다(Ayres 1972a; Bayer 1977)(그림 2-18). 촉각방어 아동의 반응은 사회적으로 수용될 정도로 미묘하게 표현될 수 있다. 예를 들어, 촉각경험을 피하기 위해 물 한잔을 요구할

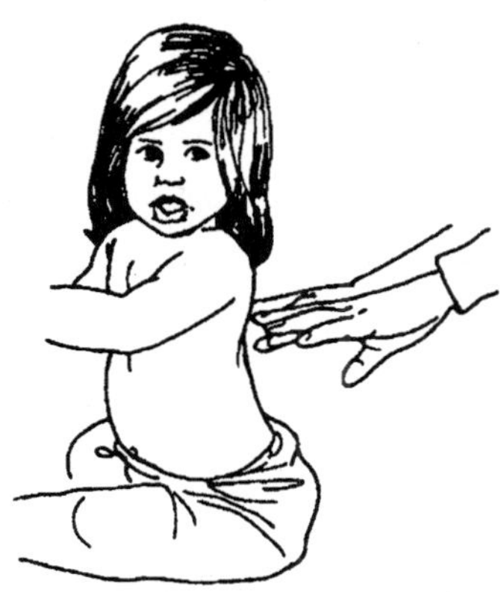

그림 2-18: 아동은 치료사의 예상치 못한 접촉에 대한 반응으로 아치 모양으로 피하는 자세를 취하였다. 게다가, 불쾌한 감정적 반응을 보인다.

수 있다(Ayres 1972a). Ayres(1979)는 촉각방어에 대한 증거행동을 다음과 같이 설명하였다:

- 접촉되는 것을 피함
- 만져지는 것보다 만지는 것을 선호
- 살짝 부딪히거나 넘어지는 것에 과민반응
- 세수하기, 양치하기, 머리감기에 어려움
- 특정 재질의 옷이나 음식에 민감함
- 모래놀이, 손을 사용하여 그리는 것을 피함
- 혼자 놀기를 선호
- 꾹 껴안아주는 것을 피함
- 맨발로 걷기에 저항함
- 긴팔 · 긴바지 입기를 선호함

촉각방어는 촉각과 관련된 억제의 결여, 망상체 혹은 변연계 기능이나 감각조절장애로 여겨진다(Royeen & Lane 1991). 촉각방어가 반드시 학습을 방해하는 것은 아니지만, 학습과정을 방해하는 결과적인 행동반응이고 불편함으로 인식된다(Ayres 1972a, 1979).

촉각방어 반응은 또한 촉각구별 검사를 하는 동안 관찰 가능하다(Ayres 1972a). 아동은 자극을 회피하거나, 자극을 긁어 없애거나, 흥분하거나 공격하는 것으로 표현할 수 있고, 미묘한 반응으로 '간지럽다' 고 할 수도 있다. 촉각방어 행동은 감각력으로 알 수 있다(Larson 1982). 판별점수는 촉각방어를 결정하는데 사용된다(Royeen 1985; Ryeen & Fortune 1990).

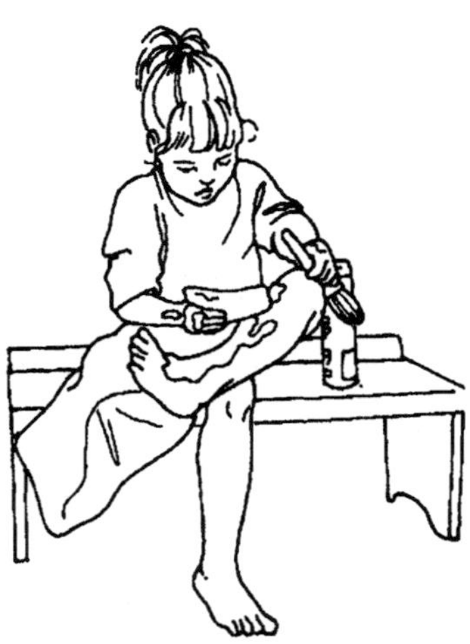

그림 2-19: 아동은 솔, 페인트솔, 면도크림의 다양한 촉각입력을 추구하고 있다.

촉각경험에 대한 욕구는 촉각자극에 과소반응을 보이는 아동에게서 나타난다(그림 2-19). 촉각에 저감각인 아동은 촉각, 통증 또는 온도의 정상적인 행동반응과 인식이 감소됨을 보인다. 특히 촉각경험이 시야 밖에서 주어질 때, 촉각정보에 낮은 반응을 보이는 아동은 촉각등록에 실패한다(Parham 1987b). 아동은 쌀, 플라스틱 공, 콩이 가득 담긴 상자에서 어떤 물체를 골라내기 어렵거나 자신의 손으로 조작하여 물체를 탐색하는데 촉각을 사용하는 것이 어려울 수 있다. 이러한 아동은 살짝 부딪히고 넘어지는 것에 대한 저반응을 보이며, 특정한 재질을 만지는 것과 같은 비정상적인 요구를 보일 수 있다.

중력과 움직임에 대한 반응: 전정-고유수용성감각계 (Response to Gravity and Movement: Vestibular-Proprioceptive Systems)

전정감각과 고유수용성감각계는 공간에서 자신의 움직임을 지각하는 것이다. 전통적으로 전정감각의 처리는 자세조정에 영향을 주고, 동안운동(ocular motor) 반응

그리고 중력과 움직임에 효과적으로 반응하는 것으로 묘사된다(Ayres 1972a; Fisher 1991; Montgomery 1985). 고유수용성감각 처리는 자세조정, 시간, 힘, 공간에서 신체 부분의 지각에 영향을 준다(Fisher 1991). 그러나 두 감각계는 밀접하게 관련되므로 나누어 평가할 수 없다. 최근 연속적인 양측 순서 활동(bilateral projected action sequences)과 계획화의 발달은 전정과 고유수용성감각계의 처리와 관련됨을 제시하였다(Fisher 1991).

몇 가지 표준화된 도구는 전정감각과 고유수용성감각처리에 관하여 유용한 정보를 제공한다. 예를 들어 SIPT(Ayres 1989)는 전정 · 고유수용성감각기능의 여러 영역으로 구성되어 있다. 운동감각(Kinesthesia)검사는 상지의 자세와 움직임을 측정한다. 회전 후 안구진전검사는 전정자극의 중추신경계처리를 평가하는 것이다. 이것은 머리를 회전하는 동안 동안운동반사의 시간을 측정하는 것이다. 낮은 점수 자체로 전정 · 고유수용성감각장애라고 확정할 수 없다(Montgomery 1985). 그러므로 체계적인 관찰이 아동 평가에서 중요하다. 전정 · 고유수용성감각계의 입력에 의존적인 SIPT의 다른 검사는 Standing and Walking Balance, Bilateral Motor Coordination이다(Ayres 1989). 또한, 우세한 상지의 발달 능력은 SIPT의 Motor Accuracy and Space Visualization test 동안 관찰할 수 있다. 이것은 전정 · 고유수용성감각처리의 영향을 받는 다. TSI의 Postural Control and Bilateral Motor Coordination (Berk & DeGangi 1983), TSFI의 Reactivity to Vestibular Stimulation 하위검사 (DeGangi & Greenspan 1989), MAP의 Vertical Writing and Hand-Nose (Miller 1988)는 이러한 감각계에 대한 추가적인 정보를 제공한다. 뇌성마비아동에게 표준화된 검사도구를 적용하는 것은 어려울 수 있다. 이런 아동들의 경우에 임상가는 환경과 아동이 상호작용하는 임상적 정보에 의존해야 한다.

전정 · 고유수용성감각처리를 평가하기 위한 체계적인 관찰에는 손-코 협응(finger to nose)과 천천히 움직이기(slow ramp movement)가 있다. 천천히 움직이기는 아동이 평가자를 모방하여 어깨를 90° 외전 상태로 유지하고, 손끝으로 어깨를 만지기 위해 천천히 팔꿈치를 교대적으로 굴곡-신전하며, 시작자세로 돌아간다(Roley 1989). 한 번의 수행은 약 5초간으로 한다. 불규칙적이며, 분리된 움직임으로 나타나는 것은 고유수용성감각처리와 신체상의 문제를 나타낸다(Roley 1989). 이런 관찰은 움직임이 결여되고, 수행의 협응이 부족한 뇌성마비아동을 대상으로 하기에는 어렵다. 손-코 협응은 감각과 근력이 정상인 경우 대개 소뇌 통합과 협응을 평가할 때 사용한다(Roley 1989; Swaiman 1989; Menkes 1990). 이 평가는 눈을 감고 양팔을 90° 외전시킨 후 교대적으로 양손의 검지로 코를 만지는 것이다(Menkes 1990). 목표도달 시 소뇌 기능부전으로 보이는 특징은 사지의 진전(tremor)이다(Menkes 1990). 경미한 비정상은 아동의 손가락이 각각 다르게 위치하며 움직이는 것으로 관찰할 수 있다(Menkes 1990). 이러한 문제는 신체지각의 불충분함과 관련된 고유수용성감각처리의 어려움과 관련된다(Roley 1989). 손-코 협응 평가는 신경운동이 포함되는 것으로 협응과 움직임의 문제가 있는 뇌성마비아동에게는 어려울 수 있다. 다른 방법으로 좀 더 쉽게 알 수 있는 것은 평가자가 눈을 감은 아동의 사지를 움직이며, 아동에게 '위' 나 '아래' 방향의 움직임에 대한 신체 자세를 언어적으로 말하도록 한다. 전정 · 고유수용성감각처리와 관련한 자세조정의 평가는 앞 장에서 이미 설명했다.

움직임의 경험과 수직적인 머리자세의 변화에 대한 감정적인 반응 역시 평가한다(Parham 1987a). 이것은 중력과 움직임의 비정상적인 반응을 구별하는데 필요하다. 움직임이 주어졌을 때 감정적인 반응은 지지가 있는 상황과 없는 상황에서 평가된다. 왜냐하면 중력불안으로 인한 부적절한 자세조절을 구별하기 위해서이다. 중력불안이 있는 아동은 적절한 지지를 해 주어도 머리자세의 변화에 거부적인 반응을 보인다. 이러한 아동은 특히 신체를 뒤로 움직일 때, 겁에 질린 반응을 보일 수 있다(May-Benson, Koomar, Coster 1994). 자세가 불안정한 아동은 불충분한 외부지지가 제공되었을 때만 거부반응을 보인다. 이와 같은 차이는 뇌성마비아동에게서 움직임에 대한 공포반응인지, 자세조정의 부족에 따른 2차적인 자세 변화에 대한 반응인지 주의 깊게 평가하는 것이 필요하다.

다음의 행동은 중력불안을 나타내는 것이다:

- 머리와 신체의 변화에 과도한 공포 및 불안
- 땅에서 발이 떨어지는 것을 거부
- 넘어지는 것과 높은 곳에 대한 비정상적인 공포반응
- 높은 곳에서 낮은 곳으로 뛰어내리는 것을 피함
- 기어오르는 활동을 거부
- 공간에서 뒤로 움직이는 것을 두려워 함

(Ayres 1979; Fisher 1991; May-Benson, Koomar, Coster 1994)

이렇게 과도한 감정적인 반응을 보이는 것은 전정-고유수용성감각 또는 망상체나 변연계의 기능 억제와 부적절한 조절 때문이다(Ayres 1979; Fisher 1991; Fisher & Bundy 1989). 중력 수용기의 문제로, 특정한 머리 자세에서 움직이지 않아도 아동은 불안해 할 수 있다(Ayres 1979). 누군가 움직임을 조절하려고 하면 아동은 새로운 자세에서 공포를 경험할 수 있다(Ayres 1979). 머리를 위-아래로 움직이도록 하면, 중력 수용기에 강한 자극이 제공되고, 이것은 아동에게 위협적이다(Ayres 1979). 중력불안 평가는 아동과 부모를 통해 기초적인 정보를 얻을 수 있다. 또한 자세반응 평가나 매달려 움직이거나 다른 불안정한 도구에서의 공포반응을 관찰할 수 있다(Fisher 1991).

움직임에 과민반응을 보이는 아동은 회전과 선형가속과 감속을 아주 싫어한다(Ayres 1979). 이러한 반응은 자동적이고, 혐오, 구토, 어지러움 등을 포함한다. 이것은 전정감각 정보의 조절과 억제력이 좋지 못한 것과 관련된다(Fisher 1991). 아동은 물체가 돌아가거나 다른 사람이 회전하는 것만 보아도 매우 싫어하는 반응을 보일 수 있다. 움직임에 대한 과민반응의 평가는 아동의 부모에게 아동용 차, 빵빵이, 시이소 등 놀이 기구에 태웠을 때의 반응에 대해 질문한다(Fisher 1991).
임상적으로 움직임의 과민반응은 회전 후 안구진전(Ayres 1989) 혹은 불안정한 도구나 다른 움직이는 도구에 태울 때 알 수 있다(Fisher 1991).

움직임을 싫어하는 아동은 아동기의 사회적인 놀이에 참여하지 못할 것이다. 아동이 어지러움과 구토 등의 신체적인 다른 변화를 보이며, 반작용을 보여서 움직임의 반응에 실패한다면, 움직임에 대해 과민한 것인지 혹은 저반응인지 고려해야 한다(Ayres 1972a). 이러한 결핍은 전정자극 수용과정이 불충분하다는 증거이다(Ayres 1972a). 또한 이러한 아동은 회전 후 안구진전이 짧은 경향이 있고, 놀이를 통해 움직임에 대한 과도한 경험을 하고자 한다(Ayres 1972a).

저반응을 나타내는 움직임의 증거는 다음과 같다:

- 다른 아이들보다 더 많이 넘어짐
- 양측통합의 부족
- 회전 후 안구진전 반응의 감소
- 많이 움직여야 각성증가
- 눈과 머리 움직임의 협응 부족
- 선형움직임에 대한 긴장도 변화의 결여
- 항중력 신전과 적절한 자세조절의 부족
- 예측된 움직임(anticipated movements)의 문제
- 연속적인 순서 활동(projected action sequences)과 계획의 어려움

(Ayres 1979; Fisher 1991; Montgomery 1985)

실행능력 관찰(Observing Practic Abilities)

실행은 목적있는 활동을 하기 위한 독특한 인간의 능력이고 기초이다(Ayres 1989). 실행장애(dyspraxia)는 중추신경계의 기능장애이며 감각입력의 부적절한 구조화에 영향을 받고 개념화, 예측, 운동계획, 습관화 되지 않은 운동수행을 방해한다(Ayres 1972a, 1979). 불충분한 실행은 일반적으로 체성감각 처리의 저하, 특히 촉각 구별 및 항중력굴곡(antigravity flexion)의 문제와 관련된다(Ayres 1963, 1977, 1985, 1989). 실행장애는 운동장애처럼 보여진다. 아동은 특정한 운동 기술의 학습은 가능하나 생소한 운동의 일반화는 불가능하다. Ayres(1972a, 1979)는 실행장애가 있는 아동의 운동과 관련된 다양한 문제를 설명하였다:

- 서투름(clumsiness)
- 잘 넘어짐
- 구조적인 조작 놀이가 어려움

- 비효율적인 방법으로 운동을 수행
- 소운동 기술 저하
- 글쓰기의 어려움
- 운동의 순서와 타이밍 결여
- 운동 모방(motor imitation)이 어려움
- 언어적 지시에 따라 운동을 이행하기 어려움

Fisher(1991)는 양측 통합 문제를 불충분한 전정-고유수용성감각 입력 처리와 관련한 실행장애로 설명한다. 양측 통합과 순서장애가 있는 아동은 특히 예측하거나 연속적인 순서 활동(projected action sequences)과 관련된 양측 활동에 문제가 있다(Fisher 1991).

실행 능력(practic abilities)은 전통적으로 감각통합에 문제가 있는 아동을 대상으로 평가하였다. 실행 능력은 신경 운동학적 문제가 있는 뇌성마비아동에게는 쉽게 관찰되지 않는다. SIPT(Ayres 1989)와 MAP(Miller 1988)을 포함한 표준화된 평가는 실행 능력 평가에 사용된다. 다른 검사는 실행(praxis)의 특정한 면을 평가하기 위해 사용된다. 체계적 관찰 시 필요한 실행의 요소는 개념화, 예측 또는 연속적인 순서 활동, 운동계획, 시작, 실행이다(Ayres 1985; Fisher 1991; Parham 1987b).

개념화는 환경 내에서 상호작용의 가능성에 제한없이 생각을 일반화하는 능력과 관련있다. 개념화는 인지능력과 밀접한 관련이 있고, 새로운 장난감이나 치료 도구를 통해 평가한다. 개념화 기술이 부족한 아동은 연령에 맞게 장난감을 조작하기보다 던지고, 치고, 당기고, 세게 두드리는 모습을 보인다. 뇌성마비아동에서 개념화 기술은 아동에게 활동을 개념화하도록 요구함으로써 평가할 수 있다. 언어기술이 제한되고 움직임이 제한된 아동의 개념화 기술은 평가하기 매우 어렵다.

감각통합 문제가 있는 아동을 평가하는데 사용하는 관찰에는 실행 능력과 연속적인 순서 활동이 있다. 연속적인 순서 활동은 계획된 활동 시 주저하고 멈추거나 수정하는 것 없이 움직임을 시작하기 전에 활동을 계획하고 목표를 조직화하는 것이다(Fisher 1991). 예측되는 행동의 순서를 만들고 계획하는 능력은 전정감각 및 고유수용성감각 처리와 순서 실행 그리고 양측 움직임 패턴과 관련된다(Fisher 1991). 연속적인 순서 활동에 포함되는 과제의 예는: 바닥에 있는 연속된 지점으로 점프하기; 예측 불가능하게 포물선을 그리며 튕겨진 공 잡기; 구르는 공차기; 굴러오는 물체를 넘어서 점프하고, 달리고, 걷기(Fisher 1991); 점핑 잭(jumping jack), 대칭적으로 넓게 점프하기, 교대로 점프하기(Magalhaes, Koomar & Cermak 1989)이다. 연속적인 순서 활동은 피드포워드에 의존한다(Fisher 1991). 이러한 종류의 활동 대부분은 피드포워드를 요구하고 움직일 때 아동과 과제에 포함되는 물체 모두에서 일어난다(Fisher 1991). 연속적인 순서 활동은 아동의 움직이는 속도와 목표물과의 통합을 관찰하는 것으로써 평가할 수 있다(Fisher 1991; Koomar & bundy

1991). 연속적인 순서 활동을 잘하지 못하는 아동은 느리게 움직이는 경향이 있고, 공을 잡기 위해 뛰는 것과 같이 움직이는 목표물과 관련해서 신체 자세를 예견하기 어렵다(Fisher 1991; Koomar & Bundy 1991). Goodgold- Edwards와 Gianutsos(1990)는 경직이 있는 아동의 외부적인 사건과 일치하는 반응을 나타내는 능력에 대해 말했다. 연속적인 순서 활동은 대부분의 감각통합 장애 아동(Koomar & Bundy 1991)과 뇌성마비아동에게서 손상되어 있다. 연속적인 순서 활동은 심각한 신경 운동학적 문제가 있는 아동에게 평가로 사용하기 어렵다. 경한 뇌성마비아동의 경우, 감각통합 문제가 있는 아동과 비슷한 방법으로 관찰한다.

개념화, 운동계획, 실행 문제를 구별하는 것은 중요하다. 아동은 운동계획에 어려움을 가지지만 목표의 개념화는 가능할 수도 있다. 이러한 아동은 종종 자신의 생각을 말로 표현할 수 있다. 결국 아동은 운동 활동에 대한 생각을 하고, 과제를 완벽하게 수행하기 위한 단계는 알지만 운동 활동을 실행할 수는 없다. 수행(execution)은 실행의 최종 표현이다(Ayres 1985). 질환의 특성 때문에 뇌성마비 진단을 받은 모든 아동은 연속적인 순서 활동에서 손상을 보인다. 수행이 실행의 최종 표현이기 때문에 부족한 수행이 뇌성마비의 신경 운동학적 기초 때문인지 실행 능력의 문제(practic deficit) 때문인지 확인하는 것은 중요하다. 실행 능력의 문제를 확인하기 위해 임상가는 여러 차례에 걸쳐 아동의 수행을 분석할 필요가 있다.

상지기능(Upper Extremity Function)

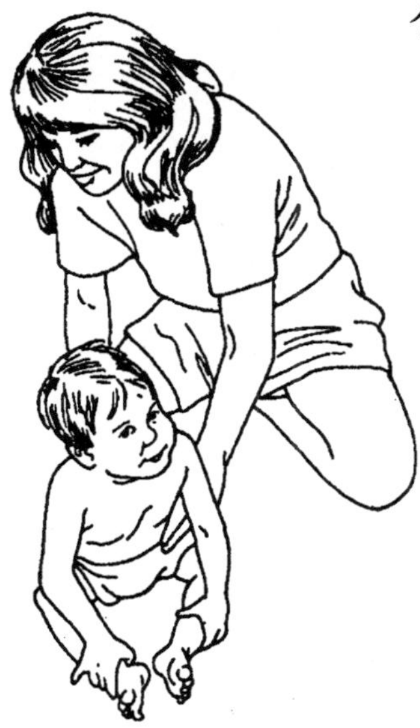

그림 2-20: 상지는 앉기 시 지탱하기 위해 사용된다.

상지와 소운동 기능 분석은 아동의 움직임을 평가하는데 필수적이다. 이 영역은 자연스럽고 구조화된 기능적 과제를 수행하는 동안 평가한다. 상지와 소운동 기능은 미리 평가된 모든 영역과의 관련성을 확인할 필요가 있다.

상지 자세와 조절의 평가는 공간에서 움직이거나 체중지지, 체중이동 또는 휴식 시에 한다. 이 평가는 움직임이 변하는 동안 다양한 발달적 자세에서 수행할 수 있다. 다양한 발달적 자세에서 상지 조절력 차이를 확인할 필요가 있다(Danella et al. 1980).

편안한 자세에서 상지 기능을 측정하는 것은 휴식 시 무슨 변화가 있는지 관찰하기 위해서이다. 예를 들면, 아동이 체간 조절을 못하기 때문에 앉은 자세에서 지지를 위해 사지를 어떻게 사용하는가?(그림 2-20) 이것은 감각통합 문제가 있는 아동뿐만 아니라 신경운동학적 질환이 있는 아동에서도 종종 관찰된다.

상지의 체중지지와 체중이동에 관하여 아래 영역은 휴식 시 신체 움직임에 영향을 미치는 요인으로써 평가가 필요하다: 근위부조절(proximal control), 정렬(alignment), 수부신장(hand expansion) 그리고 감각처리(sensory processing) 체중 지지 시 근위부 조절과 정렬의 영향에 관하여 아래 질문은 평가에 도움을 줄 것이다:

- 아동이 팔꿈치를 어깨 넓이로 유지하는데 적절한 견갑대(shoulder girdle) 조절 능력이 있는가?
- 이동하는 동안 넘어지지 않고 상지에 체중을 실어 신체를 움직일 수 있는가?

손바닥의 체중지지와 체중이동은 수부신장(hand expansion) 발달에 도움을 준다(Boehme 1988). 수부신장(hand expansion)은 이행하는 동안 쥐기(grasp), 조작(manipulation), 놓기(release), 무게이동(weight shifting)을 하기 위한 필수 조건이다(Boehme 1988). 그러므로 평가에서 체중지지 시 손의 자세를 관찰하는 것은 중요하다. 예를 들면 긴장도의 감소로 손이 펴지거나(그림 2-21) 편평해졌는지(그림 2-7, 30쪽), 또는 긴장도의 증가로 인해 손가락이 굴곡(그림 2-22)되어 제한되어 있는지 관찰한다. 또한 촉각과 고유수용성감각의 불충분한 처리는 상지의 체중지지와 이동에 영향을 준다. 체중이동 시, 사지의 지지는 지지면에 접촉한 신체 부위의 능동적 조정과 긴장도 변화로 반응한다. 이러한 조정을 하는 동안 사지는 감각 변화를 탐지하는데 충분히 민감해진다.

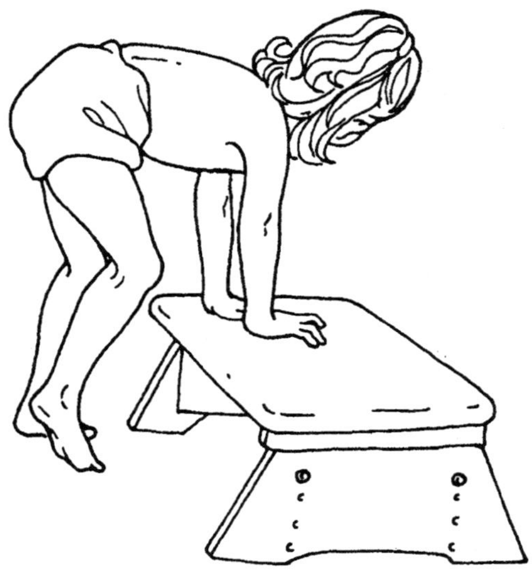

그림 2-21: 수부신장은 신전된 팔로 체중을 지지할 때 관찰된다.

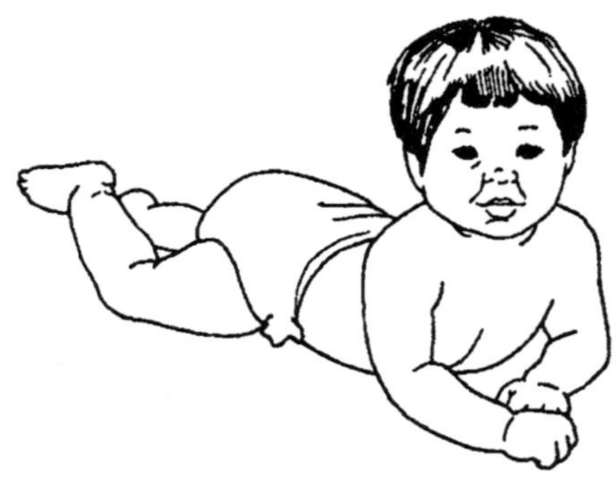

그림 2-22: 손가락 굴곡은 수부신장을 방해한다.

휴식, 체중지지, 체중이동 시의 상지 관찰과 함께, 상지와 특히 손의 움직임 패턴은 공간에서 항중력 움직임을 할 때와 소운동 과제 수행 동안 관찰한다. 소운동 기술에 필요한 상지 움직임의 패턴은 뻗기(reaching), 쥐기(grasping), 나르기(carrying), 놓기(releasing), 손안조작(inhand maniplation), 양손 사용(bilateral hand use), 양손 조작(bimanual manipulation)이고 연합된 움직임뿐만 아니라 개별적 움직임도 분석한다(Boehme 1988; Elliot & Connolly 1984; Erhardt 1982; Exner 1980; Vogtle & Boger 1989).

상지의 양측 사용과 중심선 교차를 요구하는 활동은 상지 과제 수행 시 평가한다. 과제에는 아동의 반대측 공간에서 사물 조작을 촉진할 수 있는, 점토 굴리기, 그네 타기, 세발자전거 조종하기, 구슬 꿰기와 같은 활동이 있다. 양측협응 장애는 전정감각 입력의 과소반응과 관련있다(Ayres 1972a, 1979; Fisher 1991). 그러나 뇌성마비 아동이라면 대부분 신경운동학적 문제 때문일 것이다.

상지 기능 관찰 시, 상지와 손의 조화(synchrony), 사물의 형태를 따라 만지는 손의 능력에 대한 평가가 필요하다. 손을 사용하여 사물의 형태에 따라 만지기(hand contouring around an object)는 것은 촉각피드백 뿐만 아니라 손바닥 아치의 외부적, 내부적 활동에 의존한다(Boehme 1988; Exner 1980). 게다가 손 기술은 전완과 손목 조절에 영향을 받는다(Boehme 1988; Kapandji 1982).

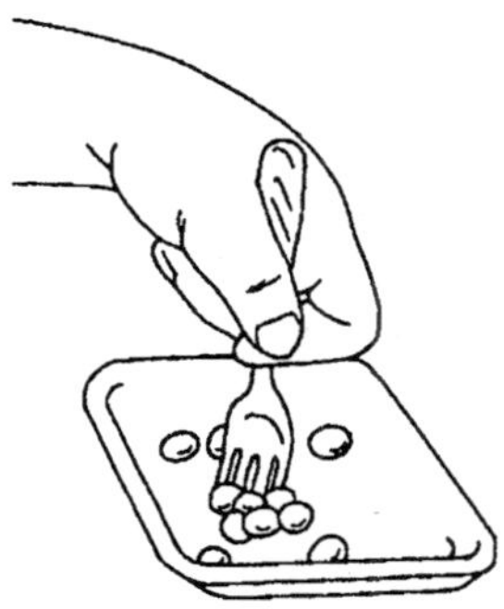

그림 2-23: 비정상적인 쥐기 패턴. 손목은 굴곡, 엄지는 내전되어 있다.

능동적인 손바닥 아치(active palmar arches)는 전완, 손목, 손 움직임 사이의 조화(synchrony) 시 중요하다. 예를 들면, 아동이 공간에서 손의 자세를 변화시키기 위해 전완을 회전할 수 있는가?

쥐기 활동(grasping activities)을 하는 동안 아동의 손목 자세는 어떠한가?(그림 2-23) 쥐는 동안 주로 사용하는 손가락이나 사물을 조정하는데 손바닥을 어떻게 사용하는가?(그림 2-24) 탐색, 놀이, 자조, 학업 수행을 위한 아동의 패턴 사용은 연령과 인지 능력의 상황 내에서 평가된다. 뇌성마비아동의 상지 기능 평가와 발달에 대한 상세한 기술은 문헌을 통해 얻을 수 있다(Boehme 1988; Erhardt 1982; Exner 1980).

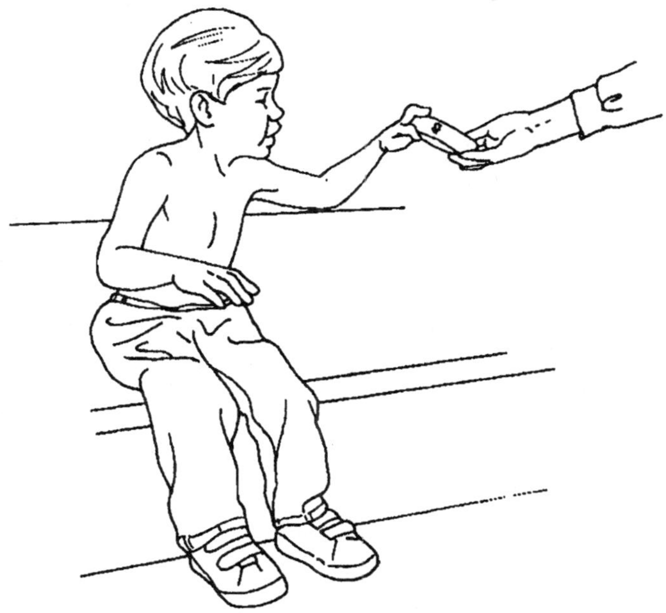

그림 2-24: 불충분한 손바닥 적용(accommodation). 손가락 굴곡은 링을 쥐기위한 시도로 사용된다.

구강운동능력(Oral-Motor Abilities)

구강영역의 평가는 복잡하다. 먹기, 말하기 시 구강-운동 조절의 결함은 감각이나 운동에 기초할 수 있다. 먹기와 말하기 발달에서 구강-운동 기술의 평가는 문헌에서 광범위하게 설명되었다(Levin-DeFazio 1986; Locke 1993; Morris & Klein 1987; Wilson 1977; Wolf & Glass 1992). 특히 흥미로운 점은 1세 이하 아동의 감각과 운동의 균형에서 구강-운동 능력 평가를 논한 Palmer와 Heyman(1993)이다. 이에 관한 몇 가지가 이 단원 마지막에 언급되었다.

구강-운동 조절 움직임의 기초를 평가할 때, 구강 영역에서 독립적인 움직임과 아동의 전체적인 자세조절을 고려한다. 근위부 안정성은 먹는 동안 뺨, 턱, 입술, 혀, 구개의 독립적인 구강 움직임을 지지한다(Morris & Klein 1987). 구강구조에서 움직임의 분리에 영향을 주는 안정성과 운동성 간의 상호작용은 빨고, 삼키고, 물고, 씹는 동안 관찰된다(Morris & Klein 1987). 관찰해야 하는 영역은 움직임이 일어나는 면과 휴식 시 움직임으로부터 구강 움직임의 분리이다.

구강 영역의 감각처리 중 특히, 촉각과 고유수용성-운동감각 피드백의 과정이 고려되어야 한다. 감각 체계에서 과소와 과민반응을 구분해야 한다.

촉각과 고유수용성-운동감각 입력 시 과소 반응의 표시 :

- 입주변에 촉감 경험의 인식 저하
- 바삭바삭한 감촉과 같은 입력을 제공하는 음식을 원하는 경향
- 입을 과하게 채우는 경향
- 침흘리기
- 지저분하게 먹는 습관

촉각과 고유수용성-운동감각 입력 시 과민반응의 표시 :

- 무르거나 걸쭉한 음식은 피함
- 음식을 토함(Palmer & Heyman 1993)
- 물은 마실 수 있으나 쥬스나 다른 액체는 마실 수 없음(Palmer & Heyman 1993)
- 자신의 손가락은 입에 닿아도 괜찮으나 타인의 손가락에는 저항을 보임 (Palmer & Heyman 1993)
- 구강 내에서 음식의 조작을 피하기 위해 음식이 들어간 후에도 입을 벌린채 유지(Palmer & Heyman 1993)

운동과 감각의 양쪽 관점에서 음식에 관한 평가는 중요하다. 구강 움직임의 분석은 젖 먹기, 우유병으로 마시기, 컵으로 마시기, 숟가락으로 먹기, 다양한 음식의 종류를 깨물고 씹는 동안 평가하는 것이 적절하다(Morris & Klein 1987; Wolf & Glass 1992). 먹기 시 구강기(oral phase)의 구강-운동 패턴의 영향을 평가한다.

요약(Summary)

감각처리, 움직임, 실행에 관한 정보수집은 배경 정보, 표준화된 도구, 임상에서의 체계적인 관찰을 포함한 객관적이고 주관적인 측정을 요구한다. 표준화된 도구를 사용한 평가는 중요하지만 구조적인 상황에서 사용할 수 없을 때는 대체할 수 있다. 이 경우, 평가자는 친근하고 새로운 치료 도구와 장난감으로 감각과 운동의 다양한 경험의 기회를 제공할 수 있는 환경에서 자발적이고 구조적인 놀이로써 관찰해야 한다. 표준화된 검사가 가능한 아동에게, 치료실에서의 관찰은 형식적인 검사 결과의 중요한 부가 조건이 된다. 도구 사용으로 인한 모든 정보는 정밀하게 관찰, 종합되어야 한다. 한 가지의 정보는 감각, 움직임, 실행문제를 결정하기에 불충분하다. 의미 있는 정보의 조합이 중요하다. 의미있는 정보의 조합을 통해서 우리는 특별한 문제에 대한 가정을 만들 수 있다. 평가 결과가 아동의 학습, 놀이, 사회화, 의사소통, 기능적 활동 수행, 행동의 구조화 능력에 부정적인 영향을 미치는 명백한 문제인지 아닌지 충분히 고려해야 한다. 뇌성마비나 다른 발달적 문제가 있는 아동의 평가 시 감각처리 평가는 촉각, 고유수용성감각, 전정감각 입력에 대한 행동적 반응을 기초로 한다.

관찰 목록: 뇌성마비아동의 감각처리

이 질문지는 관찰 과정을 돕기 위해 구성되었다. "네"의 대답 비율이 명백한 기능장애를 의미하는 것은 아니다. 그러나 "네"의 반응 수와 감각처리과정의 어려움에 대한 위험 요소의 증가 사이에는 확실한 관련이 있다.

촉각입력 과정

조절력 저하/촉각방어를 가진 아동 :	예	아니오	모르겠다
1. 이 닦기나 머리 빗기를 싫어하는가?			
2. 옷을 입지 않았을 때 만져지는 것을 싫어하는가?			
3. 껴안는 것을 피하는가?			
4. 지저분한 것을 피하는가?			

촉각 구별력 저하나 접촉에 대해 과소반응을 보이는 아동 :	예	아니오	모르겠다
1. 시야를 가렸을 때 촉각입력에 대한 반응을 보이지 않는가?			
2. 물건을 입에 넣어 우물거리는가?			
3. 시야를 가린 상태에서 촉각 자극을 주면 단순한 물건도 인식하지 못하는가?			
4. 머리 빗기와 접촉, 손으로 만지는 것을 즐기는가?			
5. 딱딱한 물건 씹기를 선호하는가?			
6. 진동 자극을 좋아하는가?			

고유수용성감각 입력 과정

보이는 아동 :	예	아니오	모르겠다
1. 먹지 못하는 물건을 물거나 씹는가?			
2. 다른 사람이나 자신을 꼬집거나 때리는가?			
3. 신경발달치료로 치료할 때 당신의 팔에 매달리는가?			
4. 자세를 바꿀 때 신체를 잘 조절하지 못하는가?			

전정감각 입력 과정

중력이나 움직임에 과민반응을 보이는 아동 :	예	아니오	모르겠다
1. 체간과 머리를 지지한 상태에도 공간에서 뒤로 움직여지는 것을 싫어하는가?			
2. 커다란 치료용 공 위에서 공포스러워 하는가?			
3. 땅에서 발이 떨어지는 것을 두려워하는가?			
4. 공간에서 움직일 때 과하게 활동하는가?			

움직임에 대해 과소반응을 보이는 아동 :	예	아니오	모르겠다
1. 수동적으로 움직여지거나 흔들리는 것을 즐기는가?			
2. 선형 움직임을 제공했을 때 신전근 긴장도가 증가하지 않는가?			
3. 공간에서 스스로 뒤로 넘어지는가?			
4. 공간에서 움직일 때 주의력이 떨어지는가?			
5. 아동이 운동능력이 있다면, 빙빙 도는 것을 좋아하는가?			

관찰 목록: 감각통합 문제가 있는 아동의 운동장애

이 질문지는 관찰 과정을 돕기 위해 구성되었다. "네"의 대답비율이 명백한 기능장애를 의미하는 것은 아니다. 그러나 "네"의 반응 수와 감각처리과정의 어려움에 대한 위험 요소의 증가 사이에는 확실한 관련이 있다.

움직이는 동안 항중력 조절	네	아니오	모르겠다
1. 복부 조절력 저하를 보이는가? (과도한 요추전만증, 복부 돌출)			
2. 견갑골이 상지 자세와 관계없이 외전되어 있는가?			
3. 누운 자세(supine)에서, 아동이 바닥에서 머리 들기가 어려운가?			
4. 아동이 엎드린 자세에서 누운자세로 구를 때 머리를 과신전하는가?			
5. 아동이 편평한 면(straigt planes)에서 움직이는 경향이 있는가?			
6. 아동이 중력에 대항하는 힘이 약한가?			
7. 아동이 정위나 평형반응보다 보호반응에 의지하는 경향이 있는가?			

체중지지하는 동안 신체 자세

항목	네	아니오	모르겠다
1. 아동이 모든 자세에서 넓은 지지면을 취하는가?			
2. 일어섰을 때 : 아동의 등 상부가 둥글게 보이는가?			
아동의 과신전으로 '잠겨진(lock)' 무릎이 보이는가?			
아동이 옆으로 체중이동하기 어려운가?			
체중이동 시 아동의 발 조절이 어려운가?			
3. 앉은 자세에서 : 아동의 등 상부가 둥글고, 골반이 뒤쪽으로 기울었는가?			
아동이 능동적인 체간회전을 할 수 있는가?			
아동이 지지면에서 변화하기 위해 조절하는가?			

상지

항목	네	아니오	모르겠다
1. 누운 자세(prone)에서 아동의 견갑대가 "올라가(hang)" 있나?			
2. 팔을 편 상태로 체중지지하는 동안 : 아동의 견갑대에서 근위부 관절 안정성의 감소가 보이는가? (예: 견갑대 거상시 익상견갑골)			
아동이 과신전으로 주관절이 잠겨(lock) 있는가?			
3. 아동이 "수레바퀴 걷기(wheelbarrow walk)"를 하는데 옆으로 쉽게 체중이동을 할 수 없는가?			
4. 자세를 바꿀 때 손에 체중이동이 안되는가?			

관찰 목록: 감각통합 문제가 있는 아동의 운동장애(계속)

	예	아니오	때때로 그렇다
소운동 활동 시 :			
1. 아동이 그네 같은 큰 물체를 잡을 때, 엄지를 팽팽하게 내전하는가?			
2. 아동이 손바닥에 3개나 4개의 동전을 놓고 한번에 한 개씩 손가락 쪽으로 동전을 옮길 수 없는가?*			
3. 아동이 3개나 4개의 동전을 집고 한번에 손바닥 쪽으로 옮길 수 없는가?			
4. 아동의 손은 편평한가?			
5. 아동은 능숙한 손끝쥐기(pincer grasp)를 못하는가?			
6. 아동은 힘이 필요한 활동을 수행할 때 손가락 관절이 과신전되는가?			
7. 아동은 쥐기와 놓기를 하는 동안 물체나 신체에 대항하여 전완이 안정되어 있는가?			
8. 아동은 쥐기 위해 엄지와 중지를 사용하는가?			

***Adapted from Exner, C. 1992. Development of hand functions. In *Occupational therapy for children,* edited by P. N. Pratt and A. S. Allen, 235-259. St. Louis: Mosby.**

제 3 장

감각통합 장애가 있는 아동의 운동장애

Movement Disorder in Children with Sensory Integrative Dysfunction

Ayres(1972a, 1979)는 감각통합 장애의 근본적인 문제를 기본적인 감각장애로 서술 하였다. 이것은 환경이나 아동의 신체로부터 들어오는 감각정보가 불충분하고 조직화에 어려움이 있다. 결과적으로 이러한 정보로 인한 운동, 행동, 인지반응은 부적절하다(깊이 있는 해석을 위해 Ayres 1972a, 1979, 1985와 Fisher 1991을 참고하라). 감각통합 장애는 주의력, 행동, 학습, 언어발달, 운동, 협응에 영향을 준다(Ayres 1979). 이러한 문제들은 감각 처리의 장애로 인한 것이다. 감각통합 장애의 증상에 대한 서술은 다양한 연구와 임상적 경험을 기본으로 한다(Ayres 1965, 1966a, 1966b, 1969, 1972b, 1977).

감각통합 장애가 있는 아동은 감각정보에 대해 과민반응이나 과소반응을 보인다(Ayres 1972a, 1979). 또한 감각통합 장애는 조절(modulation)과 구별(discrimination) 장애로 분류한다. 조절장애는 감각입력에 대한 반응이 과소반응(underreaction), 과민반응(overreaction), 동요(fluctuation)로 나타난다(Koomar and Bundy 1991). 조절이란 다른 중요하지 않거나 관련없는 정보를 억제하는 동안, 감각정보의 기능적인 사용을 위해 어떤 신경의 메시지를 촉진시키는 중추신경계의 능력으로 정의한다(Ayres 1972a, 1979). 구별은 공간에서 신체 위치의 정보, 촉각, 움직임, 힘을 구별 짓는 능력으로 정의한다(Koomar and Bundy 1991).

감각조절 장애와 구별장애는 촉각, 고유수용성감각, 전정감각계에서 확인된다. 이러한 부분에 장애가 있는 아동은 시각이나 청각 정보 처리에 더 많은 문제가 있을 수 있다. 모든 감각 체계의 통합은 환경 내에서 개인의 안녕(well- being)이나 목적적인 상호작용을 위해 필요하다. 감각통합 장애가 있는 아동은 인지, 연합, 다양한 감각경험을 통합하는 능력에 문제가 있다.

이 장에서의 초점은 감각통합 장애의 결과로 인한 운동장애이다. 전정감각, 고유수용성감각, 촉각계로부터 오는 정보 처리가 어려운 아동은 운동과 관련된 문제들을 종종 가지고 있다. 아동들은 아마도 낮은 근 긴장도, 손상된 균형과 협응, 나쁜 자세, 둔한 움직임, 미성숙한 운동 패턴, 운동 레퍼토리의 부족을 가진다. 게다가 이 아동들은 보상적인 움직임 패턴을 가진다. 보상은 뇌성마비아동과 관련하여 광범위하게 서술되어 왔다(Bobath and Bobath 1975; Scherzer and Tscharnuter 1982; Bly

1983). 감각통합 장애가 있는 아동은 뇌성마비 아동에 비해 보상적인 움직임 패턴을 적게 보인다.

조직화되지 않은 방법으로 감각정보를 처리하는 아동은 근육, 건, 관절로부터 부정확하고, 과도하고, 부적절한 정보를 받는다. 움직임에서 오는 부적절한 감각피드백은 가지고 있는 움직임의 문제를 강화시키고 과장한다. Karel Bobath (1980)는 아동이 특정한 움직임을 배우는 것 보다는 움직임의 감각을 배우는 것으로 서술했다. 왜냐하면 아동들은 반복적으로 실행하는 운동기술의 감각경험을 통하여 배우는데 감각통합 장애가 있는 아동은 조직화되지 않은 정보를 배우고, 결과적으로 조직화되지 않은 최종산물 산출한다.

부정확하고 잘못된 정보의 회로를 이끄는 감각피드백은 운동학습에 영향을 주며, 때때로 원시적이고 비정상적인 움직임을 초래한다(Bobath 1980). 원시적인 움직임은 정상아의 출생부터 3~4개월까지 보여지는 미성숙한 운동 패턴으로 정의되고 향후 더 성숙되고 조절된 패턴으로 발달한다.

전정계 장애가 있는 아동의 자세적인 문제는 많은 문헌에 서술되었다(Ayres 1972a, 1979; Fisher 1989, 1991; Fisher and Bundy 1982; Montgomery 1985). 보호반응, 정위반응, 평형반응의 생산에 전정계의 입력은 중요한 역할을 한다. 그러나 감각통합 장애가 있는 아동에서 움직임의 장애는 전정계 처리과정의 문제에만 한정되어 있지 않다. 다음은 감각통합 장애가 있는 아동에게 일반적으로 보여지는 운동 문제에 대한 것이다.

움직임의 문제들(Movement Problems)

기능적인 움직임을 위하여 감각정보의 다양한 조직화는 복잡하고 서로 밀접한 관계를 가진다. 결과적으로 특별한 운동장애의 원인은 한 가지만 있는 것이 아니다. 운동 문제가 단독으로 존재하는 것은 흔하지 않다. 다음의 내용은 감각통합 장애가 있는 아동의 가장 일반적인 운동 문제를 규명하기위한 목적으로 고려되어야 한다.

부적절한 자세 조절(Poor Postural Control)

Ayres(1972a)는 발생학적으로 생존에 필요한 가장 오래된 반응의 하나로 지구 표면 및 중력과 관련된 개인의 감각 운동반응에 대해 서술했다. 중력에 대항하여 직립자세를 유지할 수 있는 능력은 긴장성 자동반응(tonic automatic respone)이다. 긴장성(tonic)이란 용어는 골격계의 안정성에 필요한 근육의 긴장을 제공하는 근육 수축을 유지하는 것이다(Sherrington 1961). 자세조절은 지지면의 변화를 민감하게 조절할 수 있고, 자발적인 움직임을 하는 동안이나 몸을 조절할 필요가 있을 때 예측할 수 있는 능력이다(Frank and Earl 1990). 전정감각, 고유수용성감각, 시각적 정보 처리과정이 어려운 아동은 자세조절을 부적절하게 하는 것이 일반적이다(Ayres 1972a, 1979; Nashner, Shumway- Cook and Marin 1983).

중력에 대항한 신전(Extension against Gravity)

전정감각이나 고유수용성감각 정보에 저반응인 아동은 주로 낮은 근 긴장도를 보이고 복와위 신전 자세를 유지하는 것이 어렵다(Ayres 1972a, 1979). 시각적 처리 과정이 어려운 경우, 자세조절에 영향을 주는 시각 체계 때문에 더 악영향을 줄 수 있다. 전통적으로 중력에 대항한 신전 능력은 엎드린 자세에서 머리, 상지, 하지를 바닥에서 동시에 들어 올리는 것으로 평가하였다(Ayres 1972a; Gregory 1981; Gregory-Flock and Yerxa 1984; Harris 1981)(33쪽, 그림 2-12, 2-13). 이 과제를 하는 동안 다음과 같은 항목을 관찰한다. 자세를 질적인 면(자세를 취할 수 있는지, 부분적으로 취할 수 있는지, 부드럽게 취할 수 있는지), 자세의 유지(머리, 체간, 사지의 자세와 소모되는 노력의 정도), 자세를 유지하는 지속 시간에 관해 관찰한다(Ayres 1972a; Gregory 1981; Gregory-Flock and Yerxa 1984; Harris 1981; Longo-Kimber 1984).

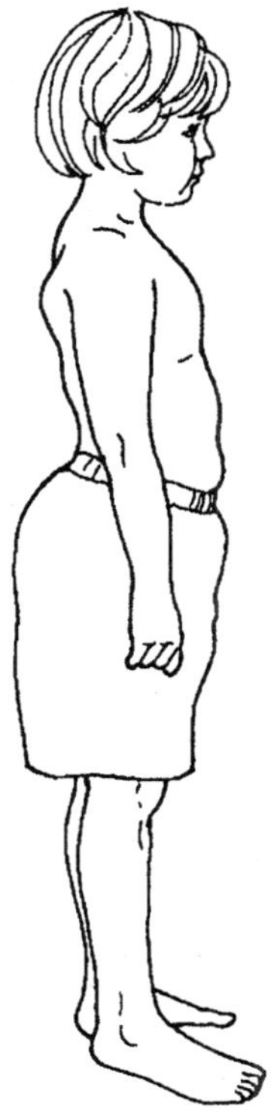

그림 3-1: 부적절한 서기 자세. 구부정한 등 상부와 요추전만증의 증가. 튀어나온 복부를 보임.

중력에 대항한 신전은 다른 자세에서도 관찰할 수 있다. 전정감각이나 고유수용성감각 정보에 저반응인 아동은 신체적인 요구가 많기 때문에 엎드린 자세를 피하는 경향이 있다. 직립 자세는 머리와 체간이 중력의 힘을 덜 받기 때문에 더욱 안전하다. 항중력 신전에 심한 손상이 있으면 직립 자세를 유지하는 능력에도 심한 결함이 있다. 아동은 일반적으로 견갑골 외전, 흉추 부위의 전형적인 척추 후만증을 보인다(그림 3-1). 골반의 신전 부족은 골반이 앞으로 기울어지고 척추 전만증을 증가시킨다. 이러한 아동은 중력에 대해 넘어지기 쉽고 자주 피로하기 쉽다. 문제점은 장시간 앉아 있거나 서 있을 때 커진다. 더 많은 지지를 얻기 위해 안정된 물체나 다른 사람에게 기대는 것을 볼 수 있다.

감각통합적 접근은 중력에 대항한 신전의 어려움을 부적절한 전정계의 처리로 설명한다. 신전을 위한 치료는 그네(swing)나 스쿠터 보드에 엎드려 타게 한다. 머리와 체간의 자세는 이러한 활동을 하는 동안에 주의 깊게 관찰할 필요가 있다. 때때로 아동은 움직임의 조절을 위해 목 근육을 과신전하고 견갑골을 과도하게 내전하기도 한다. 그런 경우에 단계적인 신전을 촉진해야 한다. 신전은 다양한 방법을 통해 단계적으로 일어나게 할 수 있다. 단계는 몸 전체로 지지하는 것에서 점차 지지 면을 줄이도록 한다. 신전은 엎드린 자세에서 그네의 각도를 변화시키기, 수직적인 자세에서 수평적인 자세로 점진적으로 단계화 할 수 있다(6장의 활동 10을 보라). 다른 대안은 아동이 엎드려서 하는 활동 시간을 제한하는 것이다. 엎드린 자세는 고정(fixing)과 보상 패턴을 증가시키고 매우 피로한 자세이며 부적절한 근위부 관절 안정성을 촉진시키기도 한다. 신전을 촉진할 때는 중력에 대해 자동적인 신전을 증가시키기 위한 선형적인 움직임에 대한 경험이 중요하다(Ayres 1972a, 1979).

중력에 대항한 굴곡(Flexion against Gravity)

감각통합 장애가 있고 중력에 대해 부적절한 신전을 보이는 경우, 아마 굴곡근을 사용하는 것에도 어려움이 있을 것이다(Ayres 1972a). 항중력 굴곡은 바로 누운 자세로 지지면에서 머리, 팔, 다리를 들어 유지할 수 있는지 평가한다(그림 2-14, 2-15, 34쪽). 자세를 유지하는 시간을 측정한다(Ayres 1972a; Faser 1986). 중력에 대항해 굴곡하는 능력은 생애 초기에 관찰할 수 있다(Scherzer and Tscharnuter 1982; Bly 1983). 6개월 정도의 영아는 손-무릎, 손-발, 입-발 놀이를 하면서 중력에 대항해 굴곡한다. 이런 패턴은 신체에 대항해 중요한 촉각 정보를 제공하는 동안 복근의 활동을 강화한다. 중력에 대항한 굴곡의 부족과 촉각입력의 부적절한 처리로 인한 감각피드백은 손과 발의 감각경험을 억제한다. 그러므로 부족한 촉각처리가 중력에 대항한 굴곡에 부정적인 영향을 미치는 것처럼 중력에 대항한 굴곡의 부족은 촉각처리에 부정적인 영향을 준다. 촉각정보 처리에 어려움을 갖는 아동은 발이 닿는 것으로써 강화되지 않고 활동을 중지하게 된다.

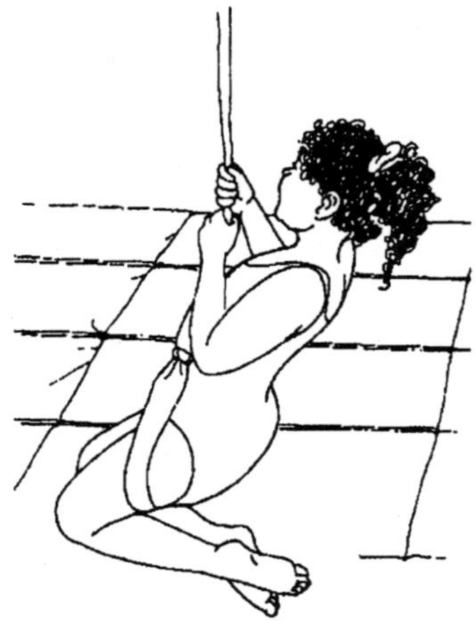

그림 3-2: 항중력 굴곡의 결여. 과신전된 등 하부와 내전된 하지.

촉각정보의 적절한 처리는 신체상의 발달, 실행 기술의 전제가 되는 신체지각 발달에 필요하다. 항중력 굴곡 문제와 부적절한 촉각처리과정은 실행장애(dyspraxia)와 관련이 있다(Ayres 1963, 1977, 1985, 1989).

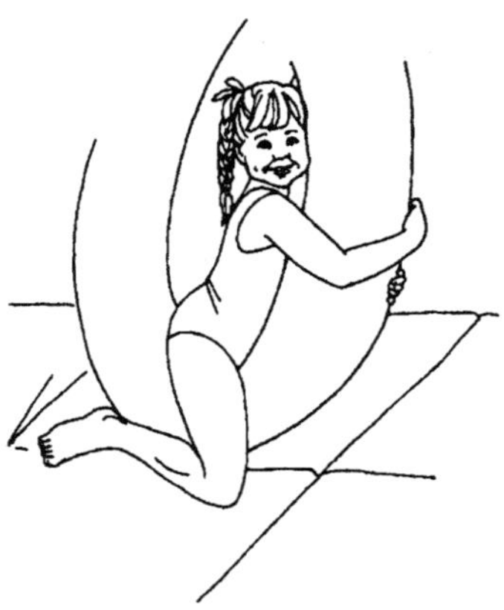

그림 3-3: 항중력 굴곡의 결여. 골반의 전방경사가 고정되며 상지와 하지로 "잡는" 패턴.

부적절한 복근의 힘은 이차적으로 항중력 굴곡을 잘하지 못하게 하고 실행장애를 포함한 다른 장애뿐만 아니라 촉각처리 장애가 있는 아동에게서 관찰된다. 부족한 항중력 굴곡과 약한 복근은 잘 인식되지 않아 치료에 사용되지 않았다. 아동의 자세에 부정적인 영향을 미치는 약한 복근은 바로 누운 자세에서 중력에 대항해 머리와 가슴을 들어 올리는 능력에 손상을 주고, 공중 그네에 매달렸을 때 중앙에서 다리를 들어 올리는 능력의 손상으로 관찰할 수 있다. 복근이 약한 아동은 허리를 과신전하거나 하지를 과도하게 외전하거나 내전하는 보상을 한다. 이러한 보상들은 다양한 그네 놀이에서 관찰된다(그림 3-2와 3-3). 복근 활동의 부족은 중력을 향한(pro-gravity) 방향으로 도구를 사용했을 때 보여 진다(그림 3-4). 이런 패턴의 습관적인 사용은 복근의 근력 강화없이 허리의 신전만 강화시킨다. 이런 불균형은 서 있는 자세에서 등의 상부가 둥글고, 과도한 척추 전만증과 복부 돌출을 강화시킨다(그림 3-1, 51쪽).

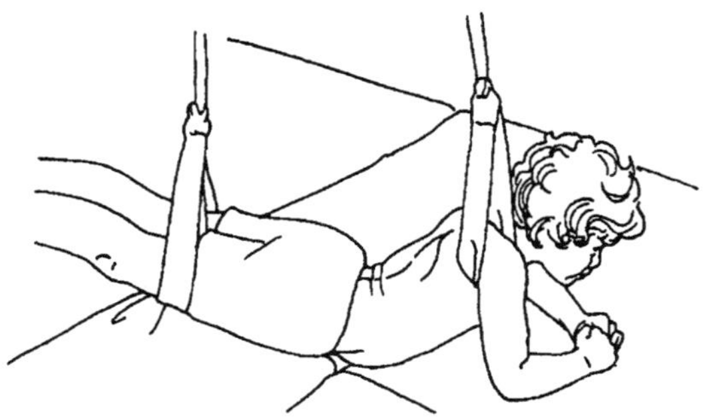

그림 3-4: 중력을 향한 자세(pro-gravity position)에서 복근 활동의 결여. 돌출된 복부. 과신전된 등의 하부. 견갑대 안정성의 결여.

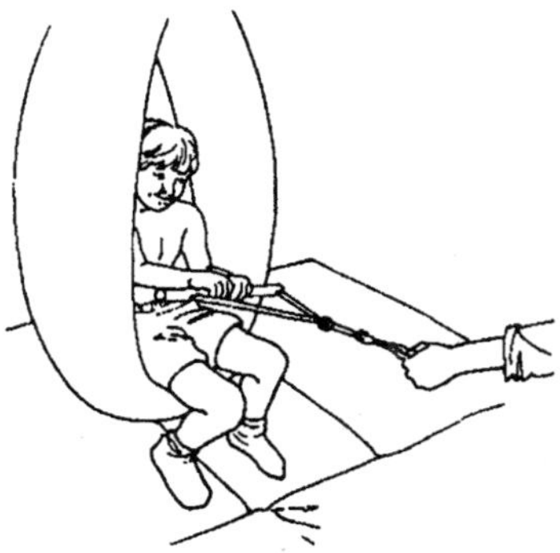

그림 3-5: 복근 활동. 아동은 그네에 앉아 삼각대를 잡음. 과제의 복합성을 증가시키고, 아동이 활동에 더욱 참여하도록 촉진한다.

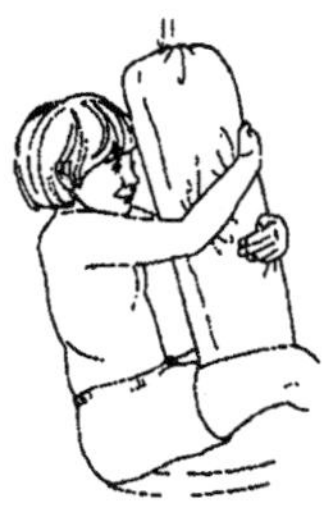

그림 3-6: 움직이는 활동은 항중력 굴곡을 촉진한다.

치료 시 몇 가지 기술은 복근을 능동적으로 촉진하기 위해 사용할 수 있다. 활동과 도구 사용의 선택은 아동의 능력과 필요에 따라 단계화 할 수 있다. 치료적인 핸들링은 골반을 중립으로 맞추고 더욱 정상적인 자세에서 체성감각 정보를 촉진한다. 복근 두들겨주기(tapping)를 통해 골반을 중립으로 맞추어 등을 기울이는 것은 일시적으로 복근을 수축할 수 없는 아동에게 도움이 된다. 점차적인 치료적 핸들링은 협동되지 않은 복근을 가진 아동에게 도움을 준다. 능동적인 복근을 촉진하기 위해서 튜브(inner tube)(그림 3-5)에 앉거나, 삼각대를 잡거나, 장애물 위에서 중력에 대항하여 다리를 구부리거나 여러 가지 그네를 이용할 수 있다(그림 3-6과 3-7). 그네 타기에서 아동이 뒤로 기울어 질 때 순간적으로 멈추면 머리와 체간이 중력에 대항한 굴곡을 유지하기 위해 복근을 사용한다. 복근이 약한 아동은 이런 경우에 상하지를 고정하는 보상을 사용한다. 중력에 대항한 복근의 다른 활동은 글라이더(glider; 그림 3-8)를 잡고 움직이거나, 흔들리는 볼스터 그네(bolster swing)를 아래에서 잡고 움직일 때 촉진할 수 있다(그림 3-9).

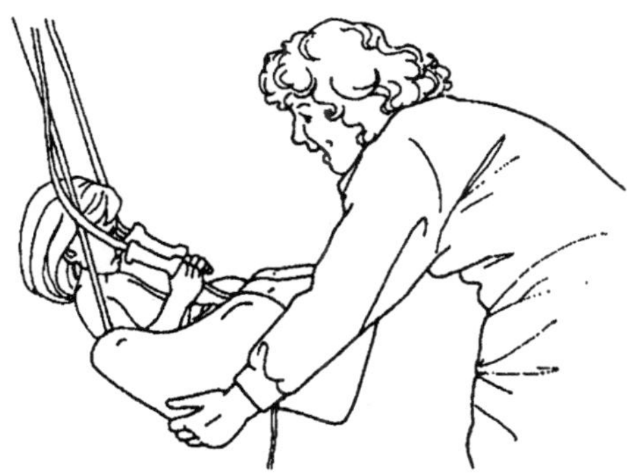

그림 3-7: 움직이는 활동은 항중력 굴곡을 촉진한다. 그네를 순간적으로 멈추었을 때 복근의 요구가 증가됨.

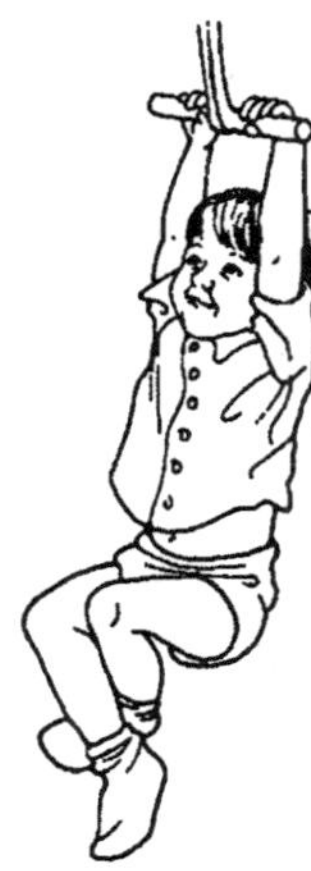

그림 3-8: 글라이더의 움직임은 항중력 굴곡을 촉진함. 이 경우에 아동은 하지를 고정함.

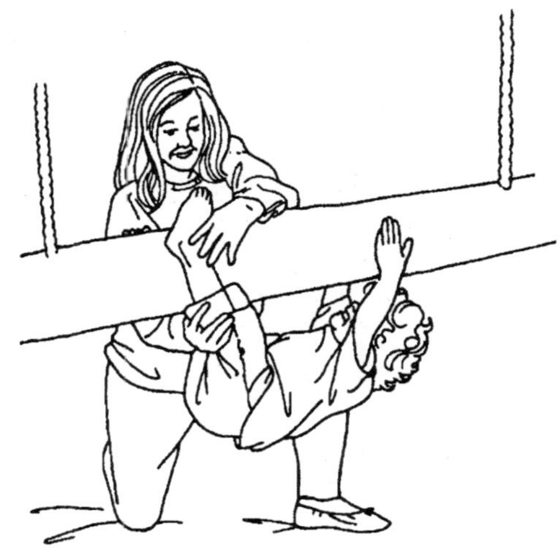

그림 3-9: 흔들리는 볼스터 그네를 아래에서 잡을 때 항중력 굴곡이 촉진됨.

회전(Rotation)

적절하고 기능적인 항중력 신전과 굴곡이 부족한 경우 체간회전을 포함한 더욱 성숙된 움직임의 패턴을 얻기 힘들어진다(Scherzer and Tscharnuter 1982; Bly 1983). 감각통합 장애가 있는 아동은 일직선에서 움직인다. 즉, 시상면(앞-뒤)이나 관상면(옆)에서 움직인다. 이러한 움직임은 미성숙하고 더 안정적인 움직임이다. 게다가 체간회전의 손상은 구조적으로 신체를 정렬하려는 아동의 능력과 무게중심점(COG)에서 이동하는 반응에 영향을 준다. 무게중심점 이동에 대한 불안정한 반응은 균형에 영향을 준다. 체간회전의 부족은 어깨와 골반이 하나가 되어 움직이는 통나무 구르기(log rolling)에서 관찰된다. 회전의 부족은 체간의 움직임만 제한하지 않고 사지에서도 관찰된다. 감각통합 장애가 있는 아동, 특히 전정계 처리과정에 문제가 있는 아동은 중심선 교차를 종종 피한다(Ayres 1972a, 1979). 중심선 교차는 체간의 회전이 요구된다(Koomar and bundy 1991). 공간에서 뻗기 동작 시 체간의 회전과 상지가 불충분하게 회전되는 것을 볼 수 있다. 회전의 부족은 손에서도 관찰되는데 잡기 활동을 할 때 엄지가 내전됨을 볼 수 있다. 손끝잡기(pincer)와 연필잡기(pencil grasp)는 엄지와 검지가 마주보는 회전패턴을 요구한다. 그러므로 부족한 회전 요소는 손의 기능에 부정적인 영향을 미친다.

체간의 회전은 치료하는 동안 다양한 방법으로 촉진할 수 있다. 회전은 작은 볼 풀 안에 반 누운 자세로 눕거나 원하는 자세반응을 격려하기 위해 볼 풀이 담긴 상자를 기울일 때 일어날 수 있다(그림 3-10). 체간회전은 대각선 방향으로 그네를 타는 것으로 촉진할 수 있다. 그네를 타는 동안 체간의 회전을 촉진하기 위해 물건을 잡거나 차게 한다. 사각 그네(platform swing)나 볼스터 그네(bolster swing)가 움직이는 동안 옆으로 앉도록 요구할 수 있다(그림 3-11).

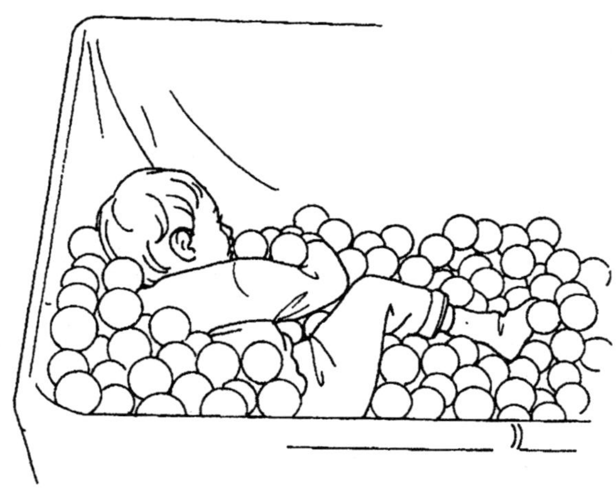

그림 3-10: 아동은 볼 풀이 기울어지는 것에 대한 반응으로 자세조정을 하기 위해 체간회전을 사용함.

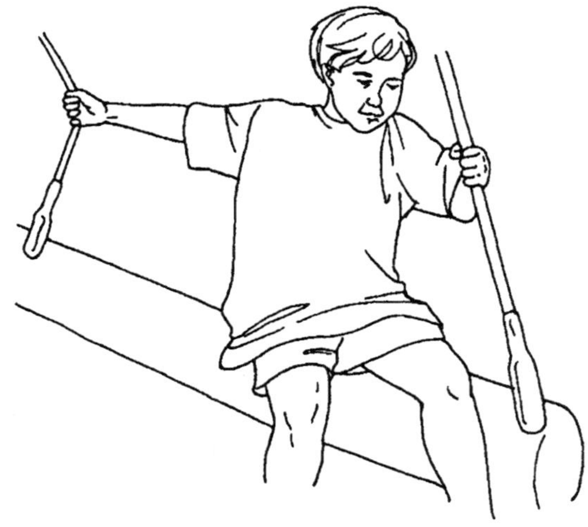

그림 3-11: 그네를 옆으로 앉아 타는 것은 체간신전, 회전과 상지의 교대적인 움직임을 촉진함.

자동적 자세조절은 감각입력의 처리가 요구되고 감각통합 장애가 있는 아동은 이런 부분에 장애가 있다. 이런 아동의 자세반응은 부드럽지 않고 느리다. 결과적으로 손상된 자세 배경 움직임이 있는 아동은 더 기능적으로 체간을 조절하거나 효과적으로 사지를 사용하지 못한다. 일반적으로 이러한 아동은 자동적인 자세반응에 도전 했을 때 체간을 사용한 직립 자세를 피하고, 대신 사람이나 물건, 치료적인 핸들링에 기대며 외부적인 지지를 구하려 한다.

전정감각이나 고유수용성감각 정보에 저반응인 아동은 움직이는 경험에 대해 두려워하는 경향이 있다(Ayres 1972a, 1979). 이런 아동은 그네가 움직일 때 지지면에서 무게중심점(COG)을 유지하기 위해 체간의 조정은 피하려고 한다. 아동은 능동적으로 체간을 사용하기 보다는 움직이는 도구에 매달리는 보호반응을 사용한다. 아동은 균형에 도전할 때 고방어 자세(high-guard posture; 견갑골 내전)를 취한다. 이러한 자세는 상지가 보호반응이나 세심한 운동기술과 같은 기능적인 활동을 할 수 없게 한다. 전정감각과 고유수용성감각 정보에 저반응인 아동은 피드포워드(Feed-foward)에 장애가 있다(fisher 1991). 이와 반대로 전정감각과 고유수용성감각 정보를 조절할 수 없는 아동은 전정감각 경험에 과민반응을 보이고 중력에 대한 움직임을 불안하고 견딜 수 없는 것으로 여긴다(Ayres 1972a, 1979). 전정감각 정보에 압도된 아동은 적절한 방법으로 반응할 수 없고, 대신 걱정스러워 하며 두려움을 나타낸다. 이러한 아동은 중력과의 관계를 인식하기 어렵고 균형 유지를 위한 신체 능력을 인식하기 어렵다. 결과적으로 넘어지거나 공간에서 신체의 위치가 변화되는 것으로부터 보호하기위해 과도하게 많은 시간을 보낸다. 그들은 자주 과장된 방법으로 반응한다. 이것은 상지와 하지에서 보호 신전반응으로 나타난다.

조절문제가 있는 아동의 자세조절은 주의 깊게 서술할 필요가 있다. 안정된 면에서 움직임을 조절하는 것이 중요하다. 아동은 바닥에 발을 대고 작은 공위에 앉아서 뛰거나 볼스터에 앉아 옆으로 움직일 것이다. 신경발달치료를 이용해 움직임을 촉진하는 것은 전정감각과 고유수용감각 입력을 함께 고려해야 한다.

근위부 관절의 안정성(Proximal Joint Stability)

동시수축과 자세 관절의 안정성은 전통적으로 앉은 자세에서 아동이 평가자의 엄지를 잡고 평가자는 교대로 손을 당기거나 아래로 내리는 동안 아동은 주관절을 굴곡시킨 상태로 유지하는 것으로 평가한다(그림 3-12). 아동은 움직임을 막기 위해 체간과 상지의 근육을 동시수축한다. 동시수축의 이런 평가는 정적인 관절 자세를 유지하도록 요구한다. 실제적으로 동시수축이나 근위부 관절 안정성은 정적인 상태만을 고려하는 것은 아니다. 동적인 동시수축의 질은 기능적인 것이 고려되어야 한다. 기능적인 동시수축은 근육, 인대, 관절, 수축할 수 있는 근육의 능력으로부터 오는 적절

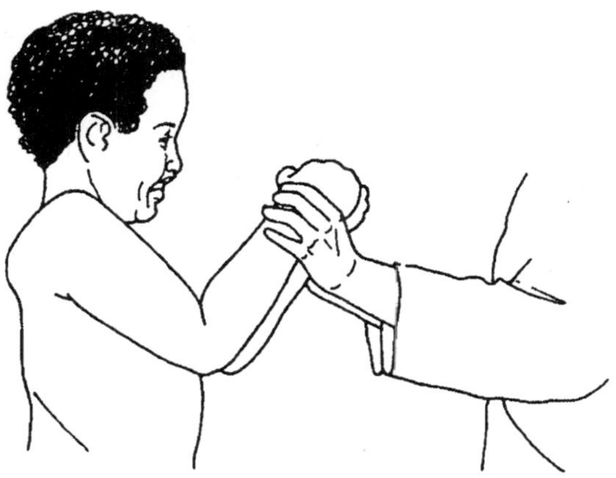

그림 3-12: 관절 동시수축의 전통적인 평가.

한 고유수용성감각 피드백에 의존한다. Fisher(1991)는 고유수용성감각 피드백을 발생시키는 가장 효과적인 수단으로 저항에 대한 적응반응을 서술했다. 중력이나 물체의 힘에 대한 저항 활동은 기능적, 동적 동시수축이나 근위부 관절 안정성을 관찰하기에 가장 좋다. 감각통합 장애가 있는 아동은 견갑대와 골반대에 부적절한 동시수축을 한다.

상부 체간(Upper Body)

근위부 관절의 안정성은 자세조절과 항중력 신전과 굴곡의 균형과 밀접한 관련이 있다. 동시수축의 손상은 굴근과 신근의 균형 부족에 있다. 굴근과 신근 사이의 균형 부족은 엎드린 자세에서 전완으로 체중지지를 할 때 관찰할 수 있다(그림 3-13). 중력 수용기가 부적절한 정보를 수용할 때 아동은 중력에 대항해 머리를 들기 어렵고, 대신 시각적인 단서를 사용한다. 근위부 안정성이 부족한 아동은 엎드린 자세에서 고개를 들었을 때 턱을 들어올린(chin tuck) 자세를 취하기 어려울 것이다. 이 경우 중력은 목의 관절, 건, 근육에 고유수용성감각 정보를 처리하도록 돕는 저항적인 힘이다. 부적절한 고유수용성감각 처리를 하는 경우 아동은 공간에서 머리의 위치를 알 수 없고, 중립적인 자세를 취할 수 없다. 아동들은 엎드린 자세에서 견갑대를 거상하면서 인대로 머리를 "들어올린(hang)" 것이다. 견갑대 거상은 머리의 자유로운 움직임을 방해하고 시각적으로 환경과 상호작용하는 능력을 제한한다.

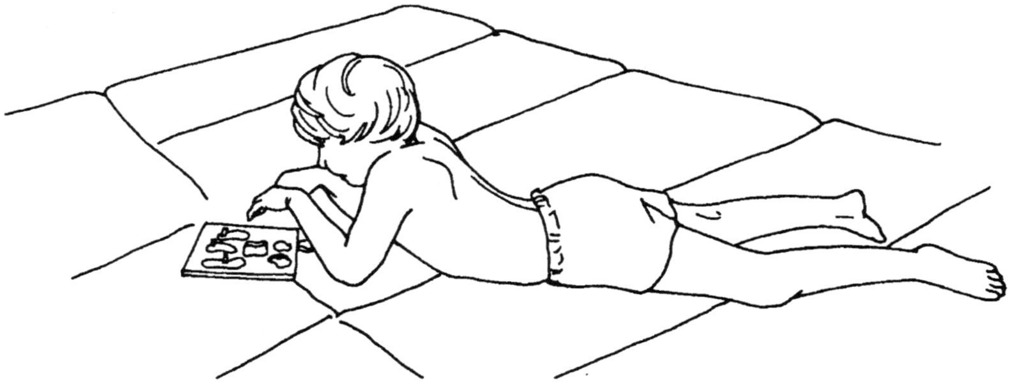

그림 3-13: 엎드린 자세로 놀기. 견갑대 안정성의 결여와 골반과 하지에 넓은 지지면.

부족한 동시수축과 근위부 안정성의 다른 예는 손수레걷기 자세에서 손으로 걷게 했을 때 체중을 지지하는 견갑대 주위의 근육이 수축하지 않을 때 관찰 된다(그림 3-14와 3-15). 비슷한 이유로 바닥에서 큰 물체를 밀거나 당기는 것이 어려울 수 있다. 부적절한 견갑대의 동시수축은 보호 신전반응에 부정적인 영향을 미칠 것이다. 익상견갑골은 상지의 체중지지 동안 보인다(그림 3-15). 견갑대의 동시수축 문제는 공간에서 팔의 기능적인 사용과 손의 세밀한 움직임에 부정적인 영향을 준다. 예를 들어, 아동이 손으로 쥐거나 놓을 때 신체나 다른 안정된 면에 상지를 안정화시키려고 할 것이다. 예를 들어, 원시적인 쥐기 패턴은 세밀한 손끝잡기(pincer grasp)와 같은 통

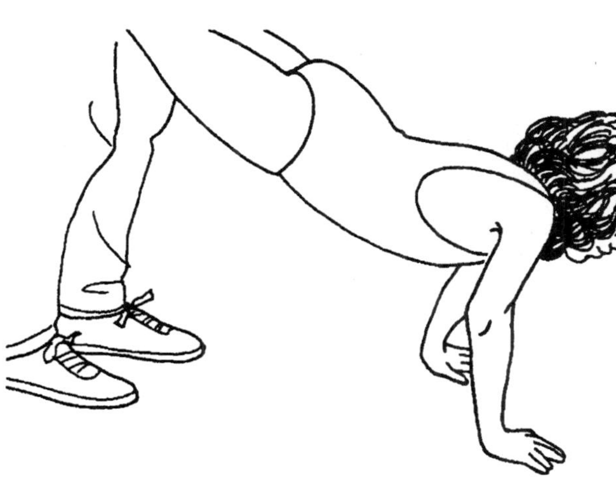

그림 3-14: 성숙한 손수레걷기 자세. 적당한 견갑대와 체간 안정성은 체중지지와 능동적인 체중이동을 지지한다.

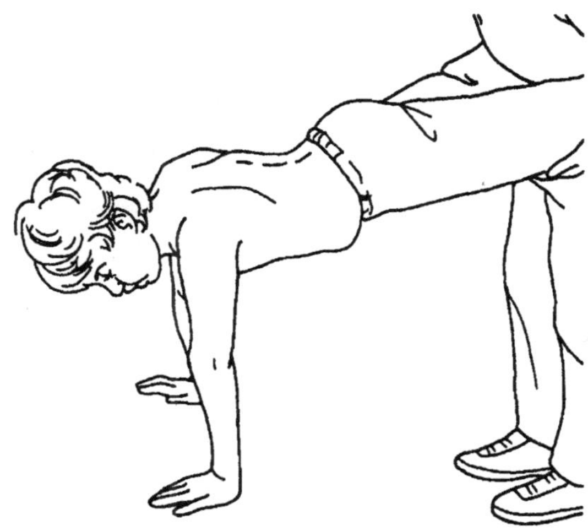

그림 3-15: 손상된 손수레걷기 자세. 익상견갑골과 주관절의 과신전. 아동은 외측체중이동이 쉽지 않고, 치료사의 근위부 지지를 더 많이 요구한다.

제되고 분리된 움직임보다는 오히려 전체적인 갈퀴모양의 패턴을 사용한다. 더욱 미세한 보상 작용으로는 손끝잡기(pincer grasp)를 할 때 집게 손가락을 사용하는 대신에 가운데 손가락을 사용하기도 한다. 이것은 가운데 손가락의 근위부의 세 번째 수근골이 더욱 안정적이라고 생각되기 때문이다. 집게 손가락은 이러한 선천적인 안정성이 없다.

부적절한 근위부 안정성은 실행장애가 있는 아동뿐만 아니라 전정감각 처리에 장애가 있는 아동에게도 자주 관찰된다. 근위부 관절의 안정성은 감각통합치료 회기동안 큰 물체를 옮기거나 저항에 대항해 미는 것을 통해 촉진된다(그림 3-16). 이러한

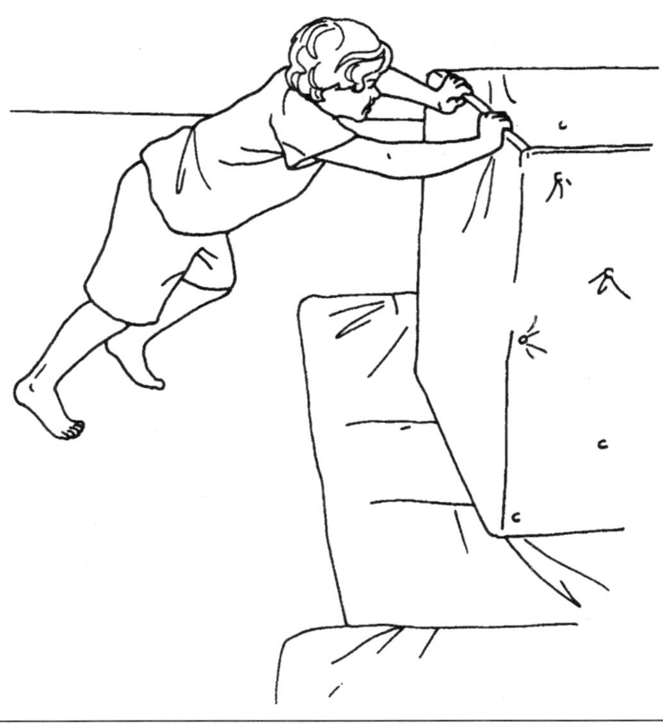

그림 3-16: 저항에 대항하여 밀기. 밀기 시의 적절한 상지정렬은 근위부 관절 안정성을 향상시킨다.

활동에는 큰 종류의 도구가 필요하고 아동이 치료사를 돕는 역할을 통해 쉽게 장려할 수 있다. 이러한 힘든 작업을 하는 동안에 아동의 자세를 관찰하는 것이 중요하다. 아동은 자주 안정성을 얻기 위해 관절의 과신전으로 동시수축의 부족을 보상한다. 예를 들어, 보상은 약간 힘이 드는 소운동을 할 때 손가락 관절에서 볼 수 있고(그림 3-17), 손수레걷기 자세에서 주관절(그림 3-15)이나 불안정한 면에 서 있을 때 무릎에서 볼 수 있다. 동적인 동시수축은 치료적 핸들링 시 체중을 지지하는 활동을 하는 동안 조절된 체중이동을 하고 정적인 체중지지 자세를 피하는 것으로 촉진된다(6장 활동 11).

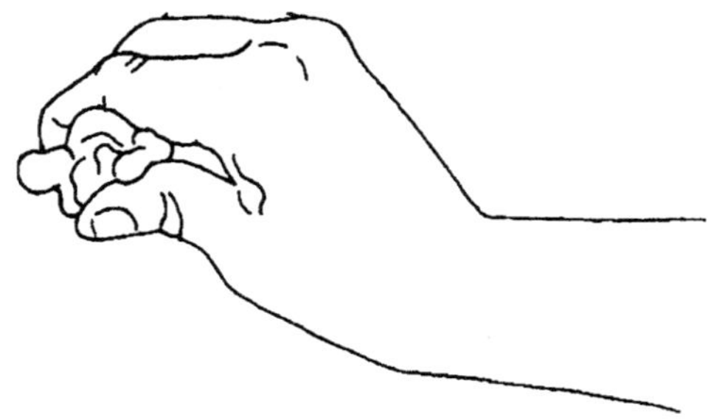

그림 3-17: 과신전은 저항이 있는 소운동 활동 시 엄지의 지절관절에서 보여진다.

하부 체간(Lower Body)

경추의 기능적인 굴근과 신근의 부족은 체간과 골반의 균형에 영향을 주고, 견갑대 안정성 문제뿐만 아니라 골반 안정성에도 문제를 야기한다(Scherzer and Tscharnuter 1982; Bly 1983). 이러한 아동은 복근에 필수적인 협력적 조절이 부족하고 전방골반 경사나 과도한 척추 전만증을 방지하는 골반 신근의 동시수축이 부족하다. 이런 경우 복근 활동의 부족으로 복부가 돌출된다. 이런 자세의 변형은 엉덩이 근육의 기능을 감소시키고(Cusick 1990), 정상적인 체중이동의 발달을 억제하며 정상적인 정위반응을 억제한다(Scherzer and Tscharnuter 1982; Bly 1983).

치료하는 동안 골반의 적절한 동시수축이 이루어지기 전에 정상적인 자세 정렬을 맞추는 것이 더 필요하다. 전방으로 경사진 골반을 바로 잡기 위해 엉덩이의 신근과 복근의 활동을 촉진하는 치료적 핸들링을 제공한다. 간헐적인 핸들링은 아동이 최상으로 활동하도록 한다.

체중지지와 체중이동(Weight Bearing and Weight Shifting)

체중지지와 체중이동의 능력은 관절의 안정성과 자세조절 능력에 달려있다. 체중지지는 역동적인 상태이다. 우리는 항상 조금씩 체중이동을 하는데 이는 지속적인 자세조절을 요구한다. 숨쉬는 데도 우리는 신체의 무게중심점(COG)을 변화시키고 무의식적으로 미세한 조절을 한다. 또한 무의식적인 감각통합이 필요하다. 촉각계는 지지면에 접촉하고 있는 신체의 일부분을 인지한다. 고유수용성감각계는 우리에게 관절 위치에 대한 정보와 체중이동 시 관절이 어떻게 어디에서 움직이는지 정보를 준다. 전정계는 우리가 움직이는지, 고정되어 있는지와 신체의 체중이동의 속도와 방향에 대한 중력과의 관계를 알려준다. 이러한 감각의 통합과 조직화는 안정된 관절과 기능적인 체중지지와 체중이동을 위해 필요하다. 우리는 체중지지와 체중이동이 효과적이고 수월하도록 지속적인 자세조절을 한다. 감각통합 장애가 있는 아동의 체중지지와 체중이동 문제는 엎드린 자세부터 독립적인 보행의 모든 발달단계에서 보여진다.

엎드린 자세(Prone)

동시수축에 관하여 앞에서 언급한 바와 같이 근위부 안정성이 부족한 아동은 엎드린 자세에서 전완으로 체중을 지지하는 경험이 결핍되어 있다. 엎드린 자세에서 머리가 견갑대 인대에 걸쳐져 있거나 등 위에 기대어 있는 것은 근위부의 안정성 부족에 대한 보상작용이다. 이런 보상작용은 조절된 머리의 움직임과 견갑골의 정상적인 움직임, 상지의 기능적인 체중이동을 방해한다(Scherzer and Tscharnuter 1982; Bly 1983). 이런 아동은 엎드린 자세에서 체중이동을 하면서 손 뻗기를 시도할 때 비체중지지 측으로 머리와 목이 회전되고 과신전된다(그림 3-18). 손의 정상적인 체중지지 경험이 손상되면 이것은 손의 감각피드백(feedback)과 손의 신장 발달에 부정적인 영향을 준다. 아동은 하지와 골반을 넓게 지지 하고 개구리 자세를 유지하는 것으로 보상한다. 이런 보상작용은 적절한 측부 체중이동과 하지의 정상 발달을 방해한다(Scherzer and Tscharnuter 1982; Bly 1983). 일반적으로 운동장애가 있는 아동은 엎드린 자세와 다른 수평적인 자세가 기립자세와 비교하였을 때 더 많은 중력의 영향을 받기 때문에 아동에게 신체적 능력을 더욱 요구하게 한다.

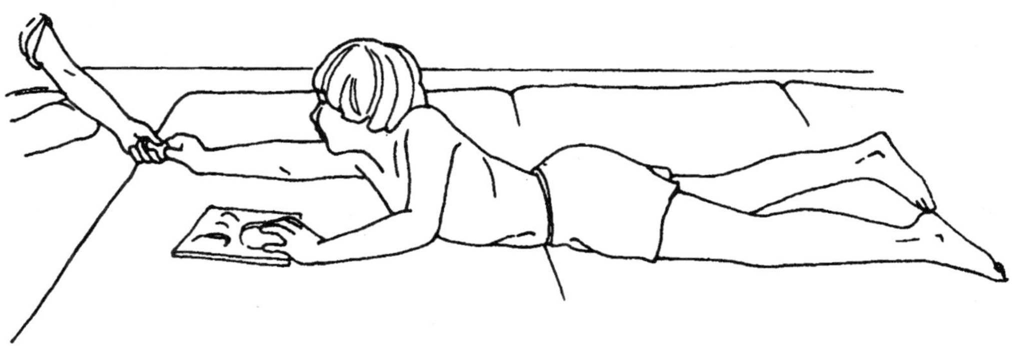

그림 3-18: 엎드린 자세에서 팔 뻗기. 체중이동의 어려움. 머리를 움직여 움직임을 시작하며, 팔을 뻗는 방향으로 체중을 이동한다.

엎드린 자세에서 주관절의 과신전으로 인한 고정은 손의 기능적인 체중이동과 체중지지 능력을 제한한다. 그리고 아동은 체중지지 시에 어깨 관절을 내회전하여 사용한다. 이런 보상작용은 상완골두를 견관절와의 관절면과 주위 인대에 밀착 되게 하여 자세 안정성을 제공한다. 어깨의 내회전은 체중을 요골측으로 이동시켜 정상적인 체중지지 경험을 방해한다(Scherzer and Tscharnuter 1982; Bly 1983). 때때로 간헐적으로 손등으로 체중을 지지하는 것도 관찰된다.

적절한 체중지지와 체중이동은 아동의 바람직한 자세반응을 위해 그네에 엎드린 상태에서 그네를 부드럽게 움직여 촉진할 수 있다. 치료사는 아동이 하지로 체중지지를 넓게 하는 것을 이해해야 한다. 왜냐하면, 아동은 이러한 자세에서 적절한 체중이동을 할 수 없을 것이라고 생각하기 때문이다. 능동적인 체중이동을 획득하기 전에 치료사가 아동을 이 자세에서 벗어나게 해주고, 더 적절한 자세로 정렬해주는 것이 필요하다. 능동적인 체중지지를 획득하기 전에 인대에 수동적으로 의지하는 것을 억제해야 한다. 능동적인 체중이동을 획득하기 전에 점진적인 근위부 핸들링이 필요하다. 어떤 경우에는 지지를 적게 제공하는 것이 아동을 더욱 활발하게 한다.

앉기(Sitting)

앉은 자세에서 골반의 체중이동과 체중지지 경험은 자주 문제가 된다. 자세조절에 대해서 앞에서 언급한 바와 같이 전정계에 저반응인 아동은 중력에 의해 비활동적으로 굴곡된 자세인 "붕괴된(collapses)" 앉기 자세를 취한다. 또한 이런 후만 자세는 골반의 후방경사를 유발하고 체중지지가 좌골결절이 아니라 천추에 실린다. 목은 약간 과신전 자세를 취한다. 체중이동이 시도되거나 부하될 때 이런 아동은 척추 신전을 유지하기 위해 고방어 자세(견갑골 내전)를 취한다. "W" 앉기 자세에 대한 상지의 보상작용은 견갑대와 상완골의 독립적인 움직임을 방해한다(Scherzer and Tscharnuter 1982). 부족한 근위부의 관절 안정성과 감소된 견갑대 근육 긴장도는 상지의 어느 움직임에서나 견갑골의 돌출(scapular winging)을 유발한다.

이런 아동은 지지면을 증가시켜 보상한다. 앉은 자세나 다른 자세에서 넓은 지지면을 유지하면 추가적인 자세 안정성이 제공되고, 이 자세에서 벗어나는데 더 많은 체중이동이 필요하다. 결과적으로 이 아동은 정적이고 움직이려는 준비를 하지 않는다. 넓은 지지면 자세는 체간을 능동적으로 사용하기 위한 신체 근육의 노력을 줄인다. 감각통합 장애가 있는 아동이 자세 움직임을 최소화하기 위해 넓은 지지면을 제공하는 놀이 도구를 선택한다는 것은 흥미로운 점이다.

넓은 지지면을 갖기 위해서 종종 보이는 W-sitting은 아동의 골반을 전방경사 시킨다. 이 자세는 대퇴부와 하퇴부의 구조물에 과도한 비틀림을 주고 발을 내반 시킨다. 습관적인 W-sitting은 정상적인 체중이동과 앉기, 무릎 꿇고 앉기, 무릎 서기로의 이행을 억제한다(Cusick 1990). 이동은 일반적으로 일직선면에서 일어난다. 습관적인 W-sitting은 다른 활동을 하는 과정에서도 보인다. 예를 들면, 항중력 굴곡능력이 요구되는 삼각대에 매달리는 동안에 하지의 굴곡, 내전, 내회전 패턴이 나타난다. 이런 패턴은 움직이는 볼스터 그네에 매달릴 때 흔히 볼 수 있다.

치료하는 동안, 앉은 자세에서 능동적인 체중지지를 하기 전에 좌골결절의 체중지지와 중립적으로 정렬된 골반 그리고 좁은 지지면이 필요하다. 이것은 더욱 능동적으로 체간의 움직임을 촉진하기 위해 필요한 치료적 핸들링이다. 움직이는 도구의 줄을 잡기 위해 상지를 거상하는 것은 능동적인 체간 촉진에 도움이 된다.

네발기기 자세와 기기(Quadruped and Creeping)

근위부 안정성이 부족한 아동은 측방 이동을 잘 하지 못하는 것에 대한 보상작용으로 지속적인 골반 굴곡을 자주 사용한다. 네발기기 자세에서 고관절 굴곡을 보상작용으로 사용하면, 아동은 골반을 과도하게 굴곡하여 뒤쪽으로 체중을 이동시키게 된다. 고관절 굴곡은 견갑대의 안정성 부족을 보상하고 하지와 골반의 측방 체중이동을 방해한다(Scherzer and Tscharnuter 1982; Bly 1983). 또한 네발기기에서 아동의 분리된 움직임의 부족과 체중을 한손과 반대쪽 무릎으로 이동하는 체간근육의 대각선적인 조절능력 부족이 관찰된다. 이와 관련해서, 상부 척추와 하부 척추가 다른 방향으로 회전하는 척추의 반대회전이 교대적인 네발기기(reciprocal creeping)에서 보이지 않는다(Bly 1994). 아동이 고관절을 신전하려고 하면 상지도 붕괴된다. 어떤 아동은 네발기기를 위해서 비체중지지측의 고관절을 옆으로 굴곡한다. 다른 아동들은 "엉덩이 올리는 것(hitching)"으로 체중이동을 시도한다. 엉덩이를 올리는 것은 견갑대와 골반대의 안정성 부족을 암시하고, 또한 손바닥이나 무릎의 압력과 접촉에 대한 과민반응을 의미한다(Cusick 1990). 치료하는 동안, 체중지지 면에서 자세를 변화하도록 조절하여 상지의 체중이동과 체중지지를 촉진할 수 있다. 체중이동은 매달려 움직이게 하거나 불안정한 도구를 통해 가장 잘 획득된다. 그것은 인대에 수동적으로 기대는 것을 억제하고, 상지의 능동적인 재조정을 가능하게 한다. 주관절을 신전한 상태에서 손에 체중지지를 할 때 견관절의 과도한 내회전, 외회전은 억제해야 한다. 과도한 내회전은 견관절의 자세 안정성을 요구하고, 과도한 외회전은 주관절의 과신전으로 잠김(locking) 상태를 유발한다.

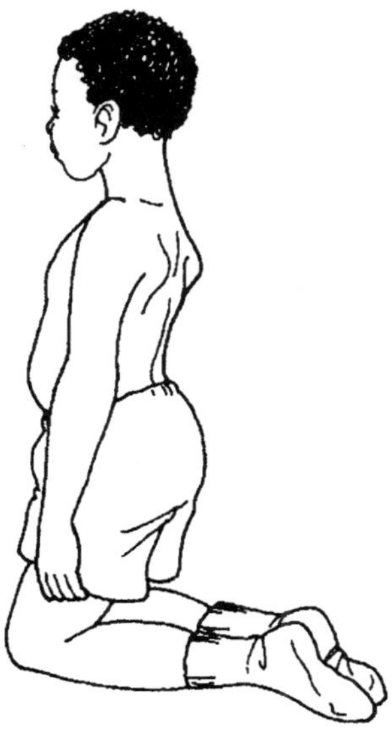

그림 3-19: 무릎서기. 고관절 굴곡과 함께 전방골반 경사는 안정성을 위해 유지된다.

무릎서기(Kneeling)

앞의 자세조절에 대해서 언급 했듯이, 부족한 항중력 굴곡이나 신전은 골반의 전방경사를 유도한다. 무릎서기에서, 골반의 전방경사는 고관절 굴곡을 허용하고 이것은 아동에게 추가적인 안정성을 제공하지만 효과적이고 원활한 측방 체중이동을 억제한다(Scherzer and Tscharnuter 1982; Bly 1983)(그림 3-19). 아동은 일직선상의 운동면에서 W-sitting 시 무릎서기와 앉기 자세로 이동한다.

치료 중, 감각통합 장애가 있는 아동에게 무릎서기는 고관절(신전)과 슬관절(굴곡)의 다른 기능을 요구하기 때문에 특히 어렵다. 복근과 고관절 신전근에 대한 치료적 핸들링은 골반을 중립으로 유지하도록 하여 체간의 능동적인 조절을 촉진하고 효과적인 체중이동을 조장한다. 반 무릎서기에서 활동하는 것은 효과적으로 서기 위한 대각선적인 체중이동을 가능케 하는 유용한 치료이다.

서기(Standing)

부적절한 체중지지 패턴은 설 때와 선 자세로의 이행에서도 관찰된다. 앉기, 네발기기, 무릎서기에서 서는 자세로 체중을 이동하는 능력은 양하지를 동시에 신전하거나 부적절한 체중이동으로 설 때 하지의 분리가 부족한 아동의 경우 손상되어 있다. 이런 패턴은 초기 발달단계에서는 정상으로 보여지지만 반 무릎(half-knee) 자세를 이용한 서기로 빠르게 전환되어야 한다. 하지의 분리된 움직임의 부족은 "토끼뜀"(bunny hops)을 하는 아동들의 움직임과 유사하다. 그런 아동들은 양하지의 분리된 체중지지의 경험이 부족하기 때문에 기어오르기 동작(climbing activities)을 위한 준비가 부족하다(Cusick 1990). 아동이 성숙함에 따라 서는데 물건을 붙잡을 필요가 없으므로 일직선상의 운동면에서 서기를 한다. 이런 아동들은 자주 체간의 회전없이 누운 자세에서 엎드린 자세로, 서는 것으로 전환한다.

부적절한 체중지지와 체중이동 패턴은 서기 시에도 또한 관찰된다. 이 자세에서 긴장도가 낮고 인대가 느슨한 아동은 대퇴골두와 관절와를 밀착하기 위한 고관절의 외회전과 넓은 지지면을 이용해 부가적인 자세 안정성을 얻는다. 아동의 체중에 부가되는 중력에 의해서 말단부인 발은 더욱 내반된다. 종종 이런 아동들은 체중지지가 없을 때는 내측 족궁(arch)을 보이고 체중지지가 되면 족궁이 소실된다. 서 있을 때 내반족은 약간의 무릎 굴곡, 경골의 내회전(Cusick 1990), 내측 족부인대의 느슨함, 비골근과 외측부인대의 단축과 관계가 있다. 결과적으로 아동은 원래의 체중지지 목적이 아닌 골 표면으로 체중이 지지되어 관절염과 유사한 변화가 발생한다(그림 3-20). 그러한 아동들은 족관절을 안정화시키기 위해 정상적으로는 사용하지 않는 근육을 과도하게 사용하여 문제가 발생된다(Root, Orien and Weed 1977; D'Amico 1984). 이러한 변화들은 피로와 통증을 유발한다. 서서 균형을 잡기 위해서 때때로 발가락잡기 같은 무익한 시도를 한다. 보상작용으로써 발가락잡기는 안정을 유지하려는 미성숙한 수단이고 초기 서기에서 자주 보여진다(Cusick 1990). 발가락잡기는 또한 중력에 불안정한 어린 아동에게서 보여진다.

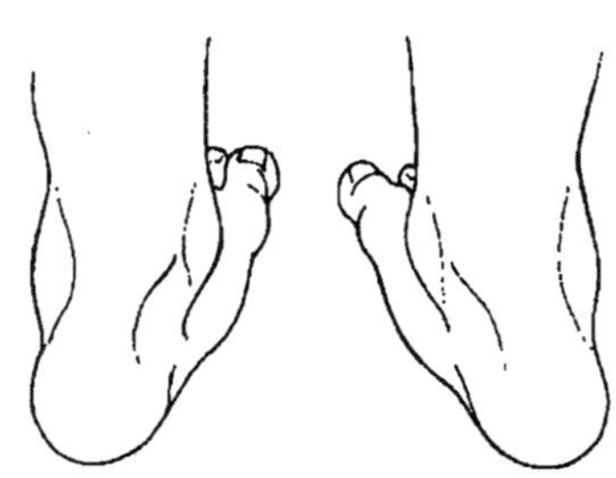

그림 3-20: 내전된 발. 발의 내측면이 편평하며 발이 내측으로 돌아가 있다.

적절한 체중지지와 체중이동 패턴은 아동이 볼스터 그네(bolster swing)나 플랫폼 그네(platform swing) 위에 서있는 것으로 촉진된다(그림 3-21). 도구로 적절한 체중이동이 일어날 때까지 약간 기울일 수 있다. 더 많은 체중이동은 흔들리는 볼스터 그네(bolster swing) 위에 서는 것으로 촉진된다. 원통형 모양의 볼스터가 측부 체중이동을 더 촉진한다. 체중이동은 볼이나 의자에 앉아 바닥에서 물건을 집거나 발바닥의 스티커를 떼는 동작으로 촉진된다(그림 3-22와 3-23).

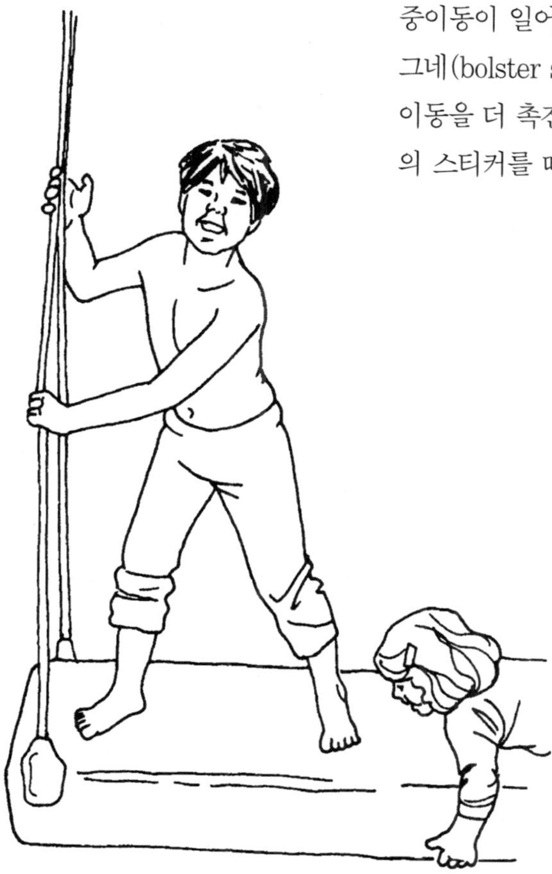

그림 3-21: 플랫폼 그네(platform swing)에서 서기. 체중이동은 능동적인 체간회전의 사용으로 촉진된다.

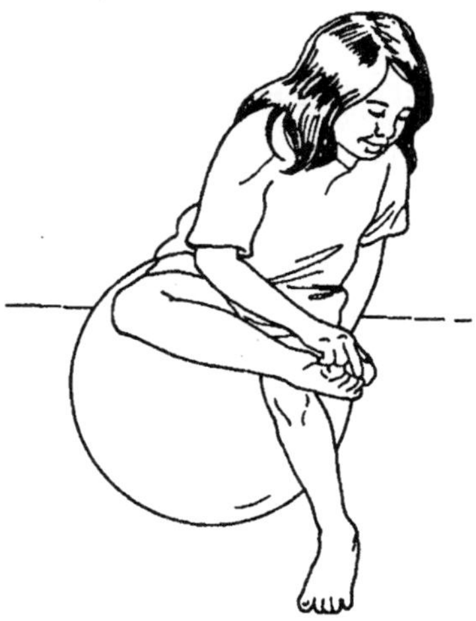

그림 3-22: 불안정한 도구에 앉기. 능동적인 체중이동은 아동이 발바닥의 스티커를 떼어내는 것으로 촉진된다.

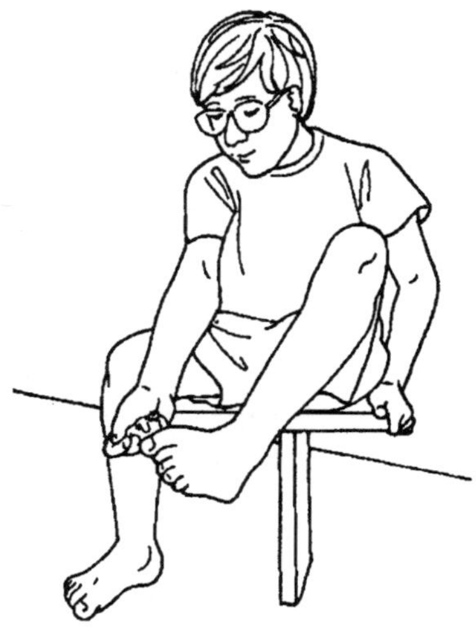

그림 3-23: 불안정한 도구에 앉기. 능동적인 체중이동은 아동이 발바닥에 비누칠을 할 때 촉진된다.

보행(Ambulation)

보행의 일차적인 목적은 한 곳에서 다른 곳으로 신체를 이동하는 것이다. 그것은 동적이고, 반복적이며, 리드미컬하다(Tachdjian 1990). 정상 보행은 안정성을 유지하면서 신체를 앞으로 이동하도록 다리의 움직임을 허용한다. 최적의 상태에서 보행은 최소의 에너지 소모로 수행된다(Perry 1987). 감각통합 장애가 있는 아동의 보행에서 관찰되는 불규칙한 움직임은 체간회전의 부족, 교대적인 상지 움직임의 부족, 상지 거상, 넓은 지지면과 비전형적인 발의 접촉이다.

네발기기 자세에서 관찰되는 상부와 하부의 역회전 부족은 보행에서도 동일하게 보여진다. 이것은 미성숙한 움직임으로 만약 지속된다면 효과적인 체중이동에 부정적인 영향을 미친다. 상호교대적인 상지 움직임의 부족은 감각통합 장애가 있는 아동에게 자주 관찰된다. 견갑골 내전은 척추신전의 향상을 위하여 지속적으로 사용되고 고방어 자세(high-guard posture)를 보이며, 어깨를 내전하고 과신전한 상태로 팔을 신체의 측부에 붙이고 걷는 자세로 나타난다. 종종 유일한 교대적인 운동은 주관절에서 관찰된다. 과도한 고관절 외전과 외회전을 보이는 넓은 지지면의 보행은 근육 긴장도가 낮은 아동에게서 관찰된다. 발에서 보여야 할 정상 체중이동 반응은 일어나지 않는다. 내반된 발은 보행 주기의 입각기에 굴곡되어 있다. 결과적으로 약한 발에 체중이동이 되었을 때 정상적인 발에서 보이는 추진력이 소실된다(D'Amico 1984; Cusick 1990).

감각통합 장애 아동의 보행 패턴을 참고하면, 중력불안(gravitionally insecure) 아동은 자신의 무게중심점(COG)을 지지면으로 낮추어 불안정을 보상한다. 이런 아동에게는 공간에서 시지각을 인지하는데 어려움이 따른다. 설 때 구부정한 자세를 취하는 것은 발목의 과도한 배굴, 슬관절과 고관절의 굴곡과 관계가 있다. 보행 시 구부정한 자세를 취하면 슬관절 신전근에 과도한 부하가 되고(Perry, Antonelli, and Ford 1975), 요추 전만이 증가한다. 이런 보행자세는 아동의 적절한 측부로의 체중이동, 운동 및 감각의 경험을 제한한다. 구부정하게 서있는 자세나 보행자세는 삼두근 중 특히 가자미근의 근력 약화에 의해서 발생할 수 있다(Cusick 1990). 원인이 무엇이든 이런 자세는 굴곡구축을 유발한다.

전정감각, 고유수용성감각 또는 촉각조절장애가 있는 아동은 첨족(plantarflexion) 보행 패턴을 보인다. 첨족 보행은 보행시작 3~6개월까지는 정상아동에서도 볼 수 있다(Colbert and Koegler 1958; Hall, Salter, and Bhalla 1967; Griffin et al. 1977; Furrer and Deonna 1982; Illingworth 1988; Tachdjian 1990). 그러므로 보행은 발가락-발가락 또는 발가락-발뒤꿈치에서 발뒤꿈치-발가락 보행으로 발달한다. Statham과 Murray(1971)는 초기 보행단계에서 보이는 원시적인 발가락-발뒤꿈치 보행은 아동이 외측으로 지지할 때 보인다고 하였다. 선 자세에서 운동조절 능력을 획득하기 전에 아동을 보행기에 세우면 신전근의 근 긴장도가 증가하여 발가락으로 서는 것을 흔히 볼 수 있다. 또한 발가락 보행은 선천적인 삼두근의 단축 시 볼 수 있으며(Hall, Salter and Bhalla 1967; Furrer and Deonna 1982), 자폐증이나 정신분열증인 아동들에서도 흔히 볼 수 있는 변형된 보행이다(Colbert and koegler 1958). 감각통합 장애가 있는 아동의 습관적인 첨족 보행은 정상적인 초기 보행기의 변형, 선천적인 단축 혹은 뇌성마비에서 보여지는 과긴장과는 다른 이유에서 나타날 수 있다.

전정-고유수용성감각계의 저반응인 아동은 저하된 근 긴장도를 보상하는 방법으로 첨족 보행을 사용한다. 첨족 보행은 관절수용기에 더 많은 고유수용성감각을 제공한다(Colbert and koegler 1958; Montgomery and Gauger 1978). 촉각 방어(tactually defensive)인 아동은 보행면으로부터 촉각입력을 피하기 위해 발끝으로 선다(Ayres 1979). 첨족으로 변형된 체중지지 경험은 뇌성마비아동과 유사한 보상패턴으로 발달한다(Cusick 1990). 즉, 족관절 배굴의 감소에 의한 슬관절의 과신전, 삼두근의 단축을 초래한다.

치료하는 동안, 아동은 특이하고 다양한 표면에서 보행하며 체중지지와 체중이동을 자극할 수 있다. 매달려 있는 볼스터 그네를 건너며 걷게 할 수 있고, 아동에게 흥미로운 보행면을 제공하기 위하여 장애물 코스를 배열한다. 촉각 방어인 아동에게 자발적인 발바닥의 촉각경험을 제공하여 첨족 보행을 줄일 수 있다. 예를 들면, 발로 물이나 모래 또는 굴림통을 밀면서 놀게 한다.

테이블 활동(Table-Top Activities)

소운동 기술의 발달을 위해서는 여러 감각기관으로부터 획득한 정보를 통합하고 손가락의 독립적인 움직임의 협응을 필요로 한다(Pehosky 1992). 숙련된 손 기술 발달에 기여하는 감각계는 촉각, 고유수용성-운동감각, 시각 등의 감각기관이 있다(Erhardt 1992; Pehosky 1992). 도구를 이용하거나 작은 물체를 조작하는데 필요한 정확성을 위해서 그러한 각각의 감각기관이 필요하다. 또한 전정기관은 소운동시 자세를 조절하는데 도움을 준다. 그러므로 감각통합 장애가 있는 아동이 테이블 활동을 위한 소운동 능력 발달에 장애를 보이는 것은 놀라운 일이 아니다.

전정감각과 고유수용성감각에 저반응인 아동은 체간신전근의 근 긴장도가 떨어지므로 그들의 머리를 손으로 받치거나 탁자에 기대는 자세를 취한다(Ayres 1972a, 1979). 근위부 조절능력의 저하는 소운동 발달에 부정적인 영향을 주지만 감각통합 장애 아동은 근위부 조절 능력과 관계없이 부적절한 소운동 발달을 보인다.

손의 촉각과 고유수용성감각은 쥐는 동작시의 필요한 힘의 조절, 운동 중 오류의 수정, 손안 조작시의 안정성 및 운동성의 협응을 통해 정확한 운동 발달에 기여한다(Pehosky 1992). 이러한 기술은 감각통합 장애 아동에게 흔히 손상되어 있어 옷의 단추를 끼우거나, 포크나 나이프를 효율적으로 사용하거나, 연필을 기능적으로 잡는데 어려움이 있다.

손 조작 결함의 치료는 말단의 소운동 결핍과 마찬가지로 근위부 관절의 안정성을 요구한다(Pehosky 1992). 삼각대(trapeze)를 계속 잡고 있거나 치료실 내의 도구를 당기거나 미는 힘든 활동을 통하여 손목과 상지를 강화시킬 수 있다. 하지만 손안 조작이나 소운동 능력의 향상을 위해 더욱 정밀한 손의 움직임이 요구된다(Pehosky 1992). 가장 효과적인 활동은 정밀하게 손가락을 움직이는 동안 촉각과 고유수용성감각을 제공하는 것이다. 몇 가지 예를 들면, 다양한 질감과 저항이 있는 찰흙, 면도크림, 모래, 그리고 유사한 재료로 놀이하는 것이다. 작은 물체를 손안에 쥐고 움직이거나 손가락 인형 놀이를 할 때도 손안 조작 움직임이 필요하다. 이런 활동은 아동에게 더 많은 안정성과 외부의 추가적인 고정을 요구하기 때문에 치료 중에 치료사는 아동의 근위부 조절을 관찰해야 한다.

구강 운동 능력(Oral-Motor Abilities)

감각처리와 통합의 장애는 체간과 사지의 운동반응 뿐만 아니라 입 안의 운동반응에도 영향을 준다. 문제점은 식사하기, 입으로 하는 활동, 그리고 언어에서 나타난다(Ayres 1979; Cermak 1991; Wolf and Glass 1992).

입 주위의 감각처리의 장애는 운동의 양상과 질적인 문제로 나타난다. 입 주위의 운동 문제는 빰, 혀, 턱, 입술, 구개와 입 다물기의 어려움, 혀의 측방운동과 씹는 동작의 약화로 나타난다(Norris and Klein 197; Wolf and Glass 1992).

Morris와 Klein(1987), Wolf와 Glass(1992)는 섭식과정의 감각정보 경험을 과민반응과 과소반응으로 구분했다. 촉각, 후각, 미각에 과민한 아동은 편식을 한다. 어떤 음식을 안 먹는 이유가 음식의 질감 때문인지, 맛이나 냄새 때문인지 혹은 둘 다 때문인지 감별하는 것은 중요하다. 구강 촉각에 과민한 아동은 젖병으로 먹기에서 테이블에 앉아 먹기로 전환하는데 어려움을 보인다(Morris and Klein 1987). 다른 아동들은 으깬 음식이나 여러 질감이 섞인 음식을 거부한다. 대조적으로 촉각, 미각, 후각에 저반응이 있는 아동들은 맛의 인지가 감소하고 입안에서 음식의 위치에 대한 감각이 감소되어 음식에 대한 반응이 떨어진다(Morris and Klein 1987).

구강 촉각의 적절한 민감도가 필요한 말하기나 먹기 시 혀나 입술의 구강운동 발달은 촉각 변별력의 영향을 받는다. 고유수용성감각 처리의 문제는 입 주변 근육의 저긴장과 관계가 있다. 이런 아동들은 입을 다물거나 혀를 움직이는데 어려움을 보인다.

감각통합 장애가 있는 아동의 입 주위의 운동치료 시에는 말을 하거나 음식을 먹을 때 좋은 자세를 유지해야 함을 기억해야 한다. 감각조절이 어려운 아동은 환경적으로 주의산만 하다는 것을 알아야 한다. 촉각 방어인 아동에게 단단한 촉각 경험이 가벼운 것보다 더 잘 인내할 수 있는 경험이 된다. 예를 들어, 어떤 아동들은 오트밀과 같은 걸쭉한 음식은 거부 하지만 단단하고 오도독한 음식은 먹는다.

요약(Summary)

감각통합 장애가 있는 아동의 일차적인 문제는 감각에 기초한 문제이다. 환경이나 신체로부터 감각정보 처리의 어려움은 주의력, 행동, 학습, 언어 발달의 어려움뿐만 아니라 운동 관련 장애를 가져온다. 감각통합 장애가 있는 아동은 뇌성마비아동과 같이 보상적 패턴이 많으며 미묘한 특징을 보인다. 자세조절, 동시수축, 체중지지, 체중이동, 테이블 활동, 구강 운동의 문제점이 관찰된다.

감각통합 장애아동의 움직임 패턴을 고려할 때 정상적인 운동 발달과 뇌성마비아동에게 보여지는 비정상적인 근 긴장도와 관련된 움직임 패턴을 비교하는 것이 중요하다. 치료사는 미성숙하고 비정상적인 움직임 패턴을 구별하고 아동의 운동 목록에서 결핍된 정상 운동 양상을 찾아 낼 수 있어야 한다. 각각 아동의 감각처리, 실행능력, 운동패턴은 개별적으로 평가되어야 한다.

제 4 장

뇌성마비아동의 감각처리 문제

Sensory Processing Problem in Children with Cerebral Palsy

뇌성마비는 감각운동장애로 기술되지만 전통적으로 평가 및 치료에 있어서 운동장애에 초점을 맞춘다. 운동의 문제는 문헌에 광범위하게 기술되어 있다(Bobath and Bobath 1956, 1962, 1975; Bobath 1962, 1966, Bly 1983; Wilson 1984; Scherzer and Tscharnuter 1982; Hardy 1983). 이 장에서는 뇌성마비아동에게 나타나는 감각처리의 장애를 강조하고자 한다.

뇌성마비아동은 인지, 언어, 집중력, 감각처리를 포함한 대부분의 발달 영역에서 장애를 보인다(Hardy 1983; O'Malley and Griffith 1977; Robinson 1973 ; Scherzer and Tscharnuter 1990). 어떤 아동들은 감각처리의 문제가 움직임의 장애만큼 제한을 보인다(Bobath 1961; Bobath and Bobath 1984; Kenny 1963; O'Malley and Griffith 1977; Moore 1984). 과거에도 아동의 비정상적인 움직임이 감각발달에 영향을 미친다는 언급은 있었지만(Bobath 1959, 1961, 1970, 1971, 1975; Monfraix, Tardieu, and Tardieu 1961; Tachdjian and Minear 1958; Kenney 1963; Torok and Perlstein 1962), 치료는 계속 움직임의 장애에 맞춰졌다(Scherzer and Tscharnuter 1990; Boehme 1988; Bobath and Bobath 1984). 운동학습 이론에 의한 최근의 연구에 의하면 움직임의 수행에 있어서 감각피드백(feedback)의 역할이 확인되었다. 또한 운동학습 이론에서는 "동기"와 운동이 일어나고 있는 "환경"의 중요성을 강조하였다(Heriza 1991).

최근 10년간 뇌성마비아동에 있어서 감각처리의 중요성이 강조되었다(Curry and Exner 1988; Nashner, Shumway-Cook, and Marin 1983; Opila- Lehman, Short, and Trombly 1985; Sugden and Keogh 1990; Blanche and Burke 1991; Blacha Forsyth 1983; Windsor 1986; Shumway-Cook and Horak 1986). 뇌성마비아동에 있어서 감각처리의 문제는 일차적인 장애와 이차적인 장애로 기술된다(Moore 1984). 일차적인 감각처리 장애란 움직임의 장애와 함께 나타나는 장애를 의미한다. 이차적인 감각처리 장애는 움직임이 제한된 결과로써 나타난다(Moore 1984).

Moore(1984)는 뇌성마비와 관련이 있고 일차적인 감각처리 장애를 일으키는 중추신경계의 구조적 손상을 확인했다. 그 곳은 소뇌, 기저핵-시상-대뇌피질 회로

(loop), 그리고 추체로이다(Moore 1984). 소뇌의 손상은 운동실조를 일으킨다. 소뇌는 감각처리의 중심부이며, 운동실조는 종종 감각처리 장애를 동반한다(Mooer 1984). 무정위성 아동들은 기저핵과 시상이 손상되어 있다(Moore 1984). 기저핵-시상-대뇌피질 회로는 감각 및 운동 피드포워드(feedforward)와 피드백 회로이므로 무정위성 아동은 피드포워드와 피드백에 문제를 보인다(Moore 1984). 대뇌피질과 추체로가 손상된 아동은 경직을 보인다(Moore 1984). 추체로는 감각정보조절에 중요한 역할을 하며, 이러한 아동들 또한 감각입력 조절 능력에 장애를 보인다(Moore 1984). 따라서 중추신경계 영역에 손상이 발생하면 감각과 운동 모두 장애를 보인다. 운동장애가 더 두드러지므로 흔히 치료의 대상이 되지만 감각처리 장애도 움직임의 장애만큼 기능에 영향을 줄 수 있다.

감각처리는 운동장애에 의해 손상될 수 있는데 이런 처리 장애를 이차적인 감각처리 장애라 한다(Moore 1984). 신경운동장애에 의한 감소된 움직임, 비정상적이고 보상적인 움직임 양상과 자세조절 능력의 부족은 아동의 감각 경험에 부정적인 영향을 미친다. 감각경험은 비정상적인 근육 활성화와 부정확한 고유수용성감각 및 운동감각피드백을 포함한 운동장애에 의해 영향을 받는다; 행동 결여에 의한 이차적인 전정감각, 시각, 촉각, 고유수용성감각의 감소; 비정상적인 체중지지나 비대칭에 의한 부적절한 체성감각피드백 등이 있다(Sugden and Keogh 1990; Blanche and Burke 1991). 감각처리 장애는 신체상 발달, 운동계획, 인지 발달에 지장을 주어, 환경에 대한 운동과 상호작용 능력을 더욱 제한한다. 문제(일차적 또는 이차적)의 원인과 상관없이 감각처리 장애는 뇌성마비아동의 평가와 치료에 필요한 운동, 인지, 정서 발달에 영향을 준다.

감각처리가 움직임 문제에 미치는 영향 (The Impact of Movement Problem on Sensory Processing)

앞에서 언급한 바와 같이 뇌성마비아동의 움직임 패턴과 그 기능에 대한 영향은 광범위하게 기술되었다(Bobath and Bobath 1984, 1969; Minear 1956; Phelps 1949). 뇌성마비아동의 움직임 기술 발달은 비정상적인 근긴장, 자세조절 능력의 부족, 비정상적인 움직임 패턴, 비대칭적인 움직임, 비효율적인 체중지지와 체중이동에 의해 영향을 받는다. 뇌성마비아동의 움직임의 문제와 이로 인한 감각처리에 미치는 영향에 대해 기술한다.

근 긴장도(Muscle Tone)

뇌성마비아동이 보이는 특징 중 하나가 비정상적인 근 긴장도이다. 비정상적인 근 긴장도는 비정상적인 움직임 패턴과 관련있다(Bobath 1970, 1971; Bobath and Bobath 1984). 긴장도는 휴식시 근육의 장력을 의미하고, 수동적 운동시 저항의 정도로 평가한다(Gordon 1990). 경직은 증가된 긴장도(과긴장)의 한 형태이다(Gordon 1990). Gordon은 경직은 속도에 따라 나타나는 증가된 근육의 뻣뻣함이라고 기술하였다. 경직은 증가된 긴장성신장반사 또는 내재근의 변화에 의해 발생한다. Bly(1991)는 뇌성마비아동이 보이는 과긴장의 또 다른 원인은 고정(fixing)이라는 가설을 제기하였다. 고정 패턴(fixing pattern)은 뇌성마비아동이 안정성을 획득하고 행동을 조절하기 위하여 사용한다(Bly 1991). 아동이 계속 고정 패턴을 사용하면 관절 주위 근긴장이 증가되고 결과적으로 근섬유의 단축을 초래한다(Bly 1991).

Bly(1991)의 가설은 "경우에 따라 과긴장은 정확하지 않은 순차적인 근수축시 근위부를 안정화하기 위하여 사용하는 보상적 기전"이라는 Nashner, Shumway, Cook, and Marin(1983)의 의견을 강조하고 있다. 저긴장은 감소된 반사강도 및 운동신경원의 흥분성에 기인한다는 점에서 감소된 근 긴장도(저긴장)는 근육의 내재적인 탄력성의 감소로 보여진다(Gorden 1990, 40). 동요하는(fluctuating) 근 긴장도(무정위성)는 감소된 근긴장과 불수의적인 행동으로 기술된다(Sugden and Keogh 1990). Bobath(1962)와 Wilson(1984)은 정상과 증가된 근긴장 사이에서 동요하는 불수의적인 움직임이나 혹은 감소된 근긴장과 증가된 근긴장 사이에서 동요하는 근 긴장도를 가진 아동을 다른 분류로 기술하고 있다.

뇌성마비는 근 긴장도의 질과 분포로 분류한다. 근 긴장도의 질에 따라 뇌성마비는 경직성, 무정위성, 운동실조성, 저긴장성으로 분류한다(Minear 1956; Phelps 1949). 긴장도의 분포에 따라 사지마비, 양지마비, 편마비, 단마비로 분류한다(Minear 1956; Phelps 1949). 예를 들면, 경직성-무정위성과 같이 두 그룹의 특징을 보이는 각 그룹을 조합시켜 분류하는 것 또한 가능하다.

비정상적인 근 긴장도는 두 가지 방법에 의해서 고유수용성감각 피드백에 영향을 준다. 첫째, 부정확한 근육 활동에 의한 고유수용성감각 피드백은 움직임 조절에 이용하지 못하고 움직임의 수행을 제한한다(Sugden and Keogh 1990). 둘째, 근육과 관절로부터의 부정확한 고유수용성감각 입력은 신체상의 발달에 영향을 준다(Blanche and Burke 1991).

자세조절과 움직임 패턴(Postural Adjustment and Movement Patterns)

부적절한 자세조절 및 비정상적인 움직임 패턴은 정상 발달 과정에서 필요한 감각 경험을 제한한다. 제한은 모든 뇌성마비아동에게 존재하고 다른 측면에서 아동의 발달에 영향을 미친다.

중력에 저항하는 움직임은 정상 감각 발달에 중요한 역할을 한다. 예를 들면, 영아는 똑바로 누운자세에서 촉각놀이를 통해서 신체를 탐색한다. 영아는 발을 탐색하고, 신체중심에 두 손을 모으고, 발을 입으로 가져오기 위해 손을 중력에 대항하여 움직인다. 신체 인식의 발달에 이러한 촉각탐색은 매우 중요하다. 앉은 상태의 자세조절

발달 과정에서 영아는 상지를 뻗어서 주위의 물건을 탐색하거나 조작하고, 촉각, 고유수용성감각, 운동감각과 시각적 피드백을 받아들이는데 이것은 섬세한 운동의 발달과 지각 발달에 매우 중요하다(Exner 1980; Hatwell 1990). 중력에 저항하는 움직임은 아동에게 다양한 감각입력을 주지만, 뇌성마비아동은 중력에 저항하여 움직이는 것이 어렵다.

2장에서 언급한 바와 같이 자세조절은 움직임의 실행에 대한 역할을 맡고 있으며 움직이기 전, 움직이면서 동시에 혹은 움직임에 대한 반응으로 나타난다. 자세조절에 의해서 개인은 중력에 저항하여 쉽게 움직일 수 있다(Bobath 1978; Frank and Earl 1990; Stengel et al. 1984). Nashner, Shumway-Cook, Marin(1983)은 뇌성마비아동의 부적합한 자세조절은 근의 협응장애에 기인한다고 제안하였다. 경직성 편마비아동은 시-공간에서 순차적인 근 수축의 기전이 손상되어 있음을 알 수 있다. 이러한 문제는 서 있을 때 자세조절 시 보여진다(Nashner, Shumway-Cook, and Marin 1983). 전-후면에서 이동시 정상적인 하지 근육의 활성화는 원위부에서 근위부로 나타나는 것을 의미한다. 편마비아동의 마비된 다리의 근육 활성화는 근위부에서 원위부로 나타난다. 이 근위부-원위부 근육 활성화는 정확한 자세조절을 방해한다. 부적합하게 조합된 근육 수축은 고유수용성감각 피드백에 오류를 갖게 하며, 이로써 움직임을 수행하는데 부정적인 영향을 미치게 된다(Windsor 1986; Sugden and Keogh 1990).

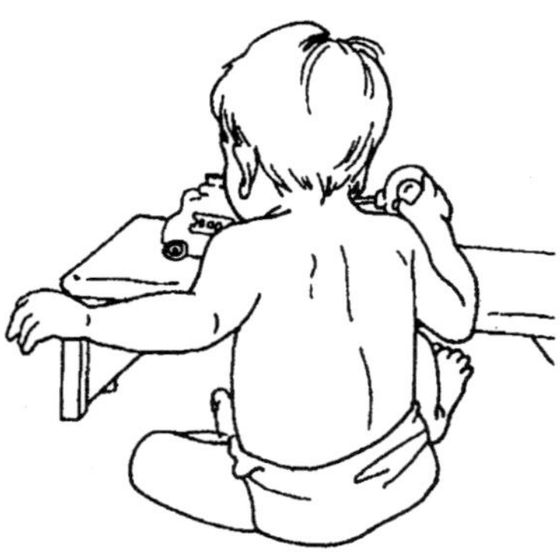

그림 4-1: 체간회전의 결여는 상지 사용 시 중심선 교차와 양측 통합에 영향을 준다.

Bly(1991)는 뇌성마비아동이 비정상적인 움직임 패턴을 반복하여 사용함으로써 운동프로그램을 발달시킨다는 가설을 제안하였다. 회전운동의 결여나 단면적인 경향의 비정상적인 움직임 패턴은 정상적인 감각경험의 발달을 제한 한다(Bly 1983; Scherzer and Tscharnuter 1982). 뇌성마비아동은 시상면의 움직임이 발달하고, 전두면(측부)이나 횡단면(회전)의 움직임은 부적절하게 발달한다(Bly 1993). 이것이 체간의 회전과 같은 더욱 성숙한 움직임의 발달을 방해한다. 뇌성마비아동에서 체간회전운동의 문제는 신체의 중심선을 지나는 동작과 신체 양측의 통합된 발달을 방해한다(Blanche and Burke 1991)(그림 4-1). 체간의 회전이 몸의 중심선을 지나는 동작의 선행 요소는 아니지만 그것은 부드럽고 효율적인 움직임에 기여한다.

운동장애의 심한 정도는 중력에 대한 운동조절 능력의 획득과 관계가 있다. 심한 운동장애를 보이는 뇌성마비아동은 중력에 대한 능동적 운동에 가장 심한 제한을 보이고 대부분 감각이 박탈되어 있다. 이러한 제한은 모든 자세에서 보여 진다. 엎드린 자세에서 아동은 바닥에서 머리를 들 수 없어 자세를 유지하지 못한다(그림 4-2). 아동들은 흔히 독립적으로 앉지 못한다. 똑바로 누운 자세에서 중력에 대한 사지의 능동적인 움직임에 어려움을 갖는다(그림 4-3).

비록 약간 이완된 아동은 심하게 이완된 아동보다 중력에 대한 움직임이 더 발달하겠지만 감각발달에 제한을 보인다. 예를 들면, 근위부의 항중력 굴곡근과 신전근의

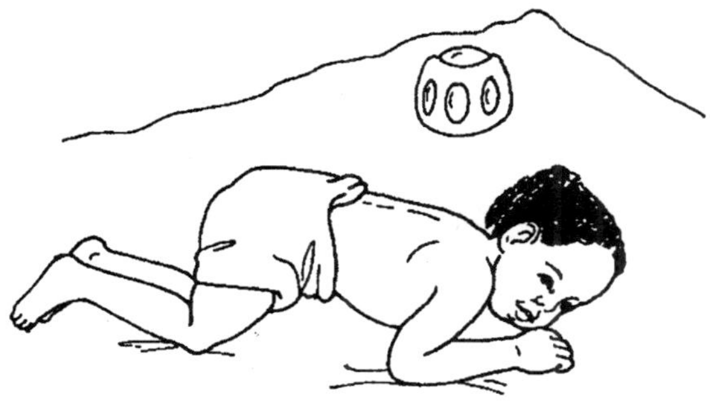

그림 4-2: 운동결손이 심한 아동은 엎드린 자세에서 머리 들기가 불가능하다.

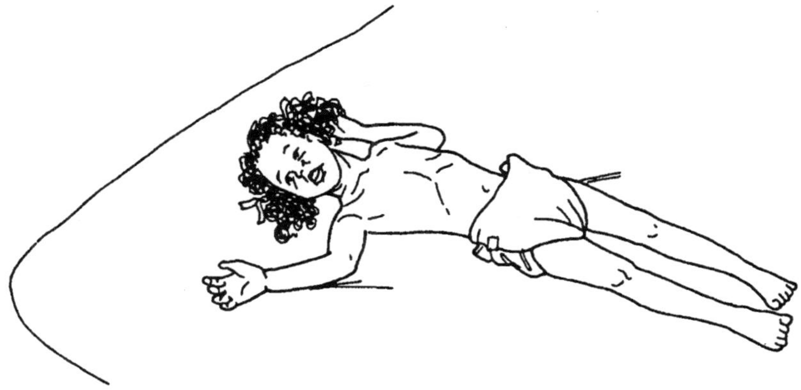

그림 4-3: 심각한 움직임의 제한이 있는 아동은 중력에 대항하여 능동적인 사지 움직임이 어렵다.

능동적인 균형이 발달하지 않은 영아는 엎드려 누운 자세에서 목과 체간 조절의 어려움을 보상하기 위하여 목의 과신전, 견갑대의 거상과 견갑골의 내전을 이용한다(Bly 1983, 1993; Vogtle 1990)(그림 4-4). 똑바로 누운 자세에서, 이런 패턴은 영아가 중력에 저항하여 손을 몸의 중앙으로 가져오는 것을 어렵게 한다(Vogtle 1990)(그림 4-5). 아동이 손을 중앙으로 가져오지 못하는 것은 손과 손, 손과 다리, 손과 입의 접촉을 통한 신체 탐색을 방해한다.

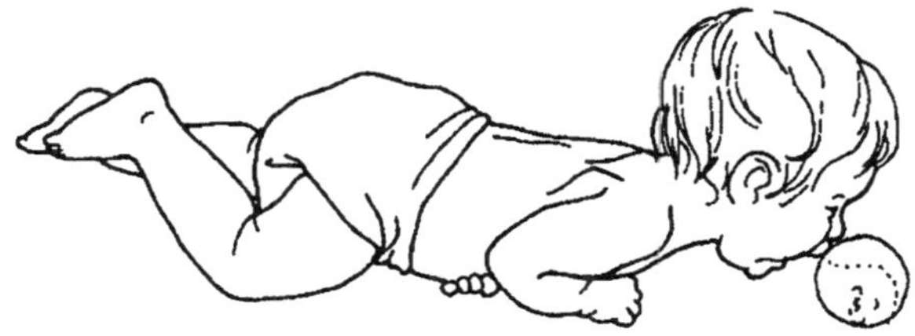

그림 4-4: 엎드린 자세에서 머리와 체간 조절의 어려움을 보상하기 위해 목의 과신전, 견갑대 거상, 견갑골 내전을 보상적으로 사용한다.

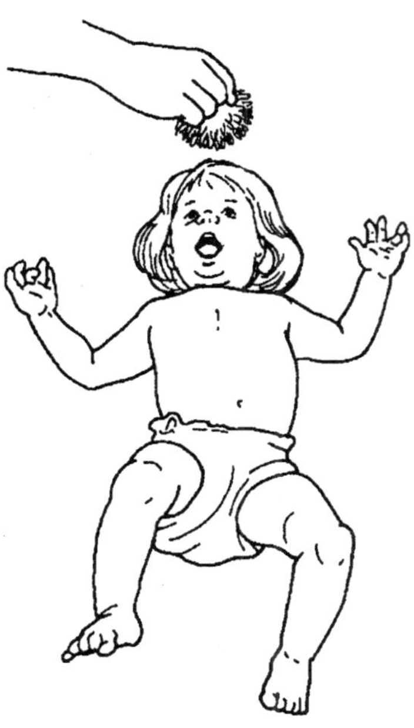

그림 4-5: 누운자세에서 목의 과신전과 견갑골 내전은 중력에 대항한 상지의 움직임과 손을 사용한 촉각 탐색을 방해한다.

증가된 긴장도를 보이는 아동들은 환경과의 상호작용에 대한 반응에서 더 수동적인 경향이 있다. 활동의 감소는 중력에 대한 움직임의 감소 및 부적절한 자세조절의 결과이다. 지속적인 움직임의 결여는 아동의 안정감에 영향을 주어 아동이 불안해하며 공간에서 움직일 때 불안정을 느끼게 만든다. 이런 이차적인 감각처리 장애는 중력불안과 구별되어야 하는데 다음 장에 자세히 기술되어있다. 아동의 제한된 움직임은 환경과의 상호작용 및 탐색의 자유를 제한한다. 환경과의 상호작용의 감소는 결과적으로 상호작용에 의한 감각경험의 기회를 박탈하게 된다(Blanche and Burke 1991).

동요하는 긴장도를 보이는 아동은 공간에서 움직임 및 항중력 자세조절에 어려움을 보인다. 예를 들면 상지의 어눌함이나 과도한 뻗침 등 항중력 움직임에서 불수의적인 움직임이 나타난다. 서 있을 때 긴장도의 변화는 하지의 체중지지를 어렵게 한다(Bly 1984; Bobath 1967; Sugden and Keogh 1990).

뇌성마비아동의 자세조절 능력 부족 및 비정상적인 움직임 양상은 세 가지 측면에서 감각경험을 손상시킨다. 첫째, 부적절한 자세조절 및 비정상적인 움직임의 반복은 아동의 고유수용성감각과 운동감각 피드백에 영향을 준다. 둘째, 움직임의 결여로 인하여 전정감각과 시각 경험이 제한된다. 셋째, 아동이 제한된 촉각입력을 받으므로 촉각 경험이 제한된다. 신체상의 발달은 고유수용성감각, 촉각, 전정감각의 적절한 입력에 의존한다. 이것은 비정상적인 움직임 패턴에 의한 감각피드백이 신체상에 통합될 수 있다는 의미이다(Reeves 1985). 전정감각, 고유수용성감각, 시각의 입력은 공간 지각과 공간과 우리 신체의 상관관계를 발달시키는데 중요하다(Ayres 1979). 공간에서의 신체 인식이나 공간 지각은 대부분의 아동들에게 영향을 미친다(Bobath 1966; Windsor 1986; Kenney 1963; Tachdjian and Minear 1958; Monfraix, Tardieu, and Tardieu 1961). 두 가지 이유에서 조기치료가 필요하다: 핸들링을 통해서 아동에게 새로운 움직임 양상이 발달되도록 도와주고, 촉각, 고유수용성감각, 전정감각, 시각 경험을 촉진시킨다.

비대칭(Asymmetry)

비대칭은 항중력 굴곡근과 신전근의 불균형, 원시적 긴장성 반사의 존재, 비대칭적인 중추신경계 손상에 기인한다. 비대칭적인 중추신경계의 손상은 편마비에서 보인다. 비대칭의 기본적인 원인 이외의 비대칭은 아동의 시각, 촉각, 전정감각, 고유수용성감각 입력에 문제가 된다(Blanche and Burke 1991).

뇌성마비아동의 능동적이고 균형 잡힌 경부 굴곡근 및 신전근 발달의 결여는 목의 과신전 및 비대칭을 초래한다(Bly 1983). 또한 비대칭은 체간과 사지에서 보이는 반사적인 협동 움직임에 영향을 받는다(그림 4-6). 예를 들면, 아동이 손을 뻗거나 앉아서 안정성을 유지할 때 비대칭성 긴장성 경반사를 사용하는 것을 학습할 것이다(Bly 1991).

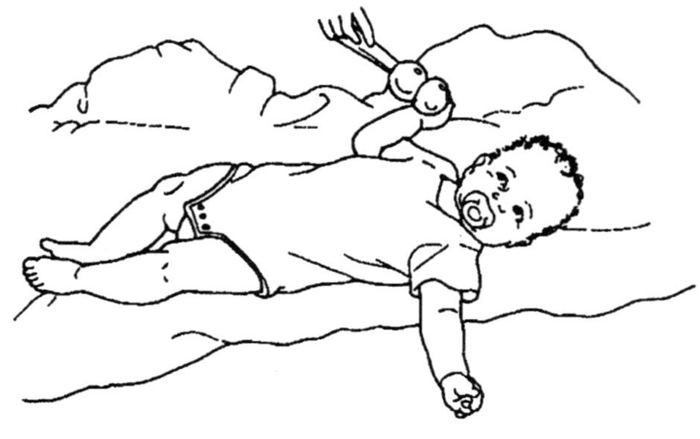

그림 4-6: 비대칭성 긴장성 경반사(ATNR)는 누운자세에서 목과 체간 자세에 영향을 준다.

비대칭은 편마비아동의 움직임에서 두드러지는데, 편마비아동은 손상된 측으로 체중지지, 체중이동, 기능적 활동을 하지 않는다. 비대칭적 움직임은 독립적인 사지의 움직임, 손상된 측으로의 체중지지 및 체중이동을 방해한다.

비대칭적 움직임은 여러 면에서 감각경험을 손상시킨다. 비대칭적인 체중지지는 신체의 양측으로부터의 촉각과 고유수용성감각 입력을 손상시킨다. 게다가, 비대칭적인 머리의 위치는 아동의 전정감각과 시각 입력을 손상시킨다. 비대칭적인 감각입력은 신체상, 중심선 지남력, 신체 양측의 통합을 방해한다(Blanche and Burke 1991; Bly 1983).

체중지지와 체중이동 패턴
(Weight Bearing and Weight Shifting Pattern)

체중지지와 체중이동의 결여는 모든 분류의 뇌성마비에게서 관찰된다. 체중지지시 정렬이 깨진 상태가 상, 하지에서 보인다. 비정상적인 체중지지와 체중이동은 부적절한 자세조절의 결과이다. 또한, 비정상적인 움직임 패턴, 넓은 지지면의 사용, 과신전에 의한 관절의 고정에 의해 체중지지와 체중이동이 문제가 된다.

아동의 근위부 근육 조절이 부적절하면 자세의 안정화를 위하여 견갑대 및 상지의 비정상적인 패턴을 사용한다. 엎드린 자세에서 체중지지시 비정상적인 움직임 패턴은 상지의 정렬을 방해한다(그림 4-7). 긴장도가 낮거나 동요하는 아동은 과신전에 의한 관절의 고정(lock)이 관찰된다. 부적절한 동시 수축으로 관절의 안정성이 떨어져 체중지지 패턴에 영향을 준다(Stengel et al. 1984). 이런 아동들은 관절의 안정성을 얻기 위하여 체중지지된 관절을 고정한다(Stengel et al. 1984). 이런 행동은 아동이 손을 뻗기 위해 밀어 올리거나 네발기기 자세에서 주관절의 과신전으로 나타난다. 서 있을 때 과신전은 무릎에서도 나타날 수 있다. 체중지지시 관절의 과신전은 사지의 정상적인 정렬을 방해한다. 긴장도가 낮은 다른 아동들은 정상 체중지지의 변형으로 상, 하지의 넓은 지지면을 사용한다(Scherzer and Tscharnuter 1990; Bly 1983)(그림 4-8).

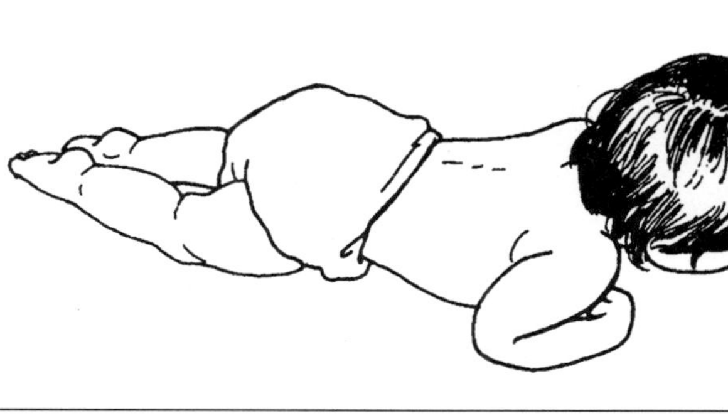

그림 4-7: 견갑대 거상과 상완골의 내전/내회전은 체중을 지지하는 동안 정렬을 방해한다.

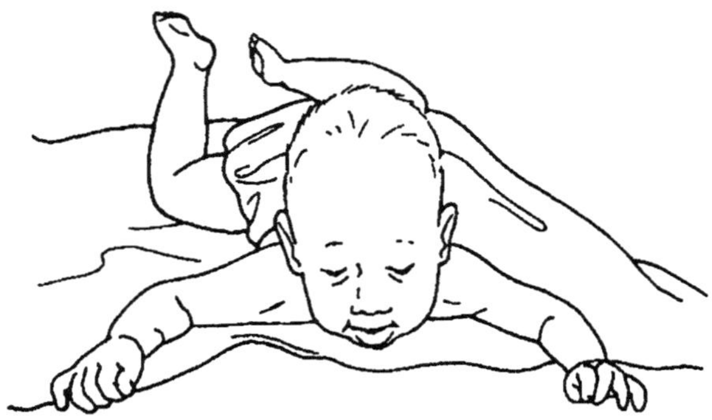

그림 4-8: 엎드린 자세에서 체중지지 시 상지의 넓은 지지면은 자세 긴장도가 감소된 아동에게서 관찰된다.

모든 분류의 뇌성마비아동에서 부적절한 체중지지의 양상은 고유수용성감각과 촉각 수용체로부터의 감각피드백을 손상시킨다(그림 4-9). 비정상적인 체중지지 패턴의 지속적인 사용은 감각피드백을 강화시키고, 부적절한 감각피드백은 신체상 발달에 부정적인 영향을 준다. 체중지지나 체중이동 시 적절한 정렬을 촉진하는 것은 근육의 활성화 및 고유수용성감각 피드백에 중요하다.

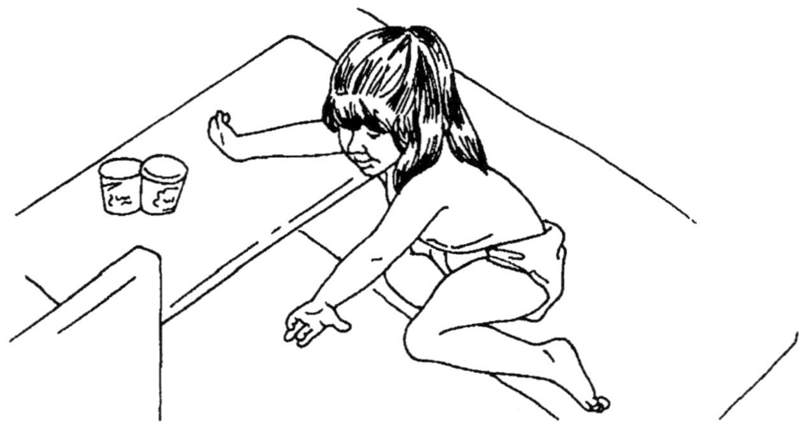

그림 4-9: 체중지지 시 상지의 부적절한 정렬은 아동의 촉각 및 고유수용성감각 입력을 방해한다.

결론적으로, 비정상적인 근긴장, 부적절한 자세조절, 비정상적인 움직임 패턴, 비대칭성, 비효율적인 체중지지와 체중이동은 아동의 감각입력을 방해하고(표 4-1) 신체상 발달, 신체 양측의 통합, 신체 중심선의 교차, 운동계획에 손상을 주며, 이들은 기능적 수행을 방해한다. 뇌성마비아동에게 보이는 일차적인 감각처리 문제도 아동의 수행능력을 방해한다.

표 4-1
뇌성마비아동의 움직임의 문제 및 감각전달에 대한 영향

	촉각	고유수용성/ 운동감각	전정감각/시각
비정상적인 근 긴장		움직임을 조절하기 위한 고유수용성 감각피드백이 사용 안됨	
부적절한 자세조절과 비정상적인 움직임 패턴	장기간의 습관적인 움직임 사용에 의한 감각 입력감소 및 환경과의 상호작용 감소	부정확한 감각피드백에 의한 움직임 패턴의 강화	감소된 움직임 경험에 의한 다양한 감각입력의 감소로 공간 지각 및 공간에서의 신체 인식에 영향을 줌
비대칭성	비대칭적인 체중지지에 의한 신체 양측의 감각피드백 손상	비대칭적인 체중지지에 의한 신체 양측의 감각피드백 손상	비대칭적인 머리와 눈의 비대칭적인 감각 입력이 움직임의 판단에 손상을 줌
부적절한 체중지지 패턴	부적절한 정렬은 특정 신체 부위에 지속적인 압력을 주고 감각 입력을 방해 함	부적절한 정렬은 체중지지와 적절한 근육 활성화를 방해하고 감각피드백을 손상시킴	

뇌성마비아동의 감각장애에 대한 임상적인 발현 (Clinical Manifestations of Sensory Deficits in the Child with Cerebral Palsy)

뇌성마비아동의 감각처리 장애의 발현은 전반적인 행동수행에 영향을 미친다. 이 장에서는 촉각, 고유수용성감각/운동감각, 전정감각 처리에 대해 강조하고자 하고, 이런 감각은 초기에 발달하며 전반적인 발달에 영향을 주는 것으로 알려져 있다. 시각과 청각 처리의 장애는 여러 문헌에서 기술되고 있다(Breakey 1955; Hardy 1983; O'Malley and Griffith 1977; Menken, Cermak, and Fisher 1987; Robinson 1973).

뇌성마비아동은 세 가지 유형의 감각처리 장애를 보인다: 조절장애, 구별장애, 감각입력이나 등록에 대한 저반응. 조절장애는 감각입력을 조절하지 못하여 과민 또는 과소반응을 보이는 아동들에게 나타난다. 이런 아동들은 환경적인 요소에 따라 변하는 각성상태를 보인다. 감각처리 장애 아동은 감각입력에 대한 반응이 극단적으로 변하는 변덕스런 아동으로 설명된다. 동요는 치료 시간 내에서 또는 치료 때마다 나타난다(Ayres 1979). 조절장애는 외부의 감각입력에 대한 억제 기능의 감소로 나타나는데, 억제 기능의 감소는 대뇌피질을 포함한 중추신경계의 여러 레벨에서 나타날 수 있다(Ayres 1979). 감각등록과 조절의 장애는 각성 수준과 집중력에 손상을 주어 학습과 목적적인 과제 수행을 방해한다. 감각입력에 과민반응하거나 방어적인 아동은 각성수준이 높아 집중하는데 어려움이 있다(Ayres 1979).

뇌성마비아동은 감각경험에 대해 저반응을 보이는 경우가 있다. 저반응은 감각입력에 대한 지연된 반응, 감소된 반응 그리고 무반응으로 나타난다. 감각을 받아들이지 못하거나 저반응을 보이는 아동들은 각성 수준이 낮고, 집중하는데 어려움을 보인다. 앞에서 언급한 바와 같이 어떤 아동들은 같은 자극에 대하여 처음에는 과소반응을 보이다가 나중에는 과민반응을 보일 수 있다. 예를 들면, 우측 편마비아동인 Billy는 모든 종류의 감각입력에 감소된 반응을 보였다. 치료 중에 각성 수준을 높이고, 집중력을 촉진하고 장난감과 목적 있는 상호작용을 향상시키기 위하여 촉각과 전정감각 입력을 종종 사용하였다. 한 번은 Billy가 다른 아동과 회전그네에 앉아 있었다. 다른 아동은 더 많은 회전운동을 요구하였고, Billy에게 내릴꺼냐고 물어보았더니 더 해달라고 하였다. 갑자기 Billy의 얼굴이 빨게지고 그네를 세우려고 하면서 멀미를 호소하였다. Billy는 그네에서 내려왔고 심하게 괴로워하였다. 나머지 치료시간에는 Billy의 조절을 도와주기 위하여 심부압박과 고유수용성감각 압박을 제공하였다.

촉각처리의 장애(Tactile Processing Deficits)

앞에서 언급한 바와 같이, 뇌성마비아동에서 보이는 촉각처리의 장애는 조절장애, 저반응, 구별장애가 있다. 조절장애와 저반응은 각성수준과 집중력에 영향을 미친다.

촉각조절(Tactile Modulation)

증가된 촉각 민감도는 Ayres(1964)에 의해서 촉각방어라고 처음 기술되었지만, 촉각입력에 대한 아동들의 반응은 종종 과민반응과 과소반응으로 변하는 경우가 많아 요즘에는 촉각조절장애로 기술된다. 촉각조절장애는 다른 감각입력의 조절장애도 동반할 수 있다. 조절장애는 각성상태, 집중력, 목적적인 상호작용에 영향을 미치는데 아동들은 대개 감각입력에 대해 과민반응을 보이고, 사물이나 사람에게 집중하거나 적응하기와 같은 상호작용에 어려움을 보인다. 촉각조절장애를 보이는 뇌성마비아동은 종종 신경발달치료 중에 치료에 잘 적응하지 못하고 안달복달하거나 계속 울기도 한다. 하지만 치료 중에 계속 우는 것은 전정감각이나 고유수용성감각 입력의 조절문제나 움직임의 제한을 인식함에 따라 나타날 수 있다.

일반적으로 뇌성마비아동에게 나타나는 촉각조절장애는 여러 감각입력에 따른 반응을 관찰함으로써 찾아 낼 수 있는데 감각입력에 대한 과민반응의 증상은 :

- **아동과 접촉하거나 핸들링 시 신체적으로 또는 말로 불편함을 표현함**

- 구강자극을 어려워 함(음식 먹기 시 일반적인 "턱 조절" 치료 동안)
- 으깬 음식이나 털로 된 의복같은 특별한 감촉을 피함

촉각조절장애는 아동의 각성상태, 사회적인 관계, 운동발달에 영향을 미친다. 촉각입력에 과민반응을 보이는 아동은 촉각에 민감해서 어떤 과제에 집중하기가 어렵다. 과민반응을 보이는 아동은 운동발달도 손상되는데, 아동들은 어떤 물건을 조작하는 것을 피하므로 학습능력에 더 어려움을 갖게 된다.

다음의 방법들은 촉각조절장애 아동의 치료에 유용하다:

- 옷을 입히고 치료한다– 필요하다면 소매 없는 타이즈를 입힌다.
- 자세반응을 촉진하기 위하여 직접적인 접촉보다 도구의 움직임을 이용한다(6장의 활동 21 참조).
- 아동이 촉각활동을 시작하게 하거나 스스로 촉각경험을 갖도록 함으로써 아동이 감각입력량을 조절하도록 한다.
- 아동을 치료할 때 가벼운 자극을 피하고, 강한 압력이나 두드리기(tapping) 자극으로 아동을 조직화 한다.
- 감각입력을 조직화하는 활동을 시킨다; 예를 들면, 고유수용성감각과 촉각을 함께 제공하면 촉각경험에 도움을 준다.

각성수준은 전정감각, 고유수용성감각, 심부압박, 그리고 다른 여러 감각을 사용함으로써 조절된다. 감각입력에 대한 아동의 반응을 관찰하여 감각입력의 적절한 사용에 대한 정보를 얻을 수 있다. 어떤 아동들은 가볍게 흔들어 주는 것을 편안해하고, 어떤 아동들은 공위에서 튕겨주는 것을 좋아한다. 최상의 각성상태를 유지하기 위해 아동의 반응을 살펴야 한다.

촉각입력에 대한 저반응(Hyporesponsivity to Tactile Input)

뇌성마비아동은 가끔 촉각입력에 저반응을 보인다. 이런 아동들은 여러 가지 다양하고 많은 양의 촉각입력을 요구한다. 촉각입력에 대한 저반응이나 감각등록이 잘 안될 경우 아동의 각성상태, 집중력, 학습, 그리고 운동 발달에 부정적인 영향을 미친다. 일반적으로 필요한 감각입력을 받으면 신체인식은 더욱 뚜렷해진다. 치료 중에 피부를 문지르거나(sweep) 압박이 가미된 두드리기와 같은 심부압박이나 고유수용성감각 자극의 촉진은 좋은 반응을 얻는다. 저긴장인 아동들은 촉각이나 다른 감각입력에 대하여 높은 역치를 가지므로 흔히 촉각입력에 대한 저반응을 보인다(Bobath and Bobath 1969). Curry와 Exner(1988)의 촉각에 대한 연구가 이러한 생각들을 뒷받침한다. 뇌성마비아동은 부드러운 물건보다 딱딱한 물건의 조작을 좋아하는데 이것은 촉각입력에 대한 저반응을 의미한다. 촉각입력에 대한 저반응은 신체상이나 운동계획의 발달에 지장을 준다.

촉각입력에 대한 감소된 반응은 각성수준을 높이고 조직화하는 가벼운 접촉, 체중지지와 같은 촉각이나 고유수용성감각을 주어 치료한다. 촉각이나 고유수용성감각에 저반응을 보이는 아동들은 신경발달치료에 지연된 반응 또는 무반응을 보일 수 있는데, 일부 아동들은 고정 패턴을 감소시키고 많은 양의 고유수용성감각을 제공하는 점프와 같은 활동으로 긴장도를 낮추어 치료에 대한 최대 반응을 유도할 수 있다.

촉각구별(Tactile Discrimination)

Tachdjian, Minear(1958)와 Kenney(1963)는 41%~73%의 뇌성마비아동들이 촉각구별장애가 있다고 하였다. 촉각구별장애는 촉각이 입력된 지점을 지적하지 못하고, 입체인지지각(stereognosis) 능력의 감소, 두점 분별력(two point discrimination; topognosis)의 감소, 서화감각(graphesthesia)의 감소, 그리고 둔한 것과 날카로운 것에 대한 감각구별의 실패 등으로 설명된다(Kenney 1963; Lesny et al. 1993; Tachdjian and Minear 1958). 무정위성아동들에 비하여 혼합형이나 긴장성 아동들이 더 많은 손상을 보인다(Tachdjian and Minear 1958; Lesny et al. 1993). Bobath(1961)는 편마비에서 보이는 촉각구별장애는 손상된 측을 무시하거나 사용하지 않아서 나타난다고 하였다. 이런 장애는 아동의 기능 수행능력에 운동장애만큼 손상을 준다. 편마비에서 촉각구별장애는 마비된 측에만 국한되어 있지 않고, 종종 신체 전반에서 나타난다(Lesny et al. 1993; Monfraix, Tardieu, and Tardieu 1961). Tachdjian과 Minear(1958)는 감각구별장애가 두정엽의 피질이나 시상 또는 두 곳 모두의 손상이 일차적인 원인이라는 가설을 제안하였다. 일반적인 촉각처리의 장애는 대개 운동계획 장애를 동반한다. 10명의 뇌성마비아동에게 SIPT(Ayres 1989)를 시행한 결과 손가락 인식(identification), 서화감각, 촉각 자극의 지적(localization)에 어려움을 보였다.

촉각구별장애는 학습장애아동의 운동계획의 손상과 광범위한 관련이 있는데(Ayres 1965, 1966a, 1969, 1977), 이 개념은 Kenney(1963), Monfraix, Tardieu, Tardieu(1961)에 의해 뇌성마비아동에서도 확인되었다. 촉각구별장애는 아동이 사물이나 환경과의 상호작용에서 적절한 피드백을 받지 못하는 요인이 되어 운동문제를 증가시킨다.

촉각구별장애는 아동이 촉각이 입력된 지점을 지적하거나 눈을 감고 물체를 인지하기(입체인지), 눈을 감고 한점인지 또는 두점인지 구별하기, 눈을 감은 상태에서 피검자의 손등에 그린 그림을 따라 그리기(서화감각) 등으로 평가한다.

아동의 신체적인 상태가 검사에 지장이 없다면 SIPT(Ayres 1989)가 사용될 수 있지만 이러한 촉각평가의 결과는 표준검사로 인정되지 않으므로 주의해서 분석하여야 한다.

촉각구별장애의 치료는 적응반응이 나타날 수 있는 다양한 촉각경험을 처리할 수 있는 활동이 필요하다(Ayres 1979). 뇌성마비아동의 치료는 아동이 접촉한 지점에 손을 위치함으로써 촉각이 입력된 곳을 인식할 수 있도록 해야 할 것이다. 이러한 활동에는 물건의 재질을 구별하기를 사용할 수 있다. 또한 아동에게 감각에 반응할 충분한 시간을 주는 것이 중요하다. 다음과 같은 활동은 적응반응을 촉진시켜 주면서 촉각입력도 함께 제공한다:

- 촉각을 이용하여 통 안에서 물건 찾기
- 주머니에서 재질이나 모양이 같은 물건을 찾아 맞추기
- 몸의 여기저기에 붙인 스티커 찾기(그림 4-10)
- 옷 속에 감춘 다양한 재질의 공 찾기(6장의 활동 21 참조)
- 상지의 독립적인 움직임을 촉진하기 위하여 페인트 붓 소독 붓으로 또는 손으로 몸의 여기저기에 면도크림을 바르기(그림 4-11)
- 쌀, 콩, 또는 비누거품으로 채워진 다양한 촉각 통에 발을 넣었다, 빼었다 함으로써 서기 자세로의 이행을 촉진시키기
- 필요한 움직임에 따라 여러 자세에서 손가락 그림그리기, 톱밥이나 모래를 섞어 그림그리기, 면도크림, 푸딩, 비누거품, 달걀거품으로 그림그리기
- 치료사가 아동을 치료하면서 아동의 신체 여러 곳에 로션을 문질러 목욕하는 흉내를 내거나 여러 재질의 옷감으로 닦는 흉내 내기
- 공이 들어 있는 큰 상자 안에서 기어오르기(그림 4-12)

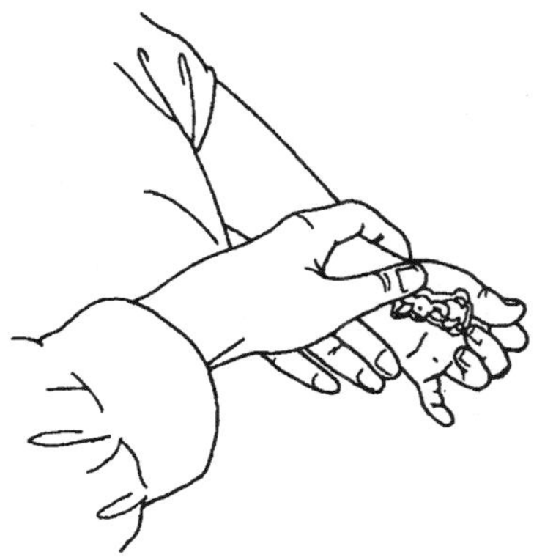

그림 4-10: 촉각구별을 위해 손바닥에 숨겨진 스티커를 찾는 것은 독립적인 전완 회전을 촉진시킬 것이다.

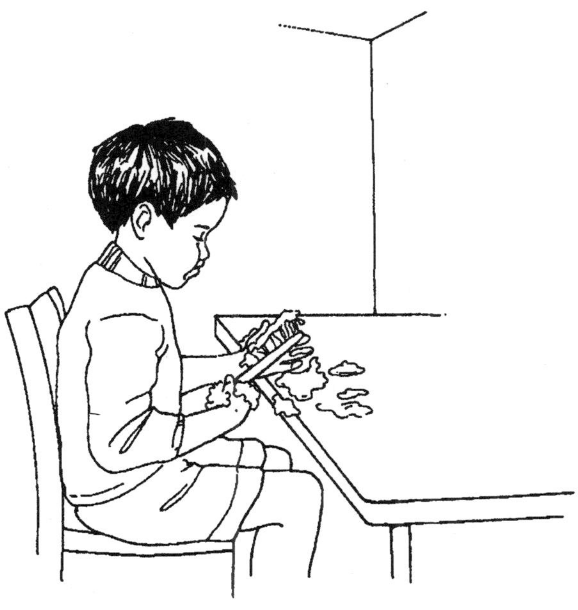

그림 4-11: 전완 회외와 같은 독립적인 상지 움직임을 촉진하는 면도크림으로 그림을 그리기 및 붓으로 그림그리기.

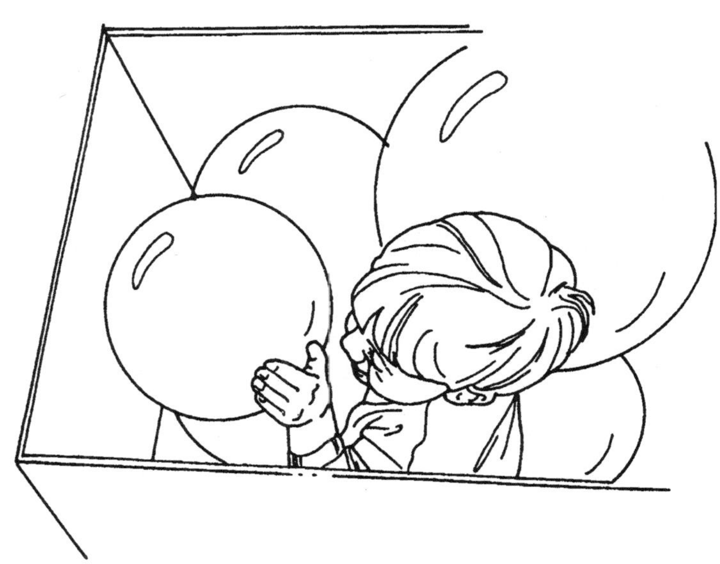

그림 4-12: 중간 크기의 공이 담긴 박스 안에서 놀기.

고유수용성감각계와 운동감각의 결핍
(Deficits in Proprioceptive System and in Kinesthesia)

고유수용성감각은 움직임의 정도 및 방향, 공간에서 몸의 위치, 근육의 장력, 그리고 물리적인 압박에 대한 정보를 제공한다(Ayres 1972a). 고유수용성감각계는 전정계와 밀접한 관련이 있는데, 두 감각계는 소뇌와 연결되고 움직임의 조절 및 협응에 기여한다(Ayres 1972a). 고유수용성감각 입력은 전정감각 입력의 조절을 돕는다(Ayres 1984; Lane 1986). 전정감각계, 고유수용성감각계, 시각계는 자세조절에 관여한다(Frank and Earl 1990; Ayres 1972a). 근육으로부터의 고유수용성감각 피드백은 근 긴장도에 의해 영향을 받는다(Sugden and Keogh 1990).

뇌성마비아동은 근 긴장도가 증가하거나 감소 또는 동요하는데, 이러한 근 긴장도는 근육이나 관절로부터의 고유수용성감각 피드백에 영향을 준다. 뇌성마비아동은 상지나 손가락의 위치를 알 수 없다는 점에서 위치감각의 어려움을 보인다(Kenney 1963; Tachdjian and Minear 1958; Wann 1991). 운동감각(kinesthesia)장애는 무정위성이나 동요하는 근 긴장도를 보이는 아동들보다 경직성이나 운동실조성 아동들이 더 심하다(Minear 1956; Monfraix, Tardieu, and Tardieu 1961; Nashner, Shumway-Cook, and Marin 1983; Opila- Lehman, Short, and Trombly 1985; Phelps 1949). 그러나 동요하는 긴장도를 보이는 아동들은 정상적인 근 긴장도를 보이는 아동들 보다 더 많은 운동감각의 실수를 보인다(Opila-Lehman, Short, and Trombly 1985; Monfraix, Tardieu, and Tardieu 1961). 임상적으로 부적절한 고유수용성감각 피드백은 핸들링 시 느리거나 불충분한 자동적인 자세반응의 활성화를 보이는 아동들에게서 관찰되는데, 이것은 운동실조성 아동들에게서 가장 흔히 나타난다(Bobath and Bobath 1969; Nashner, Shumway-Cook, and Marin 1983). 자세조절의 문제는 신체 위치와 움직임을 인식하지 못하는 것과 관련이 있으며, 이는 고유수용성감각과 전정감각계와 밀접한 관련이 있다(Nashner, Shumway-Cook, and Marin 1983; Minear 1956; Phelps 1949). 뇌성마비아동에서 고유수용성감각계의 영향을 무시할 수 없다. 앞에서 언급한 바와 같이 뇌성마비아동은 움직임을 조절하기 위한 고유수용성감각을 사용하는데 어려움이 있다(Sugden and Keogh 1990).

고유수용성감각-운동감각장애에 대한 치료는 체중지지와 저항이 포함된 활동을 이용한다. 저항을 증가시킨 활동을 치료에 이용할 때는 적절한 신체 정렬을 고려하는 것이 중요하다. 진동 장난감은 운동감각과 고유수용성감각 향상에 사용할 수 있다. 체중지지와 저항을 이용한 고유수용성감각과 운동감각 치료에 이용되는 활동은 아래와 같다:

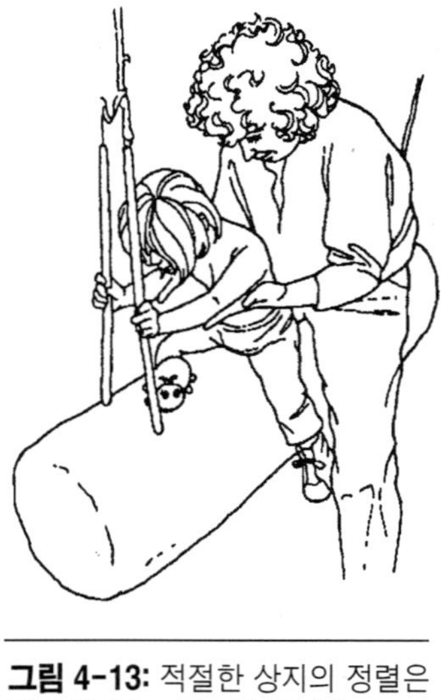

그림 4-13: 적절한 상지의 정렬은 매달려 있는 볼스터 그네(bolster swing)의 손잡이를 미는 동안 촉진된다.

- 볼스터 그네(bolster swing)나 플랫폼 그네(platform swing)를 양 상지로 밀거나 당기는 것. 적절한 근육 활성화를 위하여 앉기, 반무릎 서기, 또는 선 자세에서 치료사의 도움을 받아 수행할 수 있다(그림 4-13).

- 스쿠터 보드나 공 위에 엎드려서 손을 뻗어 부드러운 블록 빌딩을 무너뜨리거나 공을 굴려서 핀 넘어뜨리기(그림 4-14)
- 앉거나, 반무릎 서기나 선자세로 세워 놓은 볼스터(bolster) 밀기
- 손 치료를 위한 치료적 핸들링과 함께 찰흙에 핀이나 작은 물건을 꽂고 빼는 활동
- 줄다리기(6장의 활동 26 참조)
- 상지로 손수레 걷기(6장의 활동 11 참조)
- 스쿠터 보드나 그물 그네를 타고 매달린 줄을 당겨 앞으로 나가기
- 삼각대 활동(6장의 활동 22, 23 참조)
- 기어오르기 활동을 촉진하기

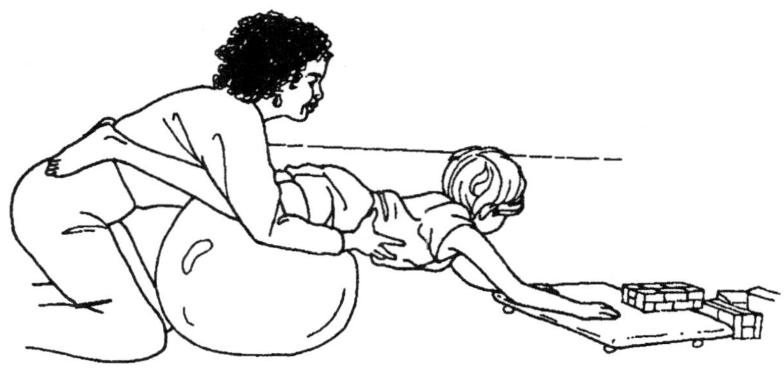

그림 4-14: 스쿠터를 사용한 블록 넘어뜨리기는 상지의 체중지지와 움직임을 촉진하고 고유수용성 감각 입력을 제공한다.

전정감각 처리의 장애(Deficits in Processing Vestibular Input)

뇌성마비아동은 전정감각 처리의 장애를 보이는데, 종종 움직임의 장애로 잘못 해석된다(Torok and Perlstein 1962). Torok와 Perlstein(1962)은 403명의 뇌성마비아동을 대상으로 한 연구에서 경직성 뇌성마비아동의 30%에서 부적절한 전정감각 처리를 보였으며, 무정위성 아동들은 감소된 반응이나 무반응을 보였다고 하였다. 뇌성마비가 아닌 아동들이 기능적인 근 긴장도의 감소, 짧은 회전 후 안구진전 반응, 중력에 대한 신전반응의 감소, 양측 협응운동의 어려움, 움직임 시 시각적인 자세상호작용의 손상, 피드포워드의 손상, 균형과 평형반응의 저하, 구역질같은 증상이 없이 과도한 양의 전정감각 자극을 요구하는 등의 소견을 보일 때 전정감각 처리에 어려움이 있다고 진단한다(Montgomery 1985; Ayres 1972a). 이런 여러 증상들은 움직임의 장애를 보이는 뇌성마비아동에게서도 나타나므로 움직임의 문제와 전정감각 처리의 문제를 구별하기 위해 아동의 운동이나 중력에 대한 반응을 조심스럽게 평가하는 것이 중요하다.

뇌성마비아동은 두 가지 형태의 전정감각 처리장애를 보이는데 조절장애와 움직임이나 중력에 대한 과소반응이다. 전정감각조절장애는 움직임과 중력에 대한 불안반응으로 다시 구분한다.

움직임에 대한 불안반응과 중력불안 (Aversive Reactions to Movement and Gravitational Insecurity)

움직임에 대한 불안반응과 중력불안은 뇌성마비아동과 다른 발달장애아동들에게서 종종 관찰된다. 조절장애가 반드시 전정감각계의 기능장애를 의미하지 않는다. 움직임에 대한 불안반응은 전정감각의 입력을 조절하는 억제 기전의 손상으로 나타날 수 있다. Torok와 Perlstein(1962)은 뇌성마비아동의 30%에서 전정감각 입력에 대한 과민반응을 확인하였으며 이것을 전정계에 기초한 기능장애라고 언급하였다.

움직임에 대한 불안반응은 다른 감각입력에 대한 조절 능력을 감소시킬 수 있다. 중력불안이나 부적절한 자세조절과 움직임에 대한 불안반응을 구별하는 것은 중요하다. 움직임에 대한 불안반응은 아동의 몸 전체가 지지 되었음에도 불구하고 공간에서 움직일 때 나타난다. 이런 증상을 보이는 아동들은 움직이는 도구를 타기 어렵고 차를 탈 때 메스꺼움을 호소한다.

중력불안은 전정감각조절장애에 포함된다. 뇌성마비아동에게 흔히 관찰되는 중력불안은 공간에서 움직이거나 바닥에서 몸이 들려질 때, 열린 공간 앞에 놓여 질 때 공포를 느끼는 것이다. 아동들은 종종 치료용 공 위에 있게 하거나, 열려진 공간을 바라보고 서거나 움직일 때 그런 행동을 보인다. 흔히 부적절한 자세조절이나 움직임의 경험이 없기 때문에 나타나는 공포로 판단된다. 이런 행동들은 선택 가능한 핸들링을 제한하여 아동의 호전을 방해한다. 신경발달치료 중에 중력불안의 증상이 나타날 때는 아동이 더 불안해하고 치료의 효과가 없으므로 원인이 되는 핸들링을 중단하여야 한다.

중력불안을 지닌 아동은 직선상의 전정감각과 고유수용성감각이 결합된 경험을 제공하여 치료한다(Koomar and Bundy 1991). 치료는 아동이 전정감각 입력을 조절하도록 천천히 시작한다. 예를 들면, 아동이 발을 바닥에 단단히 디딘 상태로 공이나 큰 튜브에 걸터앉아서 치료를 시작한다. 아동의 발이 바닥에 닿은 상태에서 천천히 공을 바운싱(bouncing)한다. 아동이 공을 바운싱하도록 하거나 바닥에서 물건을 집어 통에 넣도록 시킨다(그림 4-15). 독립적으로 서고 걸을 정도가 되는 아동을 열린 공간 앞에 세워놓고 후방보행기(posterior walker)를 사용하여 걷도록 하면 아동은 공포로 인해 불안감을 보일 수 있다. 이런 경우에는 아동의 공포가 줄어들 때까지 아동의 앞에 지지기구를 두는 것이 좋다.

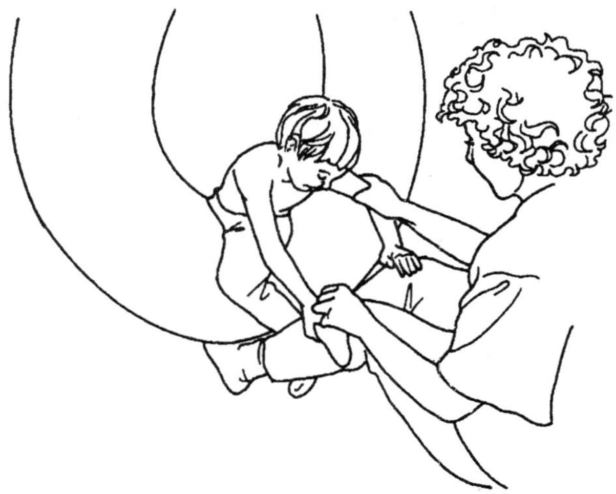

그림 4-15: 아동은 매달린 타이어 그네에서 발을 바닥에 붙이고 앉아, 콩주머니를 집거나 통속에 집어넣기를 통해 움직임을 시작한다.

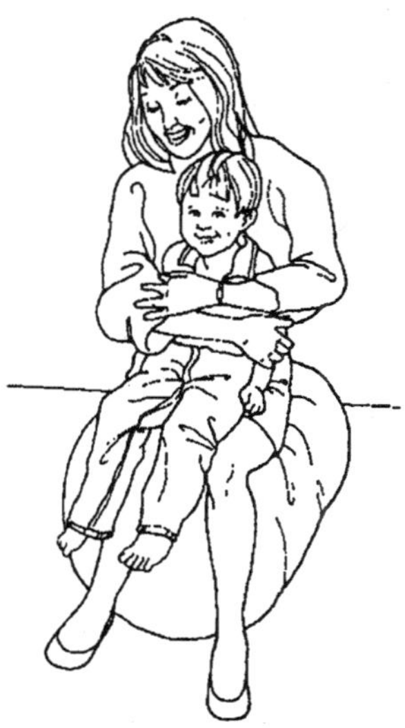

그림 4-16: 치료사는 아동이 자신에게 기대게끔 하고 팔로 아동의 체간을 감싸 지지한 후, 공 위에서 튀거나 좌우로 체중을 이동한다.

전정조절장애의 또 다른 치료로는 치료사의 무릎 위에 아동을 앉히고, 치료사는 큰 공 위에 앉는다. 아동은 치료사의 신체에 기댄다. 치료사의 손은 아동의 체간에 압력을 제공하면서 공 위에서 튕기거나 혹은 좌우로 움직인다(그림 4-16). 이 자세에서는 강한 압력과 고유수용성감각을 주어 아동이 조절할 수 있게 한다.

전정감각 입력에 대한 저반응
(Hyporesponsiveness to Vestibular Input)

전정감각 입력에 대한 저반응은 대부분 무정위성인 아동들에게서 나타나나 과긴장과 실조증에서도 관찰된다(Torok and Perlstein 1962). 전정감각 입력 시 감소된 반응은 핸들링 하는 동안에 움직임에 대한 단서(cues)에 반응하지 못하기 때문에 치료 시 영향을 미친다. 전정감각 입력에 대해 감소된 반응을 보이는 뇌성마비아동들은 증가된 항중력 신전 운동의 직선운동에 반응을 보이지 않는다. 굴곡에 대한 균형이 없는 직선 움직임의 증가된 신전은 뇌성마비아동의 바람직하지 않은 반응이므로 치료하는 동안에 예방해야 한다. 그러나 직선운동에서의 감소된 반응은 진단에 이용되고, 이런 장애는 전정감각 처리장애와 관련되며, 뇌성마비아동들에서 종종 보인다.

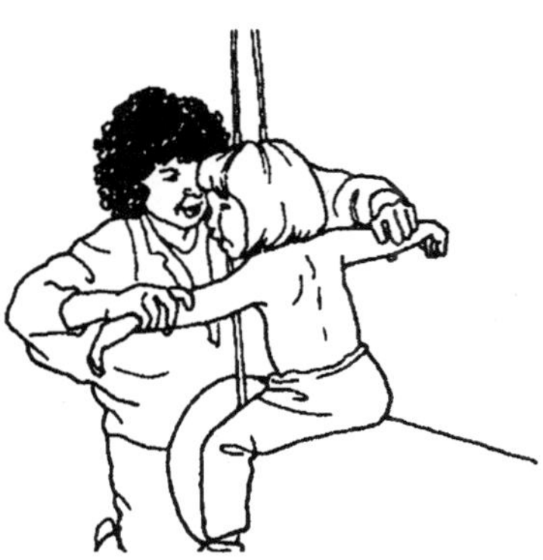

그림 4-17: 체간의 자세 조절은 볼스터 그네(bolster swing)가 움직이는 동안 촉진된다.

전정입력에 저반응인 아동들은 증가된 전정감각 입력에도 낮은 각성수준을 보인다. 전정감각 입력의 효과는 아동의 행동에서 관찰되며, 기민성과 근 긴장도와 운동반응, 감정 반응에 영향을 준다. 전정감각 입력에 대한 저반응의 치료는 매다는 도구를 사용한다(그림 4-17). 치료하는 동안에 가능한 비정상적인 패턴과 긴장도의 증가가 강화될 수 있다는 가능성에 주의해야 한다. 감각통합치료의 이용은 신경발달치료에 대한 이해가 요구된다.

실행(Praxis)

실행은 익숙하지 않는 행동의 과정을 생각하고 체계화하여 시행하는 능력이다(Ayres 1979). 여러 피질이나 피질하 신경원 기전에 의존하고 뇌성마비아동이나 다른 발달장애아동에게 흔히 문제가 된다. 행동은 개인이 신체, 공간, 그리고 환경에 있는 물체로부터의 감각정보를 처리하고, 그것에 대해 목적적인 반응을 보이는 것을 필요로 한다(Ayres 1985). 다양한 장애를 갖는 아동들이 위에서 언급한 여러 부분에 문제를 보이므로 실행에 어려움을 갖는 것은 놀라운 일이 아니다.

개념화(Ideation)

개념화 또는 상상의 관점에서, 어떤 행동을 개념화하는 능력은 인지기술을 포함한 여러 과정에 의존한다. 인지장애가 있는 뇌성마비아동은 상상하는 능력에 장애를 보인다. 하지만 어떤 아동들은 상상력은 뛰어나지만 그것을 실행할 운동능력이 결여되어 있다.

타이밍과 운동계획(Timing and Motor Planning)

뇌성마비아동들은 장애물에 대응하고 공간에서 움직일 때 타이밍과 운동계획의 문제를 보인다. 예를 들면, 반복적인 치료적 핸들링으로 운동요소를 촉진시켜도 아동이 능동적으로 그 동작을 순차적으로 시행하지 못할 때 운동계획의 문제가 명백해진다. 이런 상황이 장기간 계속될 때 문제는 더욱 뚜렷해진다.

편마비아동들은 독립적으로 보행이 가능한 후에 명백한 실행장애를 보인다. 이런 경우에 자세와 움직임의 장애를 고려하면서 전통적인 감각통합치료의 접근과 함께 타이밍과 운동계획에 대한 치료를 하는 것이 중요하다. 편마비아동과 다른 경미한 뇌성마비아동들은 종종 적절한 순차적 과정과 시간적 대응 기술을 발달시키는 것이 필요하다. 그런 기술은 움직이는 목표물에 대한 반응으로 시간에 맞추어 움직임이는 활동을 통해 향상된다.

예상(Anticipation)

Goodgold-Edwards와 Gianutsos(1990)는 외부적인 사건과 일치된 움직임을 생산하는 능력에 따르는 지각적인 운동 기술을 일치된 예상이라고 기술하였다. 이것은 과제의 요구에 맞추어 지각, 운동기능, 시간, 그리고 지식과정을 일치시키는 것을 필요로 한다. 인지과정은 운동행동을 보조하기 위한 감각정보의 사용 전략을 포함한다. 외부의 사건에 일치하여 움직임을 계획하는 능력은 피드포워드에 의존한다. 피드포워드는 전정감각과 고유수용성감각의 처리와 관계가 있고 목적적인 활동을 하는 동안 감각입력의 조절된 사용이 치료 시 요구된다(Fisher 1991).

행동수행 시 조절되지 않은 수의적인 움직임의 수행에 피드포워드가 필요하다는 것을 기억하는 것이 중요하다(Fisher 1991). 감각통합장애아동과 경미한 뇌성마비아동의 치료는 빠르고 시기 적절한 행동이 추가된다. 행동은 시간적, 공간적 요구도가 포함된다. 시간적 정확성은 아동이 움직이거나 목표물이 움직일 때 또는 아동과 목표물이 동시에 움직일 때 요구된다(Koomar and Bundy 1991). 공간적 정확성은 아동은 움직이지만 목표물은 정지했을 때 요구된다(Koomar and Bundy 1991). 치료할 때 아동의 감각과 운동의 필요에 따라 활동의 시-공간적 요구도를 조절하는 것은 중요하다(Koomar and Bundy 1991). 예를 들면, 움직이는 공을 치기 어려운 뇌성마비아동은 고정대에 있는 볼을 치는(공간적-공간적 요구) 적응된 활동이 필요하다. 이렇게 적응시킨 활동은 공간적인 것만을 요구한다.

수행(Execution)

뇌성마비아동의 운동장애는 과제 수행에 영향을 준다. 그러나 아래의 예와 같이 수행장애와 실행장애는 구별해야 한다. 두 명의 뇌성마바아동이 신경발달치료와 감각통합치료가 시행되는 기관에서 치료를 받고 있다. 이 중 경미한 편마비 아동에게 그네에서 내리라고 하면 아동은 어떻게 해야 할지 모른다는 반응을 보인다. 독립적으로 앉거나 서지 못하는 경직성 양지마비인 다른 아동은 치료사에게 과제를 완성하는 각 과정을 말로 설명한다. 이 예는 신경근육 장애에 의한 수행장애와 운동계획 문제를 설명한다. 편마비아동은 과제 수행에 필요한 과정을 알지 못하는 운동계획 장애를 보인다. 경직성 양지마비 아동은 작업 수행 과정은 알고 있지만 아동의 운동장애가 과제 수행을 방해한다. 뇌성마비아동의 운동계획의 문제는 움직임 수행의 문제와 일치하지 않는다. 편마비아동은 움직임의 요소는 갖고 있지만 과제 수행에 필요한 운동계획 능력이 없다. 경직성 양지마비 아동은 과제에 대한 운동계획은 가능하지만, 독립적인 수행을 위한 운동 요소를 갖고 있지 않다.

집중력과 행동조직화를 위한 각성수준 (Arousal Level for Attention and Organization of Behavior)

뇌성마비아동은 각성정도에 영향을 주고, 결과적으로 집중 능력과 행동을 조직화하는 능력에 부정적인 영향을 미치는 감각등록과 조절의 장애를 보인다. 아동의 전반적인 각성수준은 한 회기(session)의 성공에 영향을 주므로 각성수준 정도를 아는 것은 중요하다. 예를 들면, 낮은 각성수준은 감소된 근 긴장도, 지속적인 집중력의 장애, 그리고 환경과의 상호작용에 대한 흥미의 감소를 보인다. 한편, 높은 각성수준은 지속적인 집중력의 감소, 비조직화된 행동을 동반 한다(아동이 적절한 각성수준을 갖도록 하는 치료사는 여러 영역에서 아동의 기능적 수행에 영향을 미칠 수 있다).

Wilbarger와 Wilbarger(1991, 6)는 "가장 명료하고, 적응되고, 기술적일 수 있게 하는 특정한 활동과 감각의 양"을 "감각식이(sensory diet)"라고 기술하였다. 뇌성마비아동은 스스로 감각식이를 제공할 수 없으므로 다른 사람이 해 주는 것이 필요하다. 그러므로 각성상태에 영향을 주는 감각입력의 사용을 이해하는 것은 중요하다. 예민하고 감각입력을 조절할 수 없는 아동은 치료사가 심부압박, 고유수용성감각, 그리고 전정감각 입력을 제공함으로써 도움을 줄 수 있다(Wilbarger and Wilbarger 1991). 저반응인 아동은 가벼운 촉각, 진동, 그리고 자세조절과 능동적인 움직임을 향상시키는 전정감각과 고유수용성감각에 반응을 보인다.

감각처리 장애의 치료에 사용되는 공간과 도구는 필요한 감각식이를 획득하는 기회를 제공한다. 또한 공간과 도구는 각성수준과 탐색에 영향을 주는 새로운 경험을 제공한다. 요약하면, 뇌성마비아동의 치료 시 각성수준의 역할을 이해하고, 아동들에게 조절된 감각입력의 사용을 통해 적절한 각성수준을 획득할 수 있는 감각식이를 제공하는 것이 매우 중요하다.

요약(Summary)

감각통합장애아동에서 보이는 일차적인 감각장애는 뇌성마비아동에서도 관찰된다. 감각등록, 조절, 구별에서 장애가 확인되고, 각성수준, 집중력, 동기, 행동의 조직화 그리고 운동계획에 영향을 준다. 어떤 경우에는 움직임의 문제보다 감각장애가 기능에 더 큰 영향을 미친다.

뇌성마비아동에서 문제 영역을 확인할 때 움직임과 감각처리 모두 고려해야 한다. 움직임 분석에 익숙하고 감각처리 장애의 임상적인 증상에 대해 잘 아는 것이 중요하다.

제 5 장

발달장애아동의 평가와 치료에 신경발달치료와 감각통합치료의 사용

The Use of Neuro-Developmental Treatment and Sensory Integration in the Assessment and Treatment of Children with Developmental Disorders

신경발달치료와 감각통합치료는 뇌성마비와 감각통합 장애뿐 아니라 다운증후군, 자폐증, 유약엑스증후군(fragile X syndrome), 시력장애, Prader-Willi 증후군, 레트(Rett' s)증후군, 그리고 다른 발달장애아동들을 치료하기 위하여 결합하여 사용할 수 있다. 이러한 진단을 받은 아동들은 감각처리와 움직임에 모두 문제를 가지고 있고 감각통합치료와 신경발달치료를 결합한 치료로 도움을 받을 수 있다. 어느 치료방법에 중점을 둘 것인가는 개개의 아동이 갖고 있는 문제에 따라 결정된다. 이 장에서는 신경발달치료와 감각통합치료 원리의 결합으로 도움이 될 수 있는 자폐증, 다운증후군, 유약엑스증후군의 평가와 치료 시 신경발달치료와 감각통합치료 원리의 결합이 주는 이점에 대해 설명한다. 새로운 대상에게 치료방법을 적용할 때, 치료사는 예상되는 호전 정도 등에 대하여 충분히 알아야 한다.

시력장애가 있는 아동은 중력불안, 촉각방어 등과 같은 감각조절 장애와 신체도식 발달에 지장을 주는 감각구별장애를 가진다. 또한 머리를 숙인 상태로 유지하기, 체간회전의 부족, 자세조절 부족 등과 같은 자세의 불규칙성과 저긴장증을 보인다. 이러한 불규칙한 자세조절은 감각장애에 의하여 초래되지만, 이러한 문제는 전정감각, 고유수용성감각, 촉각입력의 체계적인 이용과 촉진으로 치료할 수 있다. 감각통합영역에서 감각조절과 감각구별장애의 치료는 아동이 공간에서 움직이고 환경을 탐색하는 능력에 영향을 미친다. 신경발달치료와 감각통합치료는 아동 발달의 특정 시점에서 치료계획을 세우는데 주요 역할을 한다.

Prader-Willi증후군의 경우, 신체도식 발달에 지장을 주는 감각처리 문제를 치료하면 보행과 같은 움직임 패턴을 획득하는데 도움을 줄 수 있다. 특별한 예를 하나 들면, 18개월 된 여아가 있었는데 무릎 아래에 충분한 양의 체성감각 입력을 경험하고 적응할 때까지 아동은 독립적으로 보행하지 못하였다. 치료사는 아동이 보행을 배우면서 발을 탐색하고, 하지에 적용된 촉각 입력을 인지하지 못하는 것을 관찰하고 체성감각 입력의 필요성에 초점을 맞췄다. 이러한 사례에서 신경발달치료와 감각통합치료의 사용이 다른 치료와 함께 중요한 역할을 한다는 것을 알 수 있다.

아래 내용들은 다운증후군, 자폐증, 유약엑스증후군 아동들의 움직임과 감각장애와 관련하여 신경발달치료와 감각통합치료 원리를 작용할 때 나타나는 이점에 대하여 설명한다.

다운증후군(Down Syndrome)

다운증후군은 700명의 신생아 중 1명 정도 발병하는 가장 흔한 염색체 이상이다(Shield, Dickens, and Jensen 1981; Volpe 1986). 다운증후군은 일반적으로 21번 삼염색체(trisomy 21), 여분 염색체 물질의 전위(21번 염색체가 잘려져 다른 염색체에 부착), 모자이크 현상(단지 몇몇 세포만 여분의 21번 염색체를 가짐), 그리고 드물게 기타 비정상 염색체로 분류된다(Coleman 1978; Diamond, Lynne, and Sigman 1981; Donell et al. 1975; Miola 1987). 다운증후군은 종족, 지리적 위치, 출생 시 계절과 관계없이 발생한다(Bell 1991). 다운증후군에서 신체, 운동, 정신적 수준은 매우 다양하다(Melyn, White 1973; Smith 1975). 여기에서는 다운증후군에서 나타나는 신체적, 의학적, 지적, 감각, 그리고 운동 특성에 대하여 설명한다.

일반적 특성(General Characteristics)

다운증후군은 대부분의 발달 영역에서 손상을 받는다. 신체적, 의학적, 지적, 감각, 그리고 운동 문제가 다운증후군에서 나타나는 가장 흔한 특성이다.

다운증후군에서 보이는 신체적 특성은 다양하며 다음과 같다:

- 작은 키
- 짧고 두꺼운 목, 거칠고 건조한 피부
- 후두골이 평편한 단두증(brachycephalic skull)
- 비스듬한 눈꺼풀 틈새(slanting palpebral fissures)
- 납작한 코
- 작고 기형적인 귀
- 작고 발달이 덜된 위턱뼈
- 구강 용적의 감소
- 불규칙하고 비정상적으로 정렬된 작은 이빨
- 갈라지고 앞으로 나온 혀
- 작은 손가락과 작고 넓은 손, 작고 구부러진 5번째 손가락
- 원숭이 손바닥 주름(palmar simian crease)

(Levinson, Friedman, and Stamps 1955; McIntire, Dutch 1964; Sanger 1975)

다운증후군에서 보이는 특징적인 의학적 합병증:

- 십이지장 협착(duodenal stenosis)
- 심장 기형(가장 흔한 심방심실 판막증, 심실벽 결손)
- 혈액학적 이상(적혈구 과다증, 백혈병)
- 경기(seizure disorders)
- 폐쇄성 수면 무호흡증(obstructive sleep apnea)
- 귀, 피부, 상기도 감염

(Coleman 1978; Michaels 1990; Noonan et al 1987; Silverman 1988)

지능, 운동, 감각 특성 중에서 가장 뚜렷한 것은 나이가 들면서 지능과 운동 발달 비율이 감소한다는 것이다(Brown et al. 1990; Carr 1970; Fishler, Share, Koch 1964; Harris 1981; LaVeck, Brehm 1978; Miola 1987; Share 1975). 대부분의 다운증후군 아동들은 경증 또는 중등도의 지능저하를 보인다(LaVeck, Brehm 1978; Miola 1987; McIntire, Menolascino, Wiley 1965; Pruechel, Bernier, Pezzullo 1991). 가장 늦게 호전되는 영역으로 표현 언어의 획득은 표현되는 운동 수행 능력보다 지적 수행 능력이 우월하다(Harris 1981b; Fisher, Share, Koch 1964; Share 1975).

다운증후군의 운동 특성에서 가장 두드러진 것은 저긴장증과 과도한 움직임이다(Coleman 1978; Levinson, Friedman, Stamps 1955; Miola 1987; McIntire, Dutch 1964; McIntire, Menolascino, Wiley 1965). 감각처리의 장애는 전정감각, 고유수용성감각, 촉각, 시각, 청각을 포함한 감각계에 영향을 준다. 감각처리의 특성 중, 다운증후군 아동들은 자극에 대해 낮은 역치를 가지며(Bridges and Cicchetti 1982) 많은 자극에 의하여 혼동, 산만해지며(Share 1975), 새롭고 다양한 자극을 찾는다(Bradley-Johnson, Friedrich, Wyrembelski 1981). 감각처리의 장애로 나타나는 다른 행동 특성은 충동적이고 무계획적인 행동(Kopp, Krakow, Johnson 1983; Share 1975), 주의력 결핍 장애(Cuskelly, Dadds 1992; Gath, Gumley 1986; Green, Dennis, Bennets 1989; Pueschel, Bernier, Pezzullo 1991), 순하고 조용한 전형적인 특성과는 맞지 않는 변덕스런 기질이다(Baron 1972; Bridges, Cicchetti 1982; Green, Dennis, Bennets 1989; Gunn, Berry, Andrews 1981, 1983; Share 1975). 이런 행동은 아마도 신경억제 기전의 결손과 자극에 대한 습관화(habituate)의 실패에 기인한 것으로 여겨진다(Loveland 1987).

감각계(Sensory Systems)

다운증후군 아동의 감각처리의 장애는 전통적으로 감각통합 장애 아동들에게 나타나는 것과 같이 주의력, 행동, 학습, 운동 기술을 방해하지만, 두 집단은 문제의 원인이 다르므로 기대되는 치료의 결과도 다르다. 다운증후군 아동에서 나타나는 감각처리의 특징은, 평가와 치료에 있어 감각통합치료를 필요로 하는 운동 수행능력과 행동에 영향을 주는 전정감각, 고유수용성감각, 촉각, 시각, 청각계의 감각등록과 조절에 장애를 보인다.

전정계(The Vestibular System)

다운증후군 아동들은 저긴장성, 항중력 신전의 저하, 부적절한 자동적인 자세반응, 움직임에 대한 경험을 찾으려는 경향을 보인다. 감각통합 장애아동들에게 이러한 문제는 전정계 이상으로 추론 되지만 다운증후군 아동들은 다르다. 한 연구에서 전정계 자극에 대한 이상반응으로 증가된 회전 후 안구진전에 대해 기술하고 있다. Kantner와 그의 동료들은(1976) 감각통합 장애아동들과 비교할 때 다운증후군 아동들이 더 오래 동안 회전 후 안구진전을 보인다고 보고하였다. 연구자들은 이런 과잉반응이 중추신경계 억제 회로의 발달부전 때문이라고 설명하였다. 매일, 반복적으로, 특별한 전정계 자극을 10일간 반복한 결과, 중추신경계 억제 회로가 발달되어 다운증후군 아동들도 감각통합 장애아동들과 같은 정도의 억제가 관찰되었다. 자극의 결과 두 집단 모두에서 운동 수행 능력이 향상되었다. 비록 증가된 회전 후 안구진전이 반드시 전정계의 기능 장애를 의미하지는 않지만, 연구자들은 전정계 자극을 시작하여 긍정적인 결과를 얻었다.

고유수용성감각계(The Proprioceptive System)

다운증후군 아동들은 흔히 고유수용성감각처리 장애를 보인다. 가장 흔히 보이는 장애는 관절의 위치와 움직임을 감지하는 것에 대한 어려움(Anwar, Hermelin 1979), 보지 않은 상태에서 관절의 위치를 기억하고 지속적으로 관절의 위치를 유지하는 것의 어려움(Davis, Kelso 1982), 고유수용성감각 피드백과 관련된(Sugden, Keogh 1990) 근 긴장도의 감소와 이완된 관절(Coleman 1978; Levinson, Friedman, Stamps 1955; Miola 1987; McIntire, Dutch 1964; McIntire, Menolascino, Wiley 1965) 등이다. 이런 신체 인식(body awareness), 관절 위치와 움직임의 감각장애는 아동이 환경과 상호작용하는데 매우 중요하다. 이런 아동들은 고유수용성감각처리가 손상된 장애아동에서 흔히 보이는 "부딪히는" 행동, 느리고 둔한 움직임을 보인다.

촉각계(The Tactile System)

다운증후군 아동의 촉각 처리 장애는 저반응, 구별, 촉각을 다른 감각과 통합하는 것의 문제 등이다. 촉각 인지의 어려움은 초기에 나타나 성인이 될 때까지 계속된다(Lewis, Bryant 1982). 가장 흔히 보고되는 행동은 다음과 같다:

- 물건에 대한 촉각탐색의 감소
- 물건에 대한 촉각과 시각탐색의 감소
- 촉각과 시각을 관련시키거나 통합하는 능력의 손상에 따라 사물에 대한

흥미의 감소
- 촉각입력의 인식 감소
- 사물 구별 능력 손상
- 입체인지 지각 손상

(Lewis, Bryant 1982; O'Connor, Hermelin 1961)

이러한 장애는 지각 경험에 심각한 영향을 주므로 학습, 행동, 운동 발달에 부정적인 영향을 미친다. 다운증후군 아동에게 보이는 불충분한 잡기 능력과 조작 기술은 부적절한 촉각처리로써 설명된다. 간단히 말하면, 손에 무엇이 있는지 느낄 수 없는 아동은 그 물건을 효과적으로 다룰 수 없다.

시각계(The Visual System)

다운증후군 아동들의 시력을 저하시키는 것과 시각적인 기형은 다음과 같다:

- 브러쉬필드 반점(brushfield spot)
- 안구진전(nystagmus)
- 사시(strabismus)
- 원시(farsightness)
- 근시(nearsightness)
- 난시(astigmatism)
- 백내장(cataracts)

(Aitchison, Easty, Jancar 1990; Pesch, Nagy 1978; Shapiro, France 1985; Wagner, Caputo, Reynolds 1990; Warshowsky 1981)

그 외에, 다운증후군 아동은 8개월경에 명백한 시지각의 성숙 지연이 나타나며 (Pesch, Nagy 1978), 이것은 목적적인 상호작용과 자세 영역에 영향을 미친다. 다운증후군 아동에게 나타나는 시각 관련 문제는 다음과 같다:

- 시각 주의력과 관련된 정보 전달 기술이 지연된다.
- 환경에 대한 시각적 탐색이 제한된다.
- 장난감을 가지고 노는 시간이 짧고, 활동을 하고 있는 것과 상관없이 엄마를 쳐다보는 시간이 많다.
- 상호작용의 초기 단계에 서로 응시하는 것이 안 되어, 점차적으로 놀이에서 사회적, 지리적으로 고립된다.
- 주위에 있는 사물들과 관련하여 다른 사람과 시각적 집중이 필요한 상호 집중의 문제가 있다.
- 다른 것보다 1차원의 사물(모양 보다는 크기)을 선호하고, 시각적인 매칭과제를 할 때 2차원이 제시되면 혼란을 겪는다.
- 시각적으로 제시된 자극을 저장하는데 어려움이 있다.

(Gunn, Berry, Andrews 1982; Landry, Chapieski 1989, 1990; Lewis, Brooks-Gunn 1984; McDade, Adler 1980; Sinson, Wetherick 1981, 1982; Stratford 1980)

이러한 문제들은 아동들이 환경에 대하여 탐색하고 배우는 것을 어렵게 하고 놀이를 포함한 일상생활활동에 집중하고 수행하는데 부정적인 영향을 미친다.

또한 시각 장애(visual deficit)는 자세조절에 부정적인 영향을 준다. 잡지 않고 앉기를 배운지 얼마 안 되는 다운증후군 아동은 주위 환경이 움직이는 것에 대해 잘 반응하지 못하는(흔들리는 자세, 비틀거림, 넘어짐) 경향을 보이는 반면, 혼자 서는 것을 배운지 얼마 되지 않은 아동은 존재하지 않는 균형의 소실을 더 강하게 보상하려 한다(Butterworth, Cicchetti 1978). 시야는 자세조절의 중요한 요소로 간주된다. 불안정한 자세(서기)에서는 더 안정된 자세(앉기)보다 시각 및 전정-고유수용성감각계의 불일치에 잘 적응하지 못한다. 이와 같이 시각계는 전정-고유수용성감각계의 정보를 미세하게 조절하는 역할을 한다.

청각계(The Auditory System)

다운증후군 아동들의 청각처리의 문제에 대해서는 많은 기록들이 있다. 77~ 82%의 다운증후군 아동들은 청력의 소실을 보인다(van Gorp, Baker 1984; Dahle, McCollister 1986). 말초성 청각이 지연되고 뇌간 청각 경로 또는 뇌간 자체의 기능과 발달이 비정상적이다(Jiang, Wu, Liu 1990). 해부학적으로 비정상적인 두개골 모양과 작은 귓구멍을 보인다(Miola 1987). 다운증후군 아동들은 비인두 또한 작아서 이것이 청력 소실에 기여한다(Brown et al 1989). 전도성(van Gorp, Baker 1984; Dahle, McCollister 1986), 감각신경성(Dahle, McCollister 1986), 그리고 혼합된 청력 소실은 다운증후군 아동들에게 흔히 발생한다(van Gorp, Baker 1984; Dahle, McCollister 1986). 반복되는 중이염에 따라 변동하는 청력 소실도 흔하다(van Gorp, Baker 1984). 중이의 질환은 다운증후군 아동들의 경도 또는 중등도의 청력 소실(Maurizi, Ottaviani, Paludetti, Lungarotti 1985)과 언어 지연의 흔한 원인이 된다.

어린 아동기의 중이염은 청소년기 다운증후군 아동들이 갖는 언어 장애의 주요 원인이 된다(Whiteman, Simpson, Compton 1986). 다운증후군 아동들은 다음과 같은 청각 관련 문제를 보인다:

- 언어지연
- 음성 모방 기술의 결손
- 특성 청각 정보의 전달이 느림
- 청각적으로 표현된 정보의 저장과 인출의 제한
- 음성-청각 정보의 기억 장애

(Hartley 1982; Mahoney, Glover, Finger 1981; Marcell, Armstrong 1982; Marcell, Harvey, Cothran 1988; McDade, Adler 1980; McIntire, Menolascino, Wiley 1965).

다운증후군 아동에게 관찰되는 청각 기억력의 감소는 청각과 시각의 산만함을 줄여도 호전되지 않는다(Marcell, Harvey, Cothran 1988). 다운증후군이나 청각 장애가 있는 아동들과 청소년들은 정상적으로 듣는 사람들과 비교하였을 때 지능 검사를 잘 수행하지 못한다(Libb et al. 1985). 다운증후군 아동들은 정상 청력을 갖은 경우에도 시각-운동과 시각-음성 과정과 비교해 보았을 때 청각-운동과 청각-음성 과정 수행에 어려움을 보인다(Pueschel, Gallagher, Zartler, Pezzullo 1987). 그러므로 시각-음성 및 시각-운동 방법에 초점을 맞춘 치료 전략이 권고된다.

운동능력(Motor Abilities)

앞서 언급한 감각처리의 불규칙성 뿐만 아니라, 다운증후군 아동들의 운동 관련 문제는 광범위하게 문헌에서 보고되고 있다. 운동 관련 문제는 소운동이나 대운동 기술의 지연과 관련있다. 전반적인 운동발달을 저해하는 가장 흔한 문제는 저긴장(hypotonia)의 감소, 부적절한 자세조절의 발달, 정형외과적 특성, 실행 능력의 장애이다. 움직임, 감각 그리고 인지장애가 대운동, 소운동 그리고 구강 운동의 수행 능력을 손상시킨다.

근 긴장도와 움직임 패턴(Muscle Tone and Movement Patterns)

다운증후군 아동들은 저긴장, 과잉 가동성(hypermobility), 그리고 신경발달 원칙에 의한 평가와 치료가 필요한 움직임 패턴을 보인다. 다운증후군 아동들에게 나타나는 운동 지연은 근 긴장도의 감소, 특히 항중력 자세를 유지하는데 필요한 근육들의 긴장도 감소가 원인이다(Zausmer 1975). 과긴장과 과잉 가동성의 움직임 패턴에 대하여 본 장에서 기술하였다. 그러나 나이가 들어감에 따라 보상적인 움직임 패턴이 습관화 되어 자세 구축이 발생하면 유연성이 감소하고(Parker, James 1985) 저긴장이 줄어든다(Loesch-Mdzewska 1968).

다운증후군 아동들에게 나타나는 근 긴장도 저하와 과잉 가동성은 적절한 근위부 안정성과 자동적인 자세반응의 발달을 저해한다. 아동들은 능동적인 체간의 움직임보다는 넓게 벌린 발과 외부의 지지에 의존한다. 다운증후군 아동에게 나타나는 균형 문제는 저긴장의 문제가 아니고 상위 수준의 자세기전의 결손 때문이다(Shumway-Cook, Woollacott 1985). 다운증후군 영아의 자세반응 발달은 5개월 혹은 그 이후부터 느리게 진행된다(Haley 1986). 아동들은 능동적인 체간회전을 포함하는 더 성숙한 움직임 패턴을 보이지 않고 편평한 면에서만 움직이다. 이러한 저긴장과 과잉 가동성으로 인한 과도한 고관절 외전과 외회전은 다운증후군 아동들이 앉고, 엎드리고, 보행하는 동안의 전환적인 움직임을 하는데 영향을 미친다(Lydic, Steele 1979; Seller, Capt 1986).

정형외과적 고려 사항(Orthopedic Considerations)

다운증후군 아동에게 신경발달치료와 감각통합치료를 사용함에 있어 아동의 움직임에 영향을 주는 정형외과적 영역에 대해 고려하는 것은 중요하다. 아동들에게 고려할 영역은 경추부, 고관절, 슬관절, 그리고 발이다. 다운증후군 아동들에게는 관절염도 중요한 고려 사항이다(Diamond, Lynne, and Sigman 1981).

경추부(The Cervical Area)

다운증후군 아동들에게 가장 흔하고 중대한 경추부 비정상 소견은 환축 관절 불안정(atlantoaxial instability)으로(Cope, Olson 1987), 전체의 7~21%에서 발생 한다(Cooke 1984; Cope, Olson 1987; Diamond, Lynne, Sigman 1981; Elliott, Morton, Whitelaw 1988; Pueschel 1983; Pueschel and Scola 1987; Selby et al. 1991; Special Olympics 1983; Tangerud et al. 1990; Tredwell, Newman, Lockitch 1990; Van Dyke, Gahagan 1988). 첫 번째와 두 번째 경추골 사이의 과잉 가동성으로 발생하며 진행성 병변으로 여겨진다(Bruke et al. 1985; Shikata et al. 1989). 인대의 약화, 뼈의 기형, 또는 저긴장증에 기인한다(Brooke, Brukus, Benson 1987; Bruke et al. 1985; Chaudhry et al. 1987; Cope, Olson 1987; El-Khoury et al. 1986; Martel, Uyham, Stimson 1969; Pueschel, Scola 1987; Pueschel et al. 1990; Shikata et al. 1987, 1989; Stein et al. 1991; Tredwell, Newman, Lockitch 1990). Tredwell, Newman 그리고 Lockitch(1990)는 다운증후군에서 환추와 후두골 사이의 환추후두 관절의 불안정은 널리 알려지지 않았지만(Braakhekke et al. 1985; El-Khoury et al. 1986; Brooke, Burkus, Benson 1987; Tredwell, Newman, Lockitch 1990; Stein et al. 1991) 아동들을 치료할 때 고려해야 할 중요한 문제라고 보고하였다.

경추의 한 곳 이상에서 있을 수 있는 경추 불안정은 다운증후군 아동 대부분에서 볼 수 있는 증상이다(Brooke, Brukus, Benson 1987; El-Khoury et al. 1986; Elliott, Morton, Whitelaw 1988; Pueschel 1983; Pueschel and Scola 1987; Selby et al. 1991; Stein et al. 1991; Tredwell, Newman, Lockitch 1990; Van Dyke, Gahagan 1988). 만약 척추가 틀어져 아탈구나 탈구가 발생하면 척수를 누르게 된다(Andrews 1981; Braakhekke et al. 1985; Chaudhry et al. 1987; Diamond, Lynne, Sigman 1981; Finerman, Sakai, Weingarten 1976; Hreidarsson, Magram, Singer 1982; Kobori, Takahashi, and Mikawa 1986; Konttinen and Santavirta 1987; Martel, Uyham, and Stimson 1969; Moore, McNicholas, and Warran 1987; Selby et al. 1991; Shield, Dickens, and Jensen

1981; Shikata et al. 1987, 1989; Van Dyke and Gahagan 1988; Whaley and Gray 1980; Williams et al. 1987). 그러므로 다운증후군 아동을 치료할 때 이러한 불안정을 아는 것이 중요하다.

다운증후군 아동을 치료하는 치료사는 보행의 악화, 운동 능력의 소실, 대소변 조절 기능의 변화, 목의 통증, 목의 운동성 감소, 목의 자세(사경), 사지의 근약증, 근긴장도의 증가, 심부건반사의 항진, 양성 바빈스키(Babinski) 반응, 발 간대경련 등 아탈구나 탈구시 발생하는 증상을 알고 있어야 한다(Andrews 1981; Braakhekke et al. 1985; Chaudhry et al. 1987; Cooke 1984; Diamond, Lynne, and Sigman 1981; Finerman, Sakai, and Weingarten 1976; Hreidarsson, Magram, and Singer 1982; Kobori, Takahashi, and Mikawa 1986; Martel, Uham, and Stimson 1969; Moore, McNicholas, and Warran 1987; Msall et al. 1990; Nordt and Stauffer 1981; Pueschel 1983; Pueschel and Scola 1987; Shield, Dickens, and Jensen 1981; Shikata et al. 1987, 1989; Stein et al. 1991; Tredwell, Newman, and Lockitch 1990; Whaley and Gray 1980). 환축관절 탈구의 합병증에 의하여 사망한 경우도 보고되었다(Burke et al. 1985; Chaudhry et al. 1987; DeLeon et al. 1991; Msall et al. 1990; Nordt and Stauffer 1981; Segal et al. 1991; Shield, Dickens, and Jensen 1981; Whaley and Gray 1980; Yancey et al. 1984).

고관절(The Hip)

다운증후군 아동들의 7.9%가 고관절의 병변을 보인다(Shaw, Beals 1992). 약 2%로 보고되는 고관절 탈구는 관절낭과 인대의 약화(Cristofaro, Heskiaoff 1992; Diamond, Lynne, Sigman 1981; Gore 1981; Shaw, Beals 1981)에 의한 것으로 보행에 지장을 준다(Diamond, Lynne, Sigman 1981). 고관절의 증가된 가동성은 증가된 관절가동범위, 특히 보행주기의 외회전과 관계가 있다(Shaw, Beals 1992). 장시간 외회전 자세로 앉는 것이 고관절의 비정상적인 발현을 증가시킨다(Diamond, Lynne, Sigman 1981; Shaw, Beals 1992).

슬관절(The Knee)

다운증후군 아동의 슬관절에서 가장 중요한 문제는 슬개골(patella)을 정상적인 해부학적 위치에 고정하는 인대의 약화이다(Diamond, Lynne, Sigman 1981). 다운증후군 아동들에게 슬개골의 탈구나 탈구 가능 유병율은 4~8%이다(Dugdale, Renshaw 1986; Mendez, Keret, and MacEwen 1988). 슬개대퇴관절(patellaofemoral)의 불안정과 보행 상태는 관련이 없다(Mendez, Keret, and MacEwen 1988). 아동이 보행 주기 중 움직임을 발달시키기 때문에 슬개대퇴관절의 불안정은 거의 장애를 일으키지 않고 잘 견딘다(Dugdale, Renshaw 1986). 대퇴사두근의 부담을 줄이기 위해 입각기에 슬관절을 과신전하고 신체의 무게 중심을 슬관절 앞으로 유지한다.

발(The Foot)

다운증후군 아동들에게 보이는 평발은 인대의 약화 때문이다(Diamond, Lynne, Sigman 1981). 이 변형은 종아치가 없는 정도부터 심한 회내까지 다양하다(Diamond, Lynne, Sigman 1981). 다운증후군 아동들에게 흔히 나타나는 입각기의 넓은 지지면은 이 문제를 악화시킨다.

관절증(Arthropathy)

관절증(관절질환)은 다운증후군 문헌에 기록되어 있으며 두 가지로 분류 된다: 첫 번째는, 인대약화, 저긴장증, 과잉 가동성에 의하여 연골과 뼈에 과도한 부담이 가해져서 퇴행변화가 발생하는 것이고(Yancey et al. 1984; Tangerud et al. 1990), 두 번째는 연소자성 류마티즘(juvenile rheumatoid arthritis)과 유사한 증후군으로(Andrews 1981; Sherk, Pasquariello, Watters 1982; Yancey et al. 1984; Olson et al. 1990) 전체의 1.2%에서 발생한다. 이 수치는 일반사람들의 연소자성 류마티즘 발병률보다 높다(Yancey et al. 1984). 또한 여러 관절의 병증이 보고되었다(Andrew 1981; Yancey et al. 1984; Olson et al. 1990; Tangerud et al. 1990). 다운증후군과 연소자성 류마티즘이 동시에 발생하면 척추 불안정의 문제를 심화시킨다(Sherk, Pasquariello, Watters 1982). 다운증후군 아동은 염증성 또는 퇴행성 관절염의 문제 가능성이 있으므로 뼈를 잘 유지하는 것이 필요하다. 더 정상적인 자세와 몸의 정렬, 가동성의 유지, 큰 충격을 주는 활동의 자제가 신경발달치료와 감각통합치료의 중요한 치료적 요소이다.

수행(Praxis)

다운증후군 아동에게 나타나는 움직임, 감각, 인지 장애는 개념화(ideation), 계획(planning), 실행(execution)을 포함하는 수행 기술(practic skills)에 영향을 준다. 개념화 능력은 종종 인지능력의 영향을 받는다. 다운증후군 아동들은 흔히 개념화 영역의 장애를 보이므로 새로운 환경에서 상호작용하는데 어려움을 겪는다.

개념화 능력뿐 아니라, 아동들은 운동행동의 준비와 수행이 느리고(Henderson, Morris, Frith 1981; Lincoln et al. 1985), 결과적으로 움직임이 서투르게 보인다(Frith, Frith 1974). 아동들은 운동반응을 체계화하는 능력이 지연되고(Lincoln et al. 1985), 일반화된 반응을 보이기 쉬우며, 부적절한 반응을 억제하는데 어려움을 보인다(Zausmer 1975). 운동행동을 체계화하는 능력은 운동계획의 한 부분으로 행동을 체계화하기 위하여 정보를 예상하고 예측하는 것을 필요로 한다. 다운증후군 아동들은 운동행동을 체계화하기 위하여 감각정보를 이용하는데 어려움을 겪는다. 아동들이 정보를 생산적으로 이용하기 위하여 운동반응을 체계화 할 수 없는지는 아직 밝혀지지 않았다(Kerr, Blais 1985).

다운증후군 아동들은 미리 만들어진 순차적인 운동 명령이나 운동계획을 발달시키거나 사용하는데 문제가 있다고 가정한다(Frith, Frith 1974). 네 개의 변수를 순차적으로 실행하는 언어 명령에 따른 손과제 임무를 수행하는 것이 매우 취약하였다(Hartley 1982). 다운증후군 아동에게 나타나는 수행 과정의 어려움은 더듬거리는 경향(Devenny et al. 1990)과 빠르고, 규칙적이며, 시간에 맞춰서 시행하는 활동이 어렵기 때문이다(Frith and Frith 1974; Henderson, Morris, and Frith 1981; Knights, Atkinson, Hyman 1967). Knights, Atkinson과 Hyman(1967)은 다운증후군 아동들을 장애가 없는 아동들과 비교한 결과, 운동 수행이 느리며, 시간에 맞춰 시행하지 못한다고 주장했다. 천천히 움직이는 경향은 순차적인 동작을 계획하지 못하고 감각피드포워드를 이용하지 못하는 것과 관련이 있다. 감각피드포워드에 어려움이 있는 아동들은 다음 운동을 시행하기 전에 감각피드백이 필요하듯이 천천히, 어렵게 움직인다. 다운증후군 아동들은 모든 운동 과제에서 부적절한 감각피드포워드의 증상을 보인다.

치료에 있어서, 이러한 특징들은 감각통합치료를 이용함으로써 다룰 수 있으며, 감각피드포워드는 교정할 수 있다. 감각피드포워드는 사람과 사물 또는 목표물의 움직임이 요구되는 활동에서 시행된다(Koomar and Bundy 1991). 그러므로 치료에 움직이는 물건, 움직이는 목표물, 그리고 시간에 맞춰 시행하는 동작을 포함하는 것이 필요하다. 이 경우에 처음에는 앉아서 공을 잡거나, 움직이지 않거나 움직이는 공을 차는 것, 또는 비누 방울을 터뜨리는 등의 간단한 동작으로 시작하는 것이 중요하다. 이후에 공간에서 아동과 목표물이 동시에 움직이는 어려운 활동을 시행한다.

대운동 기술(Gross Motor Skills)

움직임, 감각, 인지능력의 불규칙성은 대운동 획득의 지연으로 나타난다. 출생 후 1개월에 획득하는 대운동을 제외한 모든 운동의 획득이 지연된다(Canning and Pueschel 1990). 다운증후군 아동들은 다른 아동들과 비교할 때 운동조절이 부드럽거나 정확하지 못하며, 이런 현상들은 학령기 이후에도 계속된다(Davis, Kelso 1982). 정신지체 아동들과 비교할 때, 다운증후군 아동들은 달리기 속도, 균형, 힘, 시-운동 조절, 그리고 전반적인 운동 기술의 수행이 떨어진다(Connolly and Michael 1986). 다운증후군 아동들의 50%만이 정상적으로 앉아 있기, 일어나 앉기, 보행패턴, 체간회전 움직임이 결여된 비정상적인 패턴을 보인다(Lydic and Steele 1979).

다운증후군 아동들은 비효율적이고 고에너지를 필요로 하여 쉽게 피로해지는 미성숙한 보행을 한다(Parker and Bronks 1980). 보행은 입각기에 적절하지 않은 발뒤꿈치-발가락 기전, 발이 끌리지 않기 위하여 증가시킨 하지의 외전, 양측이 다른 발가락 외향에 따른 비대칭적인 보행, 전 보행주기 동안의 손목관절 굴곡 등이다(Parker and Bronks 1980). 기관에 수용된 아동들보다 집에 있는 다운증후군 아동들이 더 쉽게 걷는다는 사실(Donoghue et al. 1970)은 풍족한 환경이 중요하다는 것을 시사한다.

소운동, 놀이, 자조 기술(Fine Motor, Play, and Self-Help Skills)

다운증후군 아동들에게 흔한 근 긴장도의 저하, 인지발달의 장애, 부적절한 감각처리, 부적절한 협응은 소운동 기술, 탐색행동, 놀이, 자조 기술의 발달을 방해한다.

다운증후군 아동들은 조작 기술과 소운동 기능 획득의 지연을 보인다. 흔히 지연을 보이는 기술은 세련되게 손가락으로 잡기 위해 엄지를 회전시키는 능력과 조작에 필요한 독립적인 손가락 움직임이다(Zausmer 1990b). 이러한 결손은 손으로부터 촉각과 고유수용성감각처리와 함께 손의 조작기술, 놀이, 자조 기술의 발달에 영향을 미친다.

탐색 기술과 관련하여, 다운증후군 아동들은 소운동 기술 대신 대운동 조작이나 시각을 이용하여 탐색하려는 경향이 있다(Serafica and Cicchetti 1976). 입과 조작기술로 새로운 물건을 탐색할 때 정상아동들 보다 더 적은 시간 동안 참여하며(Bradley-Johnson, Friedrich, Wyrembelski 1981), 이는 소운동 기술에서 손 사용을 회피한다는 것을 확신시켜준다. 일반적으로 다운증후군 아동들은 새로운 물건을 눈으로 탐색하는 것이 신체적인 조작보다 덜 위협적이라고 여긴다(Bradley-Johnson, Friedrich, Wyrembelski 1981).

신체적 조작기술에 사용하는 시간의 양이 줄어들면 아동이 환경과 상호작용하는 효과를 인지하는 시간이 적어지므로 배우는데 부정적인 효과를 준다. 아동에게 장난감 사용법을 알려주어도 조작을 피하지만(Landry and Chapieski 1989), 혼자 있게 하면 탐색행위가 증가한다는 사실은 흥미롭다(Smith and Hagen 1984). 이는 참여와 단순한 운동행동을 모방하는 능력에 문제가 있음을 반영하는 것이다.

여러 감각운동과 인지결핍에 의하여 다운증후군 아동의 놀이는 미성숙하다(McEvoy and McConkey 1983). 다양성이 부족하고 인지 성숙과 상상력이 필요한 놀이를 피하는 특징이 있다(Goodall and Corbett 1982; McEvoy and McConkey 1983). 놀이는 입으로 탐색하기, 던지기, 두드리기 등 원시적이고, 목적없는 양상으로 제한된다(Berry and Gunn 1984; Krakow and Kopp 1983). 다운증후군인 어린 아동들은 손에 닿지 않는 물건은 잘 쳐다보지 않거나 주목하지 않는다(Kasari et al. 1990). 정상아동들과 비교할 때 환경 탐색에 덜 집중하고 장남감에 몰두하지 않고 지낸다(Krakow and Kopp 1983). 다운증후군 영아는 장난감으로 관심을 끌려는 엄마의 시도에도 불구하고 장남감에 관심을 갖지 않고, 혼자 놀 때와 비교하면 엄마와의 상호작용에 긍정적인 효과를 보이지 않는다(Landry and Chapieski 1990). 아동은 주의를 환기시키는 행동에 반응하여 장난감을 쳐다보거나 잡는데(Landry and Chapieski 1989), 종종 손으로 잡고 가르쳐 주는 것이 필요하다.

일반적으로, 부적절하게 발달한 소운동 기술은 자조 기술이나 환경과의 전반적인 상호작용을 저해하여, 감각과 지각 발달에 부정적인 영향을 미친다. 아마도 아동의 소운동 능력이 더 세련된 상호작용을 지지하지 못하므로, 다운증후군 아동들은 쉬운 과제에도 전적으로 참여하지 못하고, 어려운 것은 피하고, 도움이 필요하지 않음에도 다른 사람의 도움을 구한다(Wishart 1991). 이러한 학습 습관은 나이가 들수록 다운증후군 아동들의 발달 정도가 감소하는데 기여한다.

다운증후군 아동의 소운동 기술은 적절한 양의 촉각과 고유수용성감각을 제공하는 것으로 향상될 수 있다. Zausmer(1990b)는 아동의 손에 물건을 놓고 물건을 눌러서 감각피드백을 증가시킴으로서 쥐는 동작이 촉진된다고 제안하였다. 아동이 물건을 쥐는 것을 배우면, 손에 있는 물건을 잡아당겨 손의 내재근과 외재근의 동시 수축을 촉진할 수 있다. 근 긴장도가 낮은 아동은 잡아당기는 것에 대해 사물 주위의 안정성을 증가시키는 반응을 보인다. 손이나 몸에서 아동의 감각 지각을 향상시키기 위하여 시행할 수 있는 다른 동작은 전통적으로 촉각과 고유수용성감각을 제공하는 솔로 문지르기, 면도크림 사용, 통 안에 열매나 쌀 등에서 감춰진 물건 찾기, 다양한 표면에서 체중이동하기, 도구 위에서 밀고 당기기 등이다.

다운증후군 아동에게 나타나는 구강운동의 문제는 감각과 운동에 기초한다. 입을 벌리거나 혀를 내밀 때 입을 내미는 특징이 있다. 이런 특징은 약한 근육과 상악골의 발달 부족 때문으로(Glatz-Noll and Berg 1991) 저긴장증과 중력으로 인해 심해진다. 다운증후군 아동들은 정상적인 아동들 보다 혀를 더 많이 그리고 오랫동안 내민다(Glatz-Noll and Berg 1991). 부적절하고 과도하거나, 또는 부족한 영양섭취, 미숙한 섭식 습관, 특히 덩어리진 음식 섭취의 거부, 혼자 음식 먹기의 지연 등의 섭식 문제를 보인다. 이런 문제들은 전문가들의 협조적인 치료 계획으로 해결할 수 있다(Pipes and Holm 1980). 뺨 두드리기, 혀 두드리기, 아랫입술 깊게 문지르기, 윗입술에 심부압박 주기, 솔이나 얼음으로 구강 자극하기 등의 구강 운동치료가 혀 내밀기를 줄이는데 효과적이다(Purdy, Deitz, Harris 1987).

치료 - 결합된 접근(Treatment - A Combined Approach)

다운증후군 아동은 신경발달치료와 감각통합치료를 결합하여 치료하도록 권고한다. 출생 후 첫 수년 동안 아동의 특정 발달시기에는 널리 알려지고 사용되는 한 가지 치료를 주로 하는 결합한 치료가 가장 적합하다. 그 이후에는 행동수정, 사회성 그룹과 같은 다른 치료적 접근의 사용이 필요하다. 신경발달치료는 자동적인 자세조절, 협응운동, 체중지지와 체중이동, 역동적인 근위부 조절과 같은 기능적인 패턴을 향상시키는 방법을 제공한다. 감각통합치료는 기능적인 활동을 수행하면서 적절한 각성상태를 유지하고, 환경과 상호작용하면서 신체의 인식을 증가시키고 자세와 소운동 조절 그리고 운동계획 기술을 향상시키기 위해 감각처리를 정상화하는 역할을 한다.

신경발달치료, 감각통합치료, 또는 두 치료의 견해가 다운증후군 아동들의 필요를 해결하기 위해 사용된다. Lydic과 그의 동료들은(1985) 다운증후군 아동들이 신경발달치료와 감각통합치료에 대해 특별히 훈련된 치료사가 치료를 했을 때 치료가 효과적이었다고 하였다. Harris(1980)도 다운증후군 영아의 치료 프로그램에 신경발달치료와 감각통합치료를 제안하였다. Harris의 그 이후 연구에서 아동에게 두 치료를 시행했을 때 치료효과가 향상되었다(Harris 1981a). 집에서의 신경발달치료 그리고 전정감각과 촉각자극이 결합된 치료중재는 다운증후군 아동들에게 나타나는 발달지연을 성공적으로 감소시켰다(Edwards and Yeun 1990). 여기서 성공은 신경발달치료와 감각통합치료 원리의 결합 때문이다. 다음 절에서는 감각처리와 움직임에 대한 두 치료방법의 사용과 효과에 대하여 설명한다.

신경발달치료(Neuro-Developmental Treatment)

정상 영아에게 존재하는 자세반응과 운동발달지표와 관련하여 다운증후군 아동의 운동 기술의 목표달성을 높이기 위하여 자세반응의 촉진 방법을 지지하는데(Haley 1986), 이것이 신경발달치료의 기초가 된다. 앞에서 언급했듯이, 신경발달치료는 자동적인 자세조절, 움직임의 협응, 체중지지와 체중이동, 자동적인 자세조절을 포함하는 기능적인 움직임 패턴을 촉진하는 것이다.

자동적인 자세조절과 움직임의 협응은 자세반응과 선행되는 자세를 유도하는 치료를 필요로 한다. 자세반응은 아동의 운동발달 초기의 모든 자세에서 촉진할 수 있다. 이런 반응을 촉진하면서 각성정도를 증가시키기 위하여 전정감각과 고유수용성감각을 사용하는 것이 중요하다. 선행되는 자세조절은 치료적 활동을 통하여 자세조절을 시행하면서 동시에 환경과 능동적으로 상호작용을 시작하도록 동기를 유발하는 것이 필요하다.

다운증후군 아동에서 체중지지와 체중이동 패턴은 저긴장 아동의 패턴과 유사하다. 치료 동안 사지의 적절한 정렬은 중요한데 그 이유는 좀더 나은 근활동을 활성화시키기 때문이다. 또한, 움직임 조절을 향상시키기 위하여 체중지지와 체중이동을 시행하는 것이 중요하다. 체중지지와 체중이동을 촉진시키는 것은 아동의 감각피드백에도 영향을 준다. 그러므로 체중지지와 체중이동 시 적절한 정렬은 사지로부터 촉각-고유수용성감각의 피드백을 정상화 한다. 사각 그네(platform swing) 위에 다리를 모으고 서서 움직이는 행동은 정상적인 체중지지와 체중이동 경험을 촉진시킨다.

이때 치료사는 치료적 활동을 통하여 슬관절의 과신전과 골반의 전방경사를 억제하는 것이 필요하다.

역동적인 자세조절은 아동이 모든 방향으로 움직일 수 있게 해준다. 다운증후군 아동에게 조기 치료를 할 때 회전 동작이 강조되어야 한다(Lydic and Steele 1979). 더욱 성숙된 움직임 양상을 발달시키기 위하여 체간과 다리를 통한 회전운동이 촉진되어야 한다. 다운증후군 아동들은 한 면(전후 방향, 측 방향)으로만 움직이려고 하는데, 이것이 더 안정적이기 때문이다. 이러한 미성숙한 움직임 양상은 전환적인 동작을 할 때 종종 과잉 가동성을 사용한다. 예를 들면, 엎드린 자세에서 앉을 때 과도한 고관절 외전과 외회전을 이용하여 전-후 면에서 똑바로 일어난다. 체간의 회전을 촉진하는 동작은 역동적인 자세조절을 향상시킨다. 그네 위에서 아동을 앞에서 뒤로 또는 옆에서 옆으로 움직이지 않고 대각선으로 움직이는 것이 체간의 회전을 촉진하는 한 방법이다.

추가적인 적응이 다운증후군 아동의 움직임과 구조적인 정렬을 향상시킬 수 있다. Seller와 Capt(1989)는 엎드린 자세에서 앉거나 배를 축으로 엎드리기(pivot prone)에서 정상적인 움직임 패턴을 촉진하는 보조적인 방법으로써 외전 제한 보조기를 이용하여 고관절의 과도한 가동성을 억제하는 것을 제안하였다. 유사한 방법으로, Zausmer(1990a)는 아동의 고관절을 내전시켜서 아동을 안거나 다루는 방법을 제안하였다.

감각통합치료(Sensory Integration)

앞에서 언급했듯이, 감각통합치료는 각성수준을 높이고, 환경과의 상호작용 시 신체인식을 증가시키며, 운동계획을 향상시키는 방법으로 사용될 수 있다. 각성 수준이 낮은 아동에게는 전정계 자극을 사용할 수 있다. 각성수준을 높이는 것은 주의력, 학습, 환경과의 목적적인 상호작용, 그리고 운동 기술에 영향을 미친다.

다운증후군 영아는 중력에 대항하여 머리를 공간에서 유지하고, 다리를 중력에 대항하여 조절하는데 어려움이 있다(Rast and Harris 1985). 엎드린 자세에서 머리를 어깨 사이에 고정시키거나 기저면을 넓게 하여 유지하는 등의 보상 패턴을 이용한다. 이런 아동들은 중력의 당김에 따르고 능동적인 체간 움직임을 사용하지 않고 외부의 지지에 의존한다. 선형적인 전정감각의 입력은(linear vestibular input) 근 긴장도에 영향을 주어, 주로 신전근 긴장도, 자세근의 긴장도를 촉진하는 데 전정감각 입력을 사용한다. 이것은 다운증후군 아동들에게 조절된 전정감각 입력을 시행하는 것이 효과가 있다는 것을 의미한다.

자세조절의 효과 뿐 아니라, 전정감각 입력은 각성수준의 증가와 주의력에도 영향을 준다. 여러 연구에서 회전 전정감각이 다운증후군 아동들에게 미치는 움직임과 행동에 대한 효과가 측정되었다. 이들 연구에서 수동적인 회전 자극이 이용되었다는 것이 중요하다. Lydic과 그의 동료들은(1985) 다운증후군 영아들의 운동 능력에 대한 회전 전정감각 효과에 대해 연구하였다. 모든 연구가 전정감각 입력 효과에 대한 가설을 뒷받침하지는 않았지만, 12주 치료 후 근육의 긴장도를 증가시키고 움직임의 질을 향상시키는 효과가 있었다(Lydic et al. 1985). 집단치료에서 증가된 각성수준이 관찰되었다(Lydic et al. 1985). 연구자들은 조절된 회전 전정감각 자극이 다운증후군 아동들의 운동 수행 보다는 각성상태에 더 영향을 줄 것이라는 가설을 세웠다(Lydic et al. 1985). Arendt와 그의 동료들(1991) 또한 다운증후군 아동들에 대한 추가적인 회전 전정감각 자극의 효과에 대해 연구하였다. 비슷하게 부가적인 전정감각 자극이 운동 발달의 성숙에 도움을 주지 못했다. 두 연구에서, 치료 효과가 없는 이유는 자극의 양이 부족했거나 이전의 자극으로 이미 효과를 얻었기 때문일 가능성이 있다. 그 이상의 설명은 감각경험의 시행 방법에서 얻을 수 있다. 두 연구에서 아동들은 수동적인 회전 자극을 받았음에 주목하는 것이 중요하다. 아동들이 단순히 수동적인 자극을 받는 상태가 아니고 능동적으로 전정감각 자극을 시작하고 주도하였다면 의미있는 치료효과가 있었을 지도 모른다. 이 개념이 감각통합치료의 핵심이고(Ayres 1979), 운동학습 이론의 새로운 결과로 강력히 지지되었다.

치료계획에 촉각과 전정감각자극을 포함시키는 것은 다운증후군 아동의 치료에서 중요하다. Linkous와 Stutts(1990)는 선별된 재질로 수동적인 촉각자극을 주었을 때 다운증후군을 포함한 근 긴장도가 낮은 아동의 근 긴장도가 증가되었다고 보고하였다. 단순히 아동을 질감이 있는 바닥에 엎드려 놓는 것도 근 긴장도를 증가시키는 것으로 확인되었다. 연구자들은 근 긴장도가 낮은 아동들에게 사용하는 도구들을 감촉이 있는 재질로 싸서 다양한 촉각을 경험하도록 권고한다. 단순히 수동적인 촉각자극을 주는 것이 아니라 능동적인 상호작용을 하면서 촉각을 경험하도록 하는 것이 중요하다.

근위부 관절 안정화와 체중지지 같이 부가적인 고유수용성감각-운동감각(kinesthetic)을 주는 활동은 다운증후군 아동의 치료에 중요하다. 밀기, 당기기, 무거운 물건 사용하기, 운반하기 등의 활동은 아동의 고유수용성감각-운동감각 경험을 향상시킨다. Esenther(1984)는 다운증후군 영아에게 운동감각과 고유수용성감각을 자극한 후 관절의 안정성이 향상되고 탐색 행동 목록이 확장되는 것을 관찰하였다.

다른 치료 접근(Other Treatment Approaches)

다운증후군 아동의 조기치료는 넓은 지지를 받고 있지만 그 효과는 일치하지 않고, 특히 정신적인 발달을 변화시키는 효과에 대해서는 이견이 있다(Connnolly, Morgan, Russell 1984; Connolly et al. 1980; Connolly and Russell 1976; Foreman and Ward 1986; Ludlow and Allen 1979; Lydic and Steele 197; Piper and Pless 1980; Sharav and Shlomo 1986; Zausmer 1975). 조기치료는 그 자

체가 다른 치료 세팅에서 향후 학습의 기초를 제공하므로 다운증후군 아동의 적응과 지적 기술에 긍정적인 영향을 미친다(Connolly, Morgan, and Russell 1984). 머리 가누기, 앉기, 걷기, 손가락으로 먹기, 숟가락으로 먹기, 처음 말한 단어 등은 조기 자극에 의해 빨리 획득된다(Connolly and Russell 1976).

주의할 점(Precautions)

다운증후군 아동에게 신경발달치료와 감각통합치료를 결합하여 시행할 때 주의해야한다. 앞에서 언급했듯이, 아동들은 관절 불안정과 관절증적 변화가 발생하기 쉽다는 점을 고려하여 경추를 포함한 관절의 안정성을 고려해야 한다. 경추가 불안정한 아동들은 경추의 최대굴곡, 최대신전 또는 목의 회전, 상부 경추에 직접적인 압박 시 척수의 압박 위험이 높다. 그러므로 아동들은 이런 행동을 제한해야 한다(Burke et al. 1985; Elliott, Morton, and Whitelaw 1988; Moore, McNicholas, and Warran 1987; Pueschel et al. 1987; Pueschel and scola 1987; Shikata et al. 1985; Special Olympics 1983). 감각통합치료실에서, 낮은 높이에서 바닥이나 베개로 뛰어내리기, 그네를 타고 가다가 목표물에 내리기, 재주넘기 등 많은 고강도의 활동은 경추 조직의 안전을 위하여 주의깊은 관리가 필요하다. 아동의 놀이에 부딪히는 행동이 포함되었다면 활동 시 머리나 목에 부적절한 압력을 가하는 것은 엄격하게 피해야 한다. 견갑대의 안정성도 고려해야 한다; 예를 들면, 그네에 매달려 몸을 지탱할 때 견갑골의 돌출을 관찰해야 한다. 발의 자세도 고려해야 한다; 예를 들면, 뛸 때 과도한 내반을 피해야 한다. 이런 모든 비정상적인 패턴은 핸들링이나 활동의 수정을 통하여 항상 억제한다.

사례 연구(Case Study)

샘은 태내에서 둔위자세(breech precentation)를 취하고 있어 제왕절개 수술로 태어난 만삭아 이었다. 아프가(apgar) 점수는 1분과 5분 모두 8점이었다. 샘은 항문 막힘증(imperforate anus)으로 태생 3일에 결장류설치술을 받았다. 샘은 섭식장애를 보여 스스로 젖병으로 먹을 수 있는 생후 9일까지 코위관(nasogatric tube) 섭식을 하였다. 샘은 생후 1일에 삼염색체성 21 증후군(다운증후군)이라는 진단을 받고 생후 1개월에 첫 번째 발달평가를 받았다.

초기의 평가 결과는 다음과 같다:

- 저긴장증과 과도한 가동성
- 짧은 각성시간, 뒤이은 감각 과부하
- 다양한 빨기 양상
- 적은 항중력 움직임
- 적은 체중지지 능력
- 움직임에 둔하여 과민반응을 보이지 않음

1주에 1회씩 집에서 작업치료와 물리치료를 권고 받았다. 다음 8개월 동안, 샘은 신경발달치료와 감각통합치료를 결합한 치료를 받았다. 신경발달치료를 통하여 대운동과 소운동 기술의 촉진에 중점을 두었고, 감각통합치료로 각성수준의 유지와 감각처리의 정상화를 목표로 하였다. 또한 생후 8개월에 샘과 엄마는 다운증후군 아동들을 위한 집단 프로그램에 참여하였다. 이 집단 프로그램에서, 엄마는 아동이 움직이고 다른 아동과 어울리면서 사물이나 사람과의 상호작용을 촉진시키는 방법을 교육받았다.

다음 몇 년 동안, 샘은 개별 그리고 집단 물리치료와 작업치료를 받았다. 이 시기에, 다음과 같은 추가적인 운동과 감각처리의 문제가 발견되었다:

- 비효율적인 움직임 패턴
- 지속적인 체중지지와 조절된 움직임의 어려움
- 양측 상지 사용의 부족
- 하지의 상호교대적인 움직임 문제
- 균형장애와 능동적인 복근 사용의 부족
- 제한된 주의력과 동기 부족
- 활동을 시작하는 능력의 문제
- 새로운 활동을 시작하는데 저항
- 던지는 행동을 포함한 부적절하고 미성숙한 장난감 사용
- 특정한 입력을 등록하는데 실패하여, 안전문제 고려
- 스스로 만드는 촉각입력과 움직임 경험을 추구하는 경향
- 부딪히는 행동

샘에 대한 치료 목표는 다음과 같다:

- 신체 인식을 증가시키고, 물리적인 환경에서 안정성을 유지하며 양측 협응운동을 촉진하기 위해 감각입력에 대한 반응을 정상화 하기
- 기능적인 체중지지를 향상시키기 위하여 근위부 조절을 증가시키기
- 매달린 장비에서 움직일 때 복근의 활성화를 필요로 하는 능동적인 자세반응을 증가시키기
- 장난감을 적절하게 사용하고 목적있는 활동을 스스로 시작하는 것을 촉진하기 위해 개념화 기술과 운동계획을 향상시키기

앞에서 기술한 의미있는 감각과 움직임의 문제에 따라 샘에게 신경발달치료와 감각통합원리를 결합한 치료를 시행하였다. 감각통합치료는 접촉, 움직임, 그리고 기능적 활동시 관절 견인과 압박 등 다양하게 조절된 감각 경험을 제공하여 감각처리의 정상화를 촉진시킨다. 이 접근은 더욱 적응된 반응을 유발하고 샘의 동기를 향상시켰으며, 환경과의 상호작용을 촉진하도록 적절한 각성상태를 유지하는데 도움을 주었

다. 감각통합과 신경발달치료 원리 모두 근 긴장도, 자세조절, 체중지지와 체중이동, 양측 협응 등에 대한 문제를 해결하는데 도움을 주었다. 신경발달치료에서 치료적 핸들링은 과잉 가동성을 억제하면서 더 많은 정상적인 움직임 패턴을 사용하는데 도움을 주었다.

표 5-1
다운증후군 아동의 신경발달치료와 감각통합치료를 결합한 접근방법

조정이 필요한 영역	치료목표와 행동	치료적 접근방법
저긴장증	전정감각 경험을 제공하는 기능적인 활동 시 동시 활성화를 촉진하기	신경발달치료/감각통합치료
과잉 가동성	비정상적인 움직임 패턴과 이행 기술시 과잉 가동성 사용을 억제하여 신체정렬을 향상시키기	신경발달치료
각성 수준 감소, 주의력 감소, 동기 부족	최적의 각성 수준 유지하기	감각통합치료
감각 과부하, 특정감각입력 시 등록의 실패에 따른 안전 문제	상호간 또는 환경과 관련하여 신체인식을 증가시키는 감각처리를 정상화하기	감각통합치료
많은 양의 촉각 입력을 추구하는 경향/부딪히는 행동	적응반응을 유도하면서 기능적 활동 시 조절된 감각 경험을 제공하여 촉각과 고유수용성감각 처리를 정상화하기	감각통합치료
중력에 대항한 움직임 문제	움직임과 치료적 핸들링을 포함하는 기능적 활동시 능동적인 굴곡과 신전 사용을 조화시키기	신경발달치료/감각통합치료
체중지지 능력의 문제	기능적 체중지지를 촉진하기 위하여 근위부 조절을 향상시키기	신경발달치료
비효율적인 움직임 패턴, 점진적인 움직임 문제	특히 복근의 활성과 조절된 움직임 패턴 등 자세반응의 능동적인 수행을 향상시키기	신경발달치료
양측 상지 사용의 부족	전정감각 경험이 수반된 기능적 활동시 양측의 대칭적이고 상호교대적인 움직임이 포함되는 양측 협응을 촉진하기	감각통합치료
활동을 시작하는 능력의 문제, 새로운 활동의 시작을 회피, 미성숙하고 부적절한 장난감 사용	상호작용 목록을 증가시키고 더 복잡한 행동으로 진행하기 위하여 다양한 활동을 제공하여 개념화기술과 운동계획을 향상시키기	감각통합치료

요약(Summary)

문헌에는 다운증후군 아동들에게 나타나는 근 긴장도, 움직임 양상, 신체 정렬과 골격계, 수행능력, 구강-운동 능력, 놀이, 그리고 자조 기술의 문제 등의 감각처리와 운동 능력의 어려움에 대하여 기술되어 있다. 감각과 움직임의 문제는 연관되어 존재하므로, 아동들의 평가와 치료에 두 문제가 모두 포함되어야 한다. 그러므로 이런 문제를 해결하기 위한 가장 적합한 방법은 신경발달치료와 감각통합치료 원리를 결합한 치료를 시행하는 것이다.

자폐증(Autism)

고전적인 논문에서, Leo Kanner(1943, 41)는 자폐증이란 "출생시부터 사람이나 환경과 관계를 할 수 없는 상태"라고 처음 기술하였다. 자폐증의 근거로 보이는 몇 가지 특징은 다음과 같다: 자연적으로 습득하는 예측된 행동의 결여, 의미전달 이외의 언어 사용, 뛰어난 기계적인 기억력, 큰 잡음이나 움직이는 물체에 대한 민감함, 음식 회피, 변화에 대한 저항, 다양하고 자발적인 행동의 결여(Kanner 1943). 자폐증의 개념과 원인은 계속 정립되고 명료화 되어야 한다. 현재, 자폐증은 생물학적인 근거가 있으며, 원인과 치료방법이 다른 많은 아류로 구성되어 있고, 추정되는 행동에 의해 정의되는 증후군으로 기술되고 있다(Freeman and Ritvo 1984; Gillberg 1991; Gillberg and Coleman 1992; Huebner 1992; Rimland 1985).

Gillberg와 Coleman(1992)은 자폐증을 뇌성마비와 유사하게 다른 원인적 요소를 갖는 증상의 집합체로 기술함으로써 아류의 개념을 더욱 정교화 하였다. 이들은 이와 같은 증상 집합체인 자폐증, 자폐 같은 특징, 전반적인 발달장애 등에 자폐증후군이라는 용어를 사용하였다. 자폐증의 특징은 유약엑스(fragile X)증후군, 레트(Rette's)증후군, 뚜렛(Tourette's)증후군 등 다른 발달장애에서도 나타나 자폐증의 진단을 복잡하게 만든다(Gillberg and Coleman 1992). 게다가, 아스퍼거(Asperger)증후군을 자폐증후군에 포함할 것인가에 대한 논쟁이 있다. 현재 아스퍼거(Asperger)증후군은 DSM IV(미국 정신병 협회 1994)의 전반적인 발달장애의 범주에 속한다. 아스퍼거(Asperger)증후군은 자폐증과 달리 행동의 어둔함은 보이지만, 언어(미국 정신병 협회 1994)와 인지의 지연(Wing 1991)은 나타나지 않는다. 하지만 아스퍼거(Asperger)증후군과 자폐증 사이의 자연적인 경계선은 뚜렷하지 않고, 두 진단은 실제로 중복된다(Tantam, Evered, and Hersov 1990).

자폐증의 진단은 아동이 보여주는 행동 특징에 기초한다. 이 절에서는 행동 특징에 따른 자폐증후군과 다른 전반적 발달장애아동들의 감각과 운동 특징을 조명해 본다. 이런 특징들은 자폐증, 다른 면으로는 규명되지 않는 전반적 발달장애, 아스퍼거(Asperger)증후군, 또한 유약 엑스(fragile X)증후군, 레트(Rett's)증후군, 다른 유전적 질환, 진단되지 않은 발달장애에 적용할 수 있다.

자폐증의 임상적 특징(Clinical Characteristics of Autism)

DSM IV(미국 정신병 협회 1994)에 따르면, 자폐증은 다음과 같은 특징을 보이는 전반적 발달장애이다:

- 대처기술, 사회적인 상호작용의 질적 문제
- 언어적 또는 비언어적 의사소통과 상상력에 따른 행동의 질적 문제
- 행동과 관심 목록의 제한
- 3세 이전에 발병

또한, 전문가들은 다음의 특징을 자폐증의 지표에 포함한다(Ritvo and Freeman 1984):

- 운동, 인지, 그리고 사회-감정 영역에 영향을 미치는 발달정도와 발달과정의 장애
- 과민반응부터 과소반응까지 감각 자극에 대한 반응의 혼돈과 "과민반응 및 과소반응이 몇 시간에서 수 개월 동안 교대로 보이는 상태"(Freeman and Ritvo 1984, 29)

발달적 특징들(Developmental Characteristics)

자폐증 아동이 보이는 발달장애는 어느 날 한 영역의 기술 발달이 정지되었다가 그 후, 그 부분의 발달이 갑자기 획득되고, 정상적인 발달 영역과 자폐의 징후를 나타내는 영역의 수행도가 큰 차이를 보인다(Ornitz and Ritvo 1968). 예를 들면, 자폐증의 아동은 어떤 시점에서 소운동 기술의 지연을 보이다가 이후, 그 영역의 빠른 발달을 보인다. 자폐증 아동들에게서 나타나는 대운동과 소운동 발달은 나이에 적합한 듯이 보이지만 필요시 그 기술을 목적에 맞게 사용하지 못한다. 그러므로 이런 발달의 불규칙성과 자폐증의 위험을 암시하는 조기 징후의 출현을 인지하는 것이 중요하다. 그러나 개별적인 징후는 다양한 질환에서 나타날 수 있고 자폐증 진단에 필수적인 요소는 아니다.

Freeman(1993), Freeman과 Ritvo(1984), Ornitz와 Ritvo(1968)는 생후 첫 일년에 나타날 수 있는 자폐적인 발달 특징을 세 영역의 기능에 따라 요약하였다: 감각운동; 말-언어; 사람, 사물, 그리고 사건과 관계(Freeman(1993), Freeman & Ritvo(1984). 이 단원에서는 주로 이 저자들의 소견에 대해 언급한다. 발달 이력에 대한 심도 있는 이해를 위해서는 출처에 대한 참고 문헌을 이용하길 권고한다.

비정상적인 발달 징후는 자폐아동 초기에 발견할 수 있다. 어떤 저자들은 임상적인 발병을 출산 직후 한 시간까지 추적한다. 자폐증을 암시하는 몇 가지 조기 징후는 심한 감각방어, 모유 수유가 어려운 점, 안아 주는 것을 몹시 싫어하는 것이다(Gillberg and Coleman 1992). 자폐아동들은 성격과 증상이 다르게 발달하는 것을 인지하는

것이 중요하다. 경우에 따라, 어려서는 약간 이상한 아동으로 보였으나 십년 후에는 자폐증의 모든 징후를 보이는 경우가 있다(Gillberg and Coleman 1992, 60).

자폐증은 흔히 임상 발병에 따라 두 가지 유형으로 기술된다. 첫 번째 유형은, 아동이 출생 후 몇 시간 후에 자폐증 징후를 보이는 것이다(Gillberg and Coleman 1992). 두 번째 유형은, 아동이 12~24개월까지는 정상 발달을 보이다가 퇴행하여, 이전에 획득했던 기능을 상실하고, 자폐증의 특이한 증상을 보인다(Freeman & Ritvo 1984; Ornitz & Ritvo1968). 부모는 아동의 퇴행이 동생의 출산, 부부간의 문제, 새로운 집으로의 이사 등 의미있는 외부적 사건과 동시에 발생했다고 말한다(Ornitz & Ritvo 1968). 자폐적 특징이 30개월 이전에 보이는 것이 일반적인 견해이지만(Freeman & Ritvo 1984), 한 살까지 정상적인 발달을 보였다는 아동이 사실은 밝혀지지 않은 자폐증의 징후를 보일 수도 있다(Ornitz & Ritvo 1968). 발생시기에 따라 유형들을 비교하였을 때 각 유형이 얼마나 많은지는 밝혀지지 않았다.

0~6개월(0-6 Months)

신생아기에는 자폐증의 이학적 징후가 명확하지 않다; 그러나 철저한 검사로 근육의 저긴장과 특이한 자세를 찾아낼 수 있다(Ornitz & Ritvo 1968; Gillberg and Coleman 1992).

0~6개월 사이의 자폐증 특징 중 하나는 감각입력에 대한 과도한 반응이다. 유아는 감각입력에 반응이 없거나 혹은 쉽게 놀라거나 민감할 수 있다. 이런 아동들은 혼자 내버려두는 것을 좋아한다. 언어 영역에 있어서, 영아는 옹알이가 적고 생리적인 요구가 없이는 울지 않는다. 상호작용영역에서는 발달에 따라 예상되는 반응이 없고, 웃음이 적거나 없고, 눈 맞춤이 어렵다(Freeman 1993; Freeman & Ritvo 1984; Ornitz and Ritvo 1968). 자폐증 아동들 중 소수는 이 나이에도 저긴장도와 운동 발달지연으로 인해 치료에 의뢰되고, 조기 치료를 받게 된다.

6~12개월(6-12 Months)

6~12개월 사이의 영아들은 먹고 잠자는 것이 어렵고, 식탁에서 식사하는 것을 쉽게 받아들이지 않는다. 어떤 영역의 발달은 나이에 적합하고, 다른 영역은 지연되는 등, 운동 발달에 일관성이 없다. 자극에 대해 과도한 반응이나 저반응을 보이고, 물건을 잡는 것을 피한다. 우유병에서 고형식의 이유식을 거부하고, 씹기와 삼키기의 거부, 심각한 사례 등의 섭식 문제를 보인다(Omitz & Ritvo 1968). Kanner(1943)는 12개월까지 튜브로 먹을 정도로 심한 음식 거부를 보이는 영아가 먹는 것에 대한 투쟁을 중단한 후에, 아동은 어려움 없이 먹었다고 보고하였다. 어떤 아동들은 예민하고 식탁에서 먹는 것으로 전환이 안 되어 이 시기에 치료가 의뢰된다.

6~12개월 동안, 장난감에 대한 특이한 상호작용이 종종 관찰된다. 예를 들면, 아동은 끈과 같이 선호하는 물건을 오랜 시간동안 잡고 있는 반면, 손에 쥐어주는 다른 장난감은 마치 잡기를 할 수 없는 것처럼 떨어뜨린다. 이 연령의 아동은 부드러운 표면과 같은 특정한 종류의 촉각입력을 좋아하지만, 양모와 같은 다른 감각은 거부하는 것을 보여주기도 한다. 아동을 공중으로 들어 올릴 때 중력과의 관계를 상실하는 것에 유별난 공포를 보이는 점에서, 고유수용성감각과 전정감각 입력에 대한 반응이 특이하다(Ornitz and Ritvo 1968). 이런 유별난 두려움이 종종 치료하는 동안 관찰되는데, 이것은 중력불안을 암시한다. 언어영역에서 옹알이가 중단되고, 손으로 지적하지 않으며, 소리 모방을 배우지 못한다. 상호작용영역에서 영아는 장난감에 대한 관심을 나타내지 않고, 잘 가라고 손을 흔드는 것과 같은 단순한 동작도 모방하지 않는다(Freeman 1993; Freeman and Ritvo 1984; Ornitz and Ritvo 1968). 모방의 문제는 또한 소근육 운동영역에서도 관찰되어, 자폐아동은 단순한 장난감과의 상호작용도 모방할 수 없었다. 나중에 자폐증이라고 진단받은 아동에게 나타나는 비특이적인 징후는 시작하는 것의 어려움과 과다행동증이다(Gillberg and Coleman 1992). 이런 과다행동증은 한 장소에 머물러 있는 동안 전형적인 행동으로 나타난다.

12~36개월(12~36 Months)

12~36개월 사이에는 이전에 습득한 기술을 상실한다. 아동이 촉각, 시각, 청각 그리고 전정감각 자극에 대해 어느 때는 과민반응을 보이다가 다른 때는 그것을 추구하는 등 감각입력에 대한 반응에 일관성이 없다. 또한 아동은 반복적인 운동행동을 보이며 장난감을 다르게 사용한다. 아동은 종종 명령에 따르는 것을 거부하고, 옷 입기를 도와주거나 혼자 먹는 것과 같은 자조 기술이 발달하지 못한다. 언어영역에서 아동은 발성이 없고, 말하는 것을 멈추며, 반향어를 보이고, 기계적인 암기력은 좋으나, 몸짓으로 표현하는 능력을 갖지 못한다. 사회적으로 아동은 비사교적이고, 돌보는 사람과 떨어졌을 때 불안해하지 않거나 혼자 있는 것을 좋아하고, 다른 사람들과 어울리지 않는다(Freeman and Ritvo 1984). 이 시점까지 아직 진단을 받지 않은 아동은 곧 진단을 받고 사람과 사물에 대한 다른 상호작용 때문에 특별한 치료가 의뢰된다.

36개월 후(After 36 Months)

36개월 후에 아동은 계속 감각자극과 환경 및 일상적인 일의 변화에 민감하다(Freeman 1993). 아동은 사회성을 배우는 것이 더 어렵고, 비정상적이지만 약간의 언어가 발달하고, 특이한 사고방식을 한다. 6개월 전에 나타났던 운동발달은 이 시기에 완화된다(Ornitz and Ritvo 1968). 어떤 아동들은 계속해서 근긴장의 감소와 부적절한 자세조절을 보인다.

자폐아동에서의 감각처리 장애
(Sensory Processing Deficitis in Children with Autism)

자폐아동의 감각처리 장애는 폭넓게 기술되어있다. Kanner(1943)가 가장 먼저 환경입력에 대한 반응의 문제를 설명하였다. Rimland(1985)는 이런 반응의 문제는 지각능력의 장애에 의해 이차적으로 발생한다는 가설을 덧붙였다. 게다가 그는 이런 지각능력의 장애는 뇌간의 기능부전, 특히 망상체 때문이라고 제안하였다. 지각능력의 장애는 반응에 대한 준비가 결여된 것으로 표현되는 "지각 접근 불가"(perceptual inaccessibility)를 유발한다. Ornitz(1973)는 자폐아동의 감각장애를 감각조절장애 때문이라고 제안함으로써 자폐아동의 문제를 더 명확히 설명하였다. Ornitz (1973)는 감각처리 장애가 자극에 대한 반응의 결핍과 과장된 반응으로 동시에 일어난다고 설명했다. 그는 이것을 *"잘못된 감각조절(faulty sensory modulation)"*이라고 표현했고, 이 용어는 오늘날까지 계속 사용되어진다. 감각입력에 대한 부적절한 조절의 증상은 감각자극에 대한 지남력(orientation)과 집중력의 부족, 감각입력에 대한 일정하지 않은 반응(또는 지각의 불일치), 그리고 감각자극에 대한 민감도(방어; defensiveness) 증가 등이다. 자폐아동은 입력을 추구하는 경향과 결합된 감각 인지의 증가를 보인다. 그것은 환경 때문이 아니라 신경생리학적인 원인에 의해 아동이 마치 "감각상실에 대한 기능적 상태"인 것으로 보인다. 어떤 상동증적인 움직임은 아동이 추구하는 감각을 제공하는 것으로 보인다(Ornitz 1973). 이런 관점은 감각통합이론과 같은 견해이다. 예를 들면, 신체를 흔드는 아동은 전정감각 입력을 추구하는 것으로 보인다. 물거나 물건을 입에 넣는 아동은 구강 촉각/고유수용성감각 입력을 추구하는 것으로 간주된다. Ornitz(1973)는 자폐아동이 듣기, 보기와 같은 원위부 감각 보다는 촉각, 미각, 후각과 같은 근위부 감각을 선호한다고 보았다. 이런 개념 또한 감각통합이론과 함께한다.

자폐아동의 감각입력에 따른 반응 감소는 과잉 집중하는 경향으로써 설명할 수 있다. 자폐아동이 다양한 감각경험에 노출될 때 아동들은 모든 자극을 통합하기 보다는 감각입력의 한쪽 모드만 선택하여 집중하는 경향이 있다. 반응에 대한 아동들의 제한은 환경적인 입력의 복잡성과 관련이 있을지도 모른다(Lovaas et al. 1971; Burke and Cerniglia 1990). Lovaas 등(1971)은 자폐아동의 감각장애는 한 개의 개별적인 감각체계의 손상 때문이 아니라 환경으로부터 오는 많은 자극들을 다루는 것에 실패했기 때문이라고 설명하였다. Gold와 Gold(1975)는 감각입력에 대한 지남력의 결여는 입력되는 감각을 분석하는 아동의 능력 부전에 의한다고 제안함으로써 이 견해를 더욱 강화하였다. 자폐의 임상적 증상은 "기본적인 각성과 집중하는 기전의 기능장애" 때문으로 나타나고(Gold and Gold 1975, 69), 이 때문에 새로운 자극에 대해 불규칙하게 반응한다.

Ayres(1979)는 자폐아동의 감각입력에 대한 일정치 않은 반응은, 아동이 감각입력에 대해 예민하지 않은 경우에는 감각등록의 어려움이나 지남력이 감소되었기 때문이고, 아동이 과도하게 민감한 경우에는 감각입력에 대한 조절이 어렵기 때문이라고 설명했다(Ayres 1979). 자폐아동은 감각을 등록하고 조절하는 수용능력에 따라 저반응을 보이거나 과민반응을 보일 수 있다(Ayres and Tickle 1980).

감각입력에 대한 잘못된 조절은 전정감각, 고유수용성감각, 촉각, 청각 처리에서 좀 더 명백해진다. 자폐아동은 처음에는 감각입력에 대해 반응이 없거나 반응을 인식할 수도 있는데, 이 후 같은 감각입력에 대해 과민반응을 나타낼 수도 있다. 학습은 정보를 등록하고, 과도한 감각입력을 여과하고, 업무에 주의를 기울이는 최적의 각성 상태에 의존하기 때문에, 부적절한 감각등록과 조절은 대부분 영역에서 아동의 수행 능력에 영향을 준다. 자폐아동은 부적절한 감각처리와 관련이 있는 언어, 사회적 관계 그리고 인지와 목적적인 상호작용에 장애를 보인다. 다음 목록은 자폐아동에서 관찰되는 감각입력에 대한 부적절한 처리과정의 증상을 요약한 것이다.

부적절한 전정감각 입력 처리과정의 징후:

- 많은 양의 전정감각 입력의 추구 또는 움직이는 것을 회피
- 회전 후 안구진전이 짧음
- 중력불안
- 능동적인 움직임의 감소
- 자세반응의 부족
- 물체를 돌리기 좋아함(Ornitz and Ritvo 1968)
- 스스로 돌기(Ornitz and Ritvo 1968)
- 진동 자극을 유발하기 위해 귀나 머리를 부딪침(Ornitz and Ritvo 1968)

특이한 촉각 입력 처리과정의 징후:

- 심부압박을 즐김
- 회피반응(고유수용성감각 입력을 추구하기 위해)으로 특이한 체중지지 패턴을 이용; 예를 들면, 발끝으로 걷기와 주먹으로 체중지지하기
- 손바닥에 놓인 물건을 손가락 사이로 떨어뜨림
- 매트, 공, 그 밖에 다른 사물에 부딪히는 것을 좋아하고 물건 위로 또는 물건 위에서 넘어지거나 자신의 신체를 던짐
- 표면을 긁거나 문지르는 것을 좋아함(Ornitz and Ritvo 1968)

특이한 고유수용성감각/운동감각 입력의 징후:

- 손이나 발의 체중지지를 회피하는 경향
- 팔이나 다리로 당기거나 미는 것을 즐김
- 특이한 체중지지 패턴을 이용; 예를 들면, 고유수용성감각 입력을 추구하기 위해 발 끝으로 걸음
- 진동하는 장난감을 좋아함

- 특이한 구강 고유수용성감각 입력을 추구함, 물건을 입에 넣고, 음식이 아닌 물건을 씹음
- 손을 부채질 하듯 흔듬(Ornitz and Ritvo 1968)

특이한 청각 입력의 징후:

- 믹서기, 벨, 진공청소기 같은 일상적인 소음을 참지 못하고, 시끄러운 장소를 싫어함
- 크고 이상한 소리를 냄
- 귀나 머리를 부딪침(Ornitz and Ritvo 1968)
- 긁는 소리를 듣기 위하여 머리를 낮춤(Ornitz and Ritvo 1968)

자폐증과 감각통합치료(Autism and Sensory Integration)

자폐아동은 감각처리의 장애를 보이는 특성이 있으므로 감각통합원리는 합리적인 치료 선택이다. 자폐아동에 대한 감각통합치료의 이점은 문서화 되어있다(Ayres and Tickle 1980; Slavik et al. 1984; Pettit 1980; Ray, King and Grandin 1988). Ayres(1979)는 자폐아동에게 감각통합치료가 적절하다는 것을 확인하였다. 자폐아동은 감각등록의 문제, 감각조절의 문제, 시작 부족, 운동계획의 부족, 개념화의 불충분함, 그리고 행동 조직화의 부족 등을 갖고 있다.

감각등록과 조절(Sensory Registration and Modulation)

감각등록과 조절의 문제는 앞에서 기술하였다. 감각등록과 조절의 장애는 아동의 각성과 주의력을 저해하여 언어발달과 사물이나 사람과 상호작용하는데 영향을 준다. 감각통합치료는 눈 맞춤, 소리내기, 사회적인 상호작용, 주의집중, 목적있는 행동을 향상시킨다.

시작 부족(Poor Initiation)

자폐아동은 흔히 기능적이고 목적적인 임무를 수행할 수 있는 운동 능력은 있으나 의미 있는 방법으로 감각입력을 체계화 할 수 있는 능력이 없는 것으로 보인다. 이 문제가 결국 반복된 행동을 보이며, 장난감과 사람과의 목적적인 상호작용을 시작하거나 반응하는데 실패하는 결과를 가져온다.

운동계획과 행동 조직화의 부족 (Poor Motor Planning and Organization of Behavior)

감각등록 장애는 아동 자신의 몸과 신체도식(body scheme)을 인식하는데 부정적인 영향을 주어 운동계획 능력에 영향을 미친다(Ayres 1979). 대부분의 아동들은 모

방을 통하여 배운다; 행동을 모방할 때, 자신의 신체를 인식하고 어떻게 움직이는지 아는 것은 매우 중요하다. 자폐아동은 단순한 운동을 모방하거나 계획을 세우는데 어려움을 보이는데 이것은 신체의 인식 부족과 관련이 있을 수 있다. Ayres(1979)는 자폐아동이 환경 정보를 적절히 처리하여 행위(action)를 복잡한 행동(behavior)으로 체계화할 수 없다고 하였다. 자폐아동은 운동계획을 세우는데 어려움을 가질 수 있지만, 흔히 행동에 필요한 사고나 개념화 기술도 문제를 보이므로 물리적인 세계와 관계를 형성하지 못하는 것을 항상 운동계획 결핍 때문이라고 결론짓지 말아야 한다.

부족한 개념화 기술(Poor Ideational Skills)

개념화의 문제는 자폐아동이 보이는 두 가지의 필수적인 양상과 관계가 있다: 인지능력의 제한과 개념 형성 발달에 영향을 주는 부적절한 감각등록. 자폐아동은 처음에는 언어와 의사소통 영역에 인지적 제한을 보인다; 예를 들면, 따라 말하기(echolalia). 자폐아동은 흔히 새로운 개념을 형성하거나 환경과 목적적인 상호작용을 하지 못한다. 이 두 개의 개념은 사고와 관련이 있다. 감각등록과 처리의 제한은 초기의 개념 형성에 부정적인 영향을 미치는데, 일상생활의 경험이 적절하게 처리되지 못하여 결국 개념 형성에 기여하지 못하기 때문이다.

운동계획 기술은 개념화의 영향을 받는다; 그러나 운동계획과 개념화의 문제를 구별하는 것이 중요하다. 자폐아동에게 보이는 공간과 사물과의 부적절한 상호작용과 놀이 활동의 부족은 운동계획의 문제 때문이 아니라 흔히 인지적인 제한과 사고 기술의 문제 때문이다. 예를 들면, 전정감각 자극을 원하는 아동은 그네에 접근하여 단지 그네를 밀거나 당기기만 할 수 있다. 아동은 그네를 타는 것으로 자기가 원하는 자극을 얻을 수 있다는 것을 알지라도, 그네에 타는 방법을 개념화 할 수 없다. 만약 아동의 개념화 기술이 온전하다면, 아동은 그네를 타는 방법을 알고 전정감각 자극을 얻기 위하여 그네에 엎드려(운동 능력이 적게 요구되므로) 탈 것이다. 개념화 기술의 문제를 갖는 자폐아동은 그네에 타는 방법을 모르고 그네 줄에 매달려서 움직임 감각을 추구한다. 그러나 이러한 아동은 점점 더 많은 좌절을 경험하고 화를 내게 될 것이다.

행동의 조직화(Organization of Behavior)

부족한 개념화 기술은 역시 행동의 조직화에 부정적인 영향을 미친다. 자폐아동에게 감각통합원리를 사용하는 것은 틀에 박힌 습관적인 행동과 정형화된 행동을 감소시키는데 효과가 있다(Ayres and Mailloux 1983; Bright, Bittick, Fleeman 1981; King 1987). 이런 행동은 환경에서 부족한 감각을 스스로 제공하려는 시도로 보인다. 이 방법을 통하여 각성수준을 변화시키고 자신을 조직화한다. 일반적으로 자폐아동들은 아동들이 추구하는 감각입력이 제공되는 활동을 지속적으로 하거나 과도하게 집중한다. 감각통합치료는 환경과의 상호작용 목록과 적응반응을 증가시키면서, 목적적이고 조절된 방법으로 감각을 입력하는데 도움을 준다.

사회화 기술(Social Skills)

감각통합치료실은 자폐아동이 또래 및 어른들과 사회적인 상호작용을 증진시키는데 도움을 줄 것이다. 사회적인 상호작용은 눈 맞춤과 언어기술에 영향을 미치는 전정감각 입력을 사용함으로써 촉진될 수 있다(Ayres and Mailloux 1983; Magrun et al. 1981; Ray, King, and Grandin 1988; Slavik et al. 1984).

감각통합치료 과정(The SI Treatment Process)

감각통합치료실은 아동이 조절되고, 체계화되며 목적적인 방법으로 감각입력을 받을 수 있는 치료적 환경을 제공한다. Pettit(1980)는 감각통합치료 과정을 치료사가 아동의 언어적 또는 비언어적 단서를 이해하고 신뢰하여 요구를 제공하고 대처하는 과정이라고 기술하였다. 치료과정에서 치료사는 아동에게 직접적인 자극 없이 환경을 조작함으로써 아동이 필요한 감각자극을 받도록 한다. 아동이 환경에 대해 행동 방향을 설정하고 스스로 행동을 시작한다면 의미있는 호전을 보인다(Pettit 1980). 치료사는 아동이 스스로의 방향성을 갖지 못하여 아동의 참여를 유도하기 위해 직접적인 도움을 제공해야 할 때를 인지하는 것이 중요하다(Pettit 1980).

자폐아동에 대한 감각통합치료의 효과를 연구한 자료에 따르면 감각정보를 기억하는 경향이 있고, 감각에 민감한 아동들이 감각통합치료에 좋은 대상이 된다. 과민반응은 촉각방어, 중력불안, 비행기 태우기에 과도하게 놀라는 것으로 확인된다(Ayres and Tickle 1980). 감각통합치료는 일차적으로 지남력, 각성수준, 주의력에 영향을 주고 이차적으로 눈 맞춤과 발성에 영향을 준다(Ray, King, and Grandin 1988; Slavik et al. 1984).

아동들이 적응반응 생산에 참여하게 되면 치료에 호전이 있는 것으로 믿어진다(Ayres 1979; Pettit 1980). 적응반응은 자세반응, 목적적인 행동, 자기 통제(self-direction), 시작하기, 그리고 사회적 상호작용을 포함한다. 적응반응을 촉진하기 위해서는 치료사의 세밀한 관찰이 필요하다. 치료사는 요구와 아동들의 행동에 대한 여러 가지 원인을 이해해야 한다. 예를 들면, 감각통합치료실에 매달려 있는 도구에 올라가는 대신 도구를 밀고 당기는 행동을 선택하는 경우에는 여러 가지 이유가 있다:

- 아동이 그 도구로 무엇을 해야 할지 모르는 부족한 개념화 기술 때문에 단순하고 미성숙한 상호작용으로 회귀함
- 밀고 당김에 의하여 고유수용성감각 입력을 추구하는 경향
- 도구 위로 올라가는 방법을 알지 못함

이런 각각의 행동은 서로 다른 치료 전략을 필요로 하는데, 치료방법의 선택은 치료사가 아동의 행동을 어떻게 판단하고, 감각통합 이론에 근거하여 무엇이 아동에게 필요한가를 이해하는 것에 달려있다. 자폐아동 치료에 있어서 감각통합치료의 이용은 진행과정을 세밀하게 관찰하는 것이 중요한 방법이다.

자폐아동과 신경발달치료(Autism and Neuro-Developmental Treatment)

비록 자폐증이 신경운동 결손에 의한 것이 아니기에 감각통합치료가 선호되는 치료방법이지만, 일부 아동들은 이차적인 치료방법으로써 신경발달치료가 도움이 된다. 나중에 자폐아동으로 진단을 받은 많은 영아들이 근 긴장도의 저하와 다른 운동성 장애와 감소된 자세조절을 보인다(Damasio And Maurer 1978). 어둔하고 흐느적거리는 것은 아스퍼거(Asperger)증후군에서도 보인다(Tantam, Evered, and Hersov 1990). 아스퍼거(Asperger)증후군과 자폐증은 명확하게 감별되지 않는 경우가 많으므로, 자폐로 진단된 아동들의 많은 수가 실제적으로 아스퍼거(Asperger) 증후군으로 진단될 수 있다. 근 긴장도 감소, 자세조절의 문제, 어둔함 등의 운동장애는 두 집단 모두에서 나타날 수 있다. 이런 아동들은 초기에 신경발달치료가 의뢰된다. 신경발달치료는 생후 1세 동안 자세조절과 운동발달에 도움을 준다. 신경발달치료는 자폐적이면서 발달장애를 보이는 아동들을 위한 치료의 일부분이다. 자폐아동이 흔히 보이는 자세, 근 긴장도, 그리고 운동장애에는 특이한 체중지지 패턴, 근 긴장도의 저하, 부적절한 자세조절, 움직임의 감소, 그리고 어둔한 동작이 포함된다.

특이한 체중지지 패턴(Unusual Weighting-Bearing Patterns)

상지와 하지에서 보이는 특이한 체중지지 패턴은 감각처리 장애와 관련이 있고 발끝으로 걷기와 발이나 손바닥의 체중지지를 피하는 것으로 나타난다. 전통적인 감각통합치료인 그네를 타면서 보조적으로 신경발달치료를 이용하여 체중지지와 체중이동을 촉진할 수 있다.

저긴장도와 부적절한 자세조절 (Low Tone and Inadequate Postural Control)

자폐아동들은 때때로 자세조절과 중력에 대항하는 움직임에 영향을 주는 근 긴장의 감소를 보인다. 저긴장도와 자세조절 발달의 부족은 전정감각과 고유수용성감각의 부적절한 처리 결과일 수 있다. 중력불안을 보이는 아동이나 전정감각 자극에 과민한 아동은 모든 움직임을 싫어할 수 있다. 이런 상황이 생후 첫 1세 이전에 나타나면 매우 곤혹스럽다. 이런 경우에, 감각통합치료로 각성수준을 안정적으로 유지하면서 움직임을 촉진하는데 신경발달치료가 이용될 수 있다. 감각통합치료는 감각자극에 대한 반응을 정상화하고, 신경발달치료는 자세 반응을 유도하는데 도움이 될 수 있다.

움직임의 감소(Reduce Movement)

자폐아동들에서 움직임의 감소는 감각처리 장애와 관련있다. 이런 아동들은 흔히 간단한 행동을 시작하지 못한다; 하지만 초기의 저항이 극복되면, 행동을 계속한다. 이런 경우에, 자폐아동이 자세 문제를 보이지 않더라도, 신경발달치료 원리가 운동반응 시작을 촉진하는데 도움이 될 수 있다. 예를 들면, 그네에 접근은 하지만 그네에 올라가지 못하고 그네 앞에 멈추어 있는 아동은 감각자극을 입력하고 싶지만 그네에 오르는 행동을 시작할 수 없다. 만약 아동이 핸들링에서 촉각과 운동감각을 견딜 수 있다면, 행동을 시작하도록 체중이동을 촉진하는 것은 아동이 사물과 더욱 목적적인 상호작용을 지속적으로 할 수 있게 한다.

어둔함(Clumsiness)

어떤 과제를 목적적으로 수행하는데 어둔하고 무능한 것은 앞에서 설명한 인지 및 실행장애와 관련이 있다. 요약하면, 신경발달치료는 환경적인 요구에 대해 능동적인 반응을 촉진함으로써 자세조절, 체중지지 패턴, 적응반응의 시작과 관련된 감각통합치료의 보조적인 치료방법으로 이용할 수 있다.

신경발달치료를 자폐증 치료에 이용 시 주의점 (Precaution for Using Neuro-Developmental Treatment in the Treatment of Autism)

자폐증 치료에 신경발달치료를 이용할 때 치료사는 다음을 주의해야 한다.

첫 번째, 자세반응을 촉진하기 위해 자폐아동에게 촉각이나 운동감각을 주는 것을 아동은 혐오스럽게 받아들일 수 있다.

두 번째, 어리고 진단받지 않은 아동의 신경운동장애를 치료하기 위하여 신경발달치료를 사용할 때, 질환의 광범위한 성격을 잊지 않도록 주의한다. 신경발달치료를 받았으나 나중에 자폐증으로 진단된 아동들은 초기에는 운동 발달이 의미있게 호전되지만, 이 질환의 근본적인 상태에 대해서는 치료가 시행되지 않은 것이다. 이런 아동들은 흔히 몇 개월 후에 핸들링에 저항하고, 치료사의 단순한 눈길에도 매우 예민하다. 이 반응은 치료사에 의해 외부에서 가해진 행동에 대한 혐오감 때문에 생긴다. 자폐아동에게 나타나는 섭식 문제를 치료하기 위한 구강-운동치료 역시 아동의 저항을 증가시키므로 일차적인 치료방법이 아니다. 신경발달치료와 감각통합치료의 원리를 결합하여 이용하는 것은 자세반응을 호전시키고 섭식문제를 해결하는 목적으로 사용할 때 효과가 있다.

자폐아동의 자세 문제를 해결하기 위해 신경발달치료를 이용하는 것은 단지 부차적인 방법이고 일차적인 치료방법이 아니라는 것을 아는 것이 치료사에게 중요하다.

다른 치료방법들(Other Treatment Approaches)

자폐아동을 치료할 때, 행동이나 사회성의 어려움을 해결하는데 도움이 되는 다른 치료방법들을 아는 것이 중요하다. 행동 수정, 사회성 그룹, 청각 훈련, 그리고 의사소통 촉진법 등이 감각통합치료와 신경발달치료의 접목에 부가적으로 도움을 줄 수 있는 방법들이다. 여러 전문가들과 자주 의견을 교환하는 것의 중요성은 아무리 강조해도 지나치지 않다.

신경발달치료와 감각통합치료의 결합: 사례 연구 (Combining Neuro-Developmental Treatment and Sensory Integration: A Case Study)

George는 네 살 때 작업치료실에 의뢰되었다. 그가 요구하는 것과 생각하는 것을 말로 할 수 있는 것을 볼 때 언어 구사 능력은 상당히 발달되어 있었다. George는 같은 것을 지속하려는 경향이 있고 판에 박힌 일을 방해받으면 심한 반발을 보였다. 평가에 의하여 다음의 임상적 관점이 확인되었다:

- 스스로 만든 많은 양의 감각을 추구하는 경향으로 확인되는 촉각과 전정감각의 조절장애
- 정상보다 감소된 근 긴장도
- 복근의 활성이 요구될 때 강조되는 부적절한 자세반응
- 약간의 비만, 신체적인 노력이 요구되는 행동을 피함
- 사회적 관계 형성의 어려움
- 개념화의 부족, 동일한 것을 선호함, 자발적인 행동의 회피

George의 치료목표:

- 감각입력에 대한 반응의 정상화
- 움직이는 도구 위에서 복근의 수축이 필요한 능동적인 자세반응의 유도
- 환경에서 목적적인 운동을 시작할 수 있는 능력과 개념화 기술의 향상
- 환경과의 적응을 향상시키고 자발적인 적응반응을 증가시키기
- 자전거 타기, 간단한 운동 등 자발적으로 참여하는 신체적 활동 목록을 증가시키기

George는 일차적으로 감각통합치료 방법으로 접근하였다; 하지만, 신경발달치료와 행동수정 방법도 사용되었다. 표 5-2(120쪽)에 이에 대한 치료방법이 요약되었다.

결론(Conclusion)

아동의 문제에 따라, 자폐아동은 여러 치료방법을 사용한다. 흔히 부적절한 감각처리 증상이 환경과 목적적인 상호작용을 하는데 영향을 미친다. 그러므로 감각통합치료가 치료에 합리적인 선택이다. 많은 자폐아동은 자세 문제를 보이는데, 이것은 신경발달치료를 부가적으로 시행함으로써 치료할 수 있다.

표 5-2

자폐아동을 위한 감각통합치료와 신경발달치료를 결합한 접근방법

치료가 필요한 영역	치료목표와 행동	치료접근 방법
감각조절 부족	감각처리의 정상화	감각통합치료
• 전정감각 - 많은 입력을 추구	• 적응반응을 유도하는 목적적인 활동을 통해 다양한 감각 입력을 제공	
• 고유수용성감각 - 당기기, 뛰기, 밀기 등을 통해 입력을 추구	• 목적적 활동을 통해 감각입력을 획득할 수 있는 기회를 제공	
• 촉각 - 과도하게 민감, 구별 감각 부족	• 목적적 활동을 통해 진동이나 심부압박 감각을 경험할 수 있는 기회를 제공하고, 후에 촉각구별 활동으로 전환	
자세조절 부족		신경운동발달치료와 감각통합치료
• 근 긴장도 저하	• 멈추거나 유지시키는 동안 전정감각 입력을 제공하며, 동시적인 활성화를 촉진	
• 균형 부족	• 천천히 줄이면서, 혹은 멈추거나 유지시키면서 전정감각 입력을 제공하고, 기능적인 활동 동안 평형을 유지하는 것에 도전하도록 하기	
운동계획 부족		감각통합치료와 지각운동접근
• 과제와 상호작용 하는 방법에 대한 인지 부족	• 환경과 관련된 신체의 인식을 증가시키는 기능적인 활동을 수행하여 감각입력의 다양성 제공; 과제를 통해 수동적으로 움직이는 것을 시작 • 상호작용 목록을 증가시키기 위해 다양한 활동 제공 • 단순한 적응반응 사용 후 더 복잡한 행동으로 전환	
개념화 및 행동의 조직화 부족		감각통합치료
• 동일성 선호	• 기능적 활동의 다양한 기회 제공	
• 자발성 감소	• 자발적이고 능동적인 시작의 촉진	
• 융통성 감소	• 적응반응이 나타나도록 시도 (운동영역, 사회화영역, 인지영역)	

유약엑스증후군(Fragile X Syndrome)

유약엑스증후군 아동의 임상적 특징
(Clinical Characteristics of the Child with Fragile X Syndrome)

유약엑스증후군은 단일 유전자 결손에 의해 비정상적인 X 염색체를 가지는 유전성 X 염색체 질환이다(Hagerman 1992; Cronister and Hagerman 1989). 최근 15년 동안, 유약엑스증후군은 다운증후군 다음으로 흔한, 유전성 지능저하의 원인으로 알려졌다(Fisch 1992; Hagman and Sobesky 1989). 이 질환은 모계 유전이다. 유약엑스증후군은 남녀 모두에게 발병하나 남자에게 더 많이 발생하고, 더 심한 증상으로 나타난다.

유약엑스증후군 아동은 공통적인 신체적, 행동적, 발달적 특징을 보인다. 이 단원에서는 운동과 감각처리를 포함하여, 이러한 아동들의 특징에 대하여 기술한다. 유약엑스증후군 여자 아동이 보이는 증상은 남자 아동보다 심하지 않고 다르므로, 유약엑스증후군 여자 아동의 임상적 특징을 아는 것은 중요하다. 유약엑스증후군 아동의 특징은 다섯 분야로 구분된다: 신체, 행동, 인지, 감각, 운동적 특징.

신체적 특징(Physical Characteristics)

유약엑스증후군 남아는 다음의 특징을 한 개 이상 가진다: 긴 얼굴, 커다란 귀, 거대한 고환, 사시(strabismus), 정상보다 큰 머리, 눈 주위의 두드러짐(Goldson and Hagerman 1992; Hagerman and Sobesky 1989). 유약엑스증후군 여아는 돌출된 턱, 돌출된 눈, 긴 얼굴, 출생시부터 나타나는 과도한 성장증후군(overgrowth syndrome)을 보인다(Borghgraef, Fryns and Van Den Berghe 1990; Hagerman and Sobesky 1989).

행동 및 인지적 특징(Behavior and Cognitive Characteristics)

신체적 특징 이외에, 유약엑스증후군 아동은 학습장애부터 지능저하까지 다양한 인지 장애 및 다양한 행동 경향을 보인다(Butler et al. 1991; Goldson and Hagerman 1992; Einfeld and Hall 1992; Hagerman and Sobesky 1989; Scharfenaker, Hickman, and Braden 1991). 이형접합체(heterozygous)를 갖는 여아의 70%는 약간의 학습장애만을 보이는 정상 지능지수를 가진다(Hagerman and Sobesky 1989). 다른 여아들은 지능저하를 보인다(Sobesky 1988). 유약엑스증후군 여아의 행동적 특징은 주의력 장애, 통합되지 않은 생각, 사회성 문제, 수줍음, 행동 전환의 어려움, 고립감, 반복적 행동, 자존감 결여, 그리고 우울증 등이다(Borghgraef, Fryns, Van Den Berghe 1990; Hagerman and Sobesky 1989; Sobesky 1988).

유약엑스증후군 남아의 인지장애는 개인에 따라 다양하지만, 나이를 먹음에 따라 인지능력이 저하되는 경향이 있다. 인지능력의 저하는 아동기 초반부터 시작하여 청소년기까지 계속된다(Fisch et al. 1992; Goldson and Hagerman 1992; Hagerman and Sobesky 1989; Levitas, McBogg, and Hagerman 1983). 유약엑스증후군 남아는 여아와 같은 특징을 보이고 과잉행동, 환경과 감각입력에 대한 예민함, 손을 흔들거나, 물거나, 흔들거나, 눈 맞춤의 어려움, 공격적인 감정 분출과 같은 상동적인 행동; 주의력 장애, 언어 기술의 문제 등을 보인다(Butler et al. 1991; Einfeld, Hall, and Levy 1991; Goldson and Hagerman 1992; Hagerman and Sobesky 1989; Levitas, Braden, Van Norman, Hagerman, and McBogg 1983). 이런 행동들 중 일부는 감각처리의 어려움에서 기인한다. 감각처리의 문제는 유약엑스증후군 환자에게서 확인되었다(Hickman 1991). 또한, 유약엑스증후군 아동은 자폐증과 관련있는 행동장애를 보인다. 비록 어떤 저자들이 유약엑스증후군 남아의 60%가 자폐증 진단을 위한 DSM III 기준에 부합되는 것을 확인했지만(American Psychiatric association 1994; Hagerman et al. 1986; Levitas, Braden, Van Norman, Hagerman, McBogg 1983), 유약엑스증후군 아동들에게 자폐증의 존재 유무는 문헌에서 아직 논의되고 있는 실정이다(Einfeld, Molony, Hall 1989; Fisch 1992; Hashimoto, Shimizu, Kawasaki 1993). 유약엑스증후군 아동들이 자폐증과 유사한 행동을 보이지만, 이 아동들은 자폐증 아동들 보다 환경을 잘 인식하고, 의사소통하길 원하며, 더 많은 시-지각 기술을 갖고 있다(Levitas, McBogg, Hagerman 1983). 치료사는 적절한 치료방법을 선택하는데 어려움을 만드는 유약엑스증후군 아동들의 자폐적 특성을 아는 것이 중요하다.

감각처리 문제(Sensory Processing Problems)

유약엑스증후군 아동의 발달장애는 감각과 운동 문제를 포함한다; 그러므로, 감각통합치료와 신경발달치료를 결합한 접근이 필요하다. 유약엑스증후군 아동은 모든 감각 영역에서 조절과 구별에 손상을 보이는 감각처리 문제를 갖는다(Cronister and Hagerman 1989; Hagerman and Sobesky 1989; Levitas, Braden, Van Norman, Hagerman, McBogg 1983). 또한, 운동계획 기술의 문제가 관찰된다.

유약엑스증후군 아동에게 확인되는 촉각처리 문제는 조절과 구별을 모두 포함한다. 촉각 자극 입력시 과민한 반응이나 촉각방어는 남아에게 주로 발생한다(Levitas, Braden, Van Norman, Hagerman, McBogg 1983). 이런 행동반응은 약간 불편함을 느끼는 것에서부터 적대적이고 공격적인 반응을 나타내는 것까지 다양하다. 촉각방어는 유약엑스증후군 남아의 80%에서 발생하는데 비슷한 반응이 여아에서도 관찰된다(Levitas, Braden, Van Norman, Hagerman, McBogg 1083; Scharfenaker, Hickman, Braden 1991). 어떤 아동들은 음식을 포함하는 새로운 재질이나 낯선 사람이 만지는 것에 혐오감을 보인다; 발끝으로 걷기도 한다(Scharfenaker, Hickman, Braden 1991). 발끝으로 걷는 것은 촉각과민이나 고유수용성감각처리

결핍과 관련이 있는 것으로 추정된다(Scharfenaker, Hickman, Braden 1991). 또한 촉각처리 문제는 식이와 구강운동 기술을 방해한다(Goldstone and Hagerman 1993). Ayres(1972a)는 혐오적 반응과 과잉행동은 촉각과민과 관련이 있다고 하였다. 이것은 주의력 및 충동장애와 같이 유약엑스증후군 아동들에게는 흔한 행동적 특징이다(Hickerman 1991; Levitas, Braden, Van Norman, Hagerman, McBogg 1983; Scharfenaker, Hickman, Braden 1991). 촉각구별장애는 입체인지감각(stereognosis)과 서화감각(graphesthesia)의 문제를 포함하고(Cronister and Hagerman 1989; Scharfenaker, Hickman, Braden 1991) 운동계획 발달을 방해한다(Ayres 1984).

촉각처리의 어려움 이외에 유약엑스증후군 아동들은 전정감각과 고유수용성감각 입력 조절에 부적응을 보인다. 조절장애의 유형으로 움직임에 대한 혐오적 반응과 중력불안이 포함된다(Levitas, Braden, Van Norman, Hagerman, McBogg 1983). 움직임에 대한 혐오적인 반응은 움직이는 도구를 피하고 심한 움직임을 견디지 못하는 것으로 나타난다(Hickerman 1991). 조절장애 아동은 돌아가는 장난감이나 흔들림 같은 의식적인 움직임을 관찰하는 것은 좋아하지만, 움직이는 것은 피하는 것으로 나타난다(Scharfenaker, Hickman, Braden 1991; Jones 1991). 아동들에게 나타나는 다른 전정감각 관련 장애는 중력불안과 자동적 자세반응의 문제이다(Levitas, Braden, Van Norman, Hagerman, McBogg 1983; Scharfenaker, Hickman, Braden 1991).

전정감각, 촉각, 청각, 시각, 그리고 후각 입력의 조절장애는 각성수준 증가, 공격적 행동, 회피 등으로 나타난다. 손가락 물기, 발끝으로 걷기, 손 흔들기, 그리고 다른 상동적인 움직임(Cronister and Hagerman 1989; Hagerman and Sobesky 1989; Levitas, Braden, Van Norman, Hagerman, McBogg 1983; Scharfenaker, Hickman, Braden 1991)은 고유수용성감각을 입력하기 위한 시도로 분류된다. 아동의 과민함은 운동기술, 놀이, 감정발달, 환경과의 상호작용, 사람과의 교류를 방해한다(Scharfenaker, Hickman, Braden 1991). 예를 들면, 어떤 아동들은 과도한 자극이 입력되는 것을 피하려고 환경을 회피한다(Scharfenaker, Hickman, Braden 1991), 반대로 어떤 아동들은 과도하게 공격적이 된다. 두 행동 모두 사람들과의 상호작용을 방해한다(Scharfenaker, Hickman, Braden 1991).

개념화와 운동계획에 어려움을 보이는 실행의 문제도 이 아동들에게 나타난다. 이런 문제들은 기술 획득의 발달을 지연시킨다(Scharfenaker, Hickman, Braden 1991). 유약엑스증후군 아동들은 인지장애의 영향을 받는 개념화의 문제를 갖는다. 운동계획의 어려움은 어린 아동의 초기에 나타나서 모방, 기어오르기, 물건 주위에서 움직이기, 나이에 맞는 놀이를 하는 것이 어렵다(Scharfenaker, Hickman, Braden 1991). 유약엑스증후군 아동은 어느 날은 어떤 행동을 성공적으로 수행할 수 있으나, 그 다음날 그 행동을 반복할 수 없다(Scharfenaker, Hickman, Braden 1991).

운동 문제(Motor Problems)

감각처리 문제 뿐 아니라, 유약엑스증후군 아동은 초기 영아기에 명백한 자세 및 움직임 문제를 보인다. 유약엑스증후군 아동의 가장 뚜렷한 운동적 특징은 연부조직 형성장애를 포함한다. 근 긴장도 감소와 관절 이완을 초래하는 연부조직 형성장애는 (Goldson and Hagerman 1992; Davids, Hagerman, Eilert 1990) 자세와 운동 협응에 영향을 미친다(Davids, Hagerman, Eilert 1990; Goldson and Hagerman 1992; Levitas, McBogg, Hagerman 1983; Scharfenaker, Hickman, Braden 1991). 자세 문제는 척추 전만이나 후만이 있다(Scharfenaker, Hickman, Braden 1991). 자세조절, 협응, 움직임 조직화의 불충분함은 대운동 발달을 방해한다(Levitas, McBogg, Hagerman 1983). 이런 대운동 발달의 지연은 유약엑스증후군 남아가 여아보다 더 심하다(Freund 1994). 협응 운동의 부족은 체간회전의 어려움과 부드럽지 못하고 과도한 움직임, 점진적인 움직임의 부족 등으로 나타난다(Scharfenaker, Hickman, Braden 1991).

유아기에서 나타나는 움직임의 문제는 청년기의 자세와 운동 조절에 영향을 미친다. 청년기에, 과도한 관절의 이완은 대근육 운동과 소근육 운동시 근력에 영향을 미친다(Goldson and Hagerman 1992). 척추측만증도 청소년기에 발견된다(Davids, Hagerman, Eilert 1990).

성장 지연과 구강운동의 문제가 유약엑스증후군 아동의 1세 때 발생할 수 있다. 이런 문제는 연부조직 형성장애에 의한 위식도 역류에 따른 빈번한 구토와 체중 증가의 어려움에 의해 발생한다(Goldson and Hagerman 1993). 아동이 고형 음식물을 받아들이지 못하는 촉각방어도 성장장애에 기여한다(Goldson and Hagerman 1993). 이런 경우, 감각통합접근으로 촉각방어를 치료하는 것이 필요하다.

치료-결합된 접근(Treatment-A Combined Approach)

감각통합치료는 유약엑스증후군 아동의 감각처리 장애에 대한 적절한 치료방법으로 인정받고 있다(Cronister and Hagerman 1989; Goldson and Hagerman 1992; Hickeman 1991; Levitas, Braden, Van Norman, Hagerman, McBogg 1983; Scharfenaker, Hickman, Braden 1991).

신경발달치료의 원리가 유약엑스증후군 아동의 움직임의 질 문제를 치료하기 위하여 치료에 추가될 수 있다. 이런 양상은 근 긴장도의 저하와 관절 이완의 영향을 받는 협응, 자동적 자세적응, 자세조절 등을 포함한다. 구강운동 문제도 감각통합치료와 신경발달치료 접근법의 통합적 방법으로 치료할 수 있다. 이 아동들에게 신경발달치료를 시작할 때 조심해야 한다. 신경발달치료원리에 감각통합치료를 결합해야 한다 (감각통합치료와 신경발달치료의 결합에 대한 정보에 대해서는 130쪽 표 5-3을 보시오). 신경발달치료에서 이용하는 촉각, 전정감각, 운동감각 자극이 유약엑스증후군 아동에게 유해한 자극으로 감지될 수 있다. 그러므로 적절한 치료 적응을 시작하기 위해서 아동의 감각처리 문제를 세밀하게 확인하는 것이 필요하다(자폐증 아동에게 신경발달치료 적용 시 주의 사항에 대한 자폐증 단원을 참조하시오).

감각통합치료(Sensory Integration)

촉각입력의 조절과 구별장애 (Deficits in Modulation and Discrimination of Tactile Input)

치료 시간에 고유수용성감각을 제공하는 활동을 추가하는 것은 촉각입력에 대한 아동의 반응을 정상화 하는데 도움이 된다(Scharfenaker, Hickman, Braden 1991). 치료 시 특별한 촉각 활동이 추가될 수 있다. 아동들의 치료목표는 조절장애의 징후인 혐오적 반응, 공격적이고, 상동적인 행동반응을 감소시키는 것이다. 또한, 아동이 환경과 사회와의 상호작용하는 능력을 향상시키는 것이다. 신체인식과 운동수행 능력을 향상시키는 것도 강조되어야 한다.

전정감각과 고유수용성감각 입력 처리의 문제 (Inadequate Processing of Vestibular and Proprioceptive Input)

전정감각 입력의 조절 문제를 치료하는데 감각통합치료 접근방법을 이용할 수 있다. 조절의 어려움에 대한 치료는 아동이 환경으로부터 받는 움직임 감각의 입력을 조절하여 아동이 움직임 활동을 시작하도록 한다. 유약엑스증후군 아동은 약간의 전정감각과 고유수용성감각의 입력을 포함하는 단순한 운동과 같은 움직임을 모방하는 활동을 성공적으로 수행할 수 있다(Scharfenaker, Hickman, Braden 1991). 또한, 중력불안은 활동을 하면서 직선의 전정감각과 고유수용성감각 입력으로 치료할 수 있다.

다른 감각입력에 대한 민감성 (Hypersensitivity to Other Sensory Input)

감각통합치료는 각성수준과 다른 감각입력의 민감한 반응을 줄이는데 이용될 수 있다. 어린 아동들에게 조절되고 순차적인 감각입력을 제공하는데 개별적인 치료를 제공한다(Scharfenaker, Hickman, Braden 1991). 예를 들면, 자연광이나 희미한 빛, 필수적인 놀이기구를 사용함으로써 시각적인 혼란을 줄이고, 환경에서 얻을 수 있는 고요한 청각 자극을 치료적 환경에서 이용함으로써 각성수준이 정상화된다(Scharfenaker, Hickman, Braden 1991). 또한, 고유수용성감각 자극과 심부압박이 안정과 조직화를 위하여 이용될 수 있다. 예를 들면, 모든 자세에서 체중지지 활동의 기회를 제공하는 것: 아동을 담요로 말거나 싸기, 엎드린 아동에게 치료공을 이용하여 심부압박 제공하기, 무거운 물건을 밀고 당기고 운반하기, 레슬링하기(Scharfenaker, Hickman, Braden 1991). 아동의 연령이 증가됨에 따라, 감각입력에 대한 민감성을 줄이는 방법은 학교나 작업장 같은 다른 환경에서도 적용되어야 한다. 아동들에게 여러 가지 이완 기법을 가르치거나 벽에서 몸을 밀거나 손을 마주 잡고 밀어서 스스로 심부 압박이나 고우수용성감각 자극을 주어 안정하도록 도와주는 것이 필요하다(Scharfenaker, Hickman, Braden 1991).

운동계획 장애(Motor Planning Deficits)

유약엑스증후군 아동에게 감각통합치료는 촉각과 전정감각 처리의 향상, 신체인식 증가, 운동계획과 순서화의 향상에 초점을 둔다(Cronister and Hagerman 1989; Goldson and Hagerman 1992; Hickman 1991; Levitas, Braden, Van Norman, Hagerman, McBogg 1983; Scharfenaker, Hickman, Braden 1991). 대운동과 소운동 수행 능력은 개인의 정신 연령과 일치한다; 그러므로, 개념화 영역의 치료 효과는 개인의 인지장애에 따라 제한된다(Levitas, Braden, Van Norman, Hagerman, McBogg 1983). 운동계획의 문제에 대한 치료는 감각통합 장애아동에게 사용하는 치료와 같다.

주의집중과 행동의 조직화 (Organization of Behavior and Attention)

감각통합치료는 유약엑스증후군 아동들이 어떤 활동에서 다른 활동으로 또는 어떤 환경에서 다른 환경으로 전환하기, 목적적인 행동하기, 환경과 상호작용하는 것을 향상시켜 준다(Hickman 1991). 감각통합치료는 주의집중 시간을 증가시키고 학습에 영향을 주는 것으로 추정된다(Cronister and Hagerman 1989; Goldson and Hagerman 1992; Hickman 1991; Hickman 1991; Levitas, Braden, Van Norman, Hagerman, McBogg 1983; Scharfenaker, Hickman, Braden 1991).

유약엑스증후군 아동에게 감각통합치료를 사용했을 때의 장점은 행동 및 사회적 상호작용의 향상, 주의집중과 학습기회의 증가, 전반적인 운동수행과 운동계획 능력의 향상이다(Cronister and Hagerman 1989; Goldson and Hagerman 1992; Hickman 1991; Hickman 1991; Levitas, Braden, Van Norman, Hagerman, McBogg 1983; Scharfenaker, Hickman, Braden 1991). 임상적 사례 연구에서 감각통합치료가 청년기에 일상생활활동의 참여 능력을 향상시키는 것으로 보고되었다(Levitas, Braden, Van Norman, Hagerman, McBogg 1983; Scharfenaker, Hickman, Braden 1991). 구강 운동 조절과 식이 문제는 감각통합치료와 신경발달치료를 결합하여 사용함으로써 치료한다. 신경발달치료원리는 유약엑스증후군 아동의 움직임 문제를 해결하는데 도움이 된다. 이 원리는 아동의 자세반응을 향상시키기 위해 감각통합치료를 할 때 함께 사용할 수 있다.

신경발달치료(Neuro-Developmental Treatment)

신경발달치료는 아동이 사용하는 기능적 움직임의 활성화와 질을 향상시키는데 중점을 둔다. 앞에서 언급한 바와 같이, 여기에는 움직임의 협응, 자동적 자세조정, 자세가 포함된다.

협응된 움직임 및 자세조정의 촉진은 감각통합치료 시 기능적인 운동 과제를 하면서 핸들링을 할 때 향상된다. 예를 들면, 치료사가 아동을 치료할 때 바람직한 자세 정렬을 유지하면서 다양한 운동발달 자세에서 움직이는 도구를 사용하여 자세조정을 촉진할 수 있다.

역동적인 자세조절은 능동적인 체간굴곡, 신전, 측방 굴곡, 회전과 같은 필요한 움직임 요소를 촉진함으로써 획득할 수 있다. 아동의 발달에 있어서 근위부 자세조절의 향상은 자세 문제의 위험성을 감소시키는데 도움이 된다. 체중지지와 체중이동이 포함된 움직이는 활동은 자세의 안정성, 근력, 대운동과 소운동 발달을 촉진시킨다.

다른 치료적 접근(Other Treatment Approaches)

유약엑스증후군 아동들에게 감각통합치료와 신경발달치료를 사용하는 것 이외, Levitas와 그의 동료들(Levitas, Braden, Van Norman, Hagerman, McBogg 1983)은 여러 가지 발달, 정서, 의학적 치료 등을 포함시킬 것을 권고하였다(Scharfenaker, Hickman, Braden 1991). 이런 부가적인 치료 중 일부가 발성과 언어치료, 행동수정, 심리치료, 폴산(folic acid)치료이다.

발성과 언어치료(Speech and Language Therapy)

유약엑스증후군 아동에게 확인되는 언어 문제는 흔히 실제적 상황 또는 대화의 문제이다. 주제 유지, 이야기가 옆으로 샘(tangential comments), 대화의 시작, 단기 기억력, 추상적 사고, 고집증(perseveration), 언어 실행, 유창성(fluency), 눈 맞춤 등에 문제가 있다(Ferrier et al. 1991; Klasner 1988; Newell, Sanborn, Hagerman 1983; Scharfenaker, Hickman, Braden 1991). 또한 표현 언어가 늦게 시작되는 문제가 있다(Scharfenaker, Hickman, Braden 1991). 빈번한 중이염이 언어 지연에 기여한다(Klasner 1988). 감각통합치료와 언어치료를 결합한 접근이 발성과 언어 발달을 촉진하는데 이용될 수 있다(Scharfenaker, Hickman, Braden 1991). 이 접근의 장점은 더욱 차분하게 되고, 행동을 조직화하며, 감각통합을 통해 주의력이 증가되며, 아동이 인지적이고 언어적인 과제에 집중하게 한다. 또한, 운동문제나 구강 실행증이 감각통합치료로 접근될 수 있다(Scharfenaker, Hickman, Braden 1991).

행동수정과 심리치료
(Behavior Modification and Psychotherapy)

유약엑스증후군 아동에게 행동수정은 성공적으로 이용할 수 있다. 행동수정은 공격적 분노와 그밖에 적절하지 않은 행동을 치료하는데 이용할 수 있다(Levitas, Braden, Van Norman, Hagerman, McBogg 1983). 행동수정과 심리치료의 결합은 나이가 들어감에 따라 나타나는 불안과 감정적 합병증에 영향을 받는 아동들에게 도움이 된다(Levitas, Braden, Van Norman, Hagerman, McBogg 1983). 심리치료 또한 차분해지고 분노와 좌절을 조절하는데 도움이 된다(Scharfenaker, Hickman, Braden 1991).

폴산 치료(Treatment with Folic Acid)

폴산이 부족한 배지(culture medium)에서 엑스염색체가 부서지기 쉽다는 것이 발견된 이후 폴산 치료가 시작되었다(Rimland 1987). 비록 그 결과는 확실하지 않지만, 폴산을 준 아동들에게 지능, 행동, 언어능력이 향상되었다(Levitas, Braden, Van Norman, Hagerman, McBogg 1983; Rimland 1987).

사례 연구(Case Study)

2세 남아인 Richard는 1세에 처음 유약엑스증후군으로 진단 받았다. 처음에는 집에서 작업치료를 받았다. 생후 18개월에 Richard는 감각통합치료와 신경발달치료를 시행하는 병원의 작업치료실에 의뢰되었다. 그때 아동은 매우 예민하고, 산만하며, 언어와 운동에 심한 지연을 보였다. 신경발달 평가와 감각 기능에 대한 임상적 관찰 소견은 다음과 같다:

- 시각과 청각 자극 입력의 어려움
- 다른 모든 감각조절의 어려움
- 산만하고 조직화되지 못함
- 구강운동 영역의 체성감각처리의 부적응에 의한 식이장애
- 환경의 능동적 탐색을 시작하지 못함
- 한 자세를 계속 유지하는 경향과 우는 것으로 불쾌함을 표시
- 근 긴장도 저하와 근위부 관절 안정성 부족
- 대운동과 소운동 기술의 지연

이런 모든 결핍이 식사하기, 옷 입기, 놀이 등 아동의 기능적 활동의 수행에 방해를 준다. 아동은 신경발달치료와 함께 주로 감각통합치료 접근방법으로 치료하였다.

작업치료의 목표는 :

- 감각처리의 정상화
- 치료적 상황에서 인내력(tolerance) 증가
- 운동 기술과 자조과제 수행에 기여하는 자세조절과 관절 안정성 향상
- 탐색 행위의 능동적인 시작 증가

치료 중, 전정감각, 고유수용성감각, 촉각 입력은 적절한 상태의 각성수준을 유지하고 자세조절을 포함한 적응반응을 유도하는데 도움이 되도록 단계화 하였다. 감각통합은 공간에서 움직임과 능동적인 탐색을 촉진하기 위하여 사용하였다. 운동계획을 요구하는 단순한 행동이 감각입력과 함께 주어졌다. 신경발달치료는 자세반응, 체간회전을 포함한 근위부 조절, 근위부 관절 안정성 향상을 촉진하기 위하여 사용하였다. 두 접근방법은 기능적 기술과 놀이의 수행을 위한 기초를 제공하는데 사용되었다.

6개월의 치료 후, 아동은 다음과 같은 호전을 보였다: 주위를 탐색하는 경향의 증가, 핸들링 시 인내력 증가, 장난감과 사람과의 상호 작용하는 방법의 증가, 독립적인 보행. 아동은 지속적으로 감각통합치료와 신경발달접근을 결합한 치료를 받았다.

요약(Summary)

유약엑스증후군 아동들은 감각처리와 운동 능력의 문제를 보인다. 여기에는 감각입력의 조절장애, 행동의 조직, 주의집중, 운동계획, 근 긴장도, 관절이완, 움직임 패턴, 협응, 자동적 자세반응이 있다. 감각과 운동장애는 평가와 치료 시 확인한다. 감각통합과 신경발달치료를 결합한 접근이 유약엑스증후군 아동들에게 가장 적합하다.

표 5-3

유약엑스증후군 아동의 결합한 감각통합과 신경발달치료 접근방법

치료가 필요한 영역	치료목표와 행동	치료접근 방법
촉각방어와 촉각 입력 구별 부족	심부압박과 같은 감각입력을 억제하는 활동을 제공, 촉각 구별을 포함하여 스스로 다양한 촉각입력을 만들어 경험할 수 있는 기회 제공	감각통합치료
전정감각 입력의 조절 부족	전정감각과 고유수용성감각 입력을 포함하는 목적적인 활동을 경험할 수 있는 기회 제공	감각통합치료
자세조절 부족	기능적인 활동 시 자세조절을 촉진; 예, 그네 탈 때	감각통합치료/신경발달치료
근 긴장도와 관절 이완에 의한 부적절한 움직임의 질	기능적인 움직임 활동을 하면서 체중지지와 체중이동 중에 적절한 정렬을 유지; 핸들링 시 다양한 움직임 패턴을 사용하도록 조절	신경발달치료
개념화 부족	다양한 활동을 선택할 수 있는 기회를 제공; 능동적인 시작, 스스로 방향 결정, 적응반응 촉진; 예를 들면, 인지, 사회성, 운동	감각통합치료
운동계획	다양한 감각입력을 제공하여 환경과 관련된 신체인식을 향상시킴; 상호작용 방법을 증가시키기 위하여 다양한 활동 제공; 단순한 적응반응으로 시작하여 더 복잡한 단계로 이동	감각통합치료

제 6 장

신경발달치료와 감각통합치료 원리의 결합

Combining Neuro-Developmental Treatment and Sensory Integration Principles in Treatment

신경발달치료와 감각통합치료 원리를 결합한 다양한 방법들을 적용할 수 있다. 이 책에서는 치료 회기(session) 내에서 신경발달치료와 감각통합치료를 결합하여 적용할 때, 치료사는 최상의 중재 접근을 제공하기 위하여 두 접근방법에 대한 해박한 기초 지식이 필요하다.

감각통합치료의 원리는 다음과 같다:

- 운동, 행동, 사회적 상호작용, 인지적 기술을 포함한 적응반응을 향상시키기 위하여 조절된 감각입력을 경험할 수 있는 기회를 제공한다.
- 아동의 내적 욕구를 사용할 수 있게 북돋아 준다.
- 의미있는 활동 내에서 목적있는 행동을 증가시킨다.

신경발달치료의 원리는 다음과 같다:

- 움직이는 동안에 조절점(key points of control)을 사용하여 자세조절을 촉진한다.
- 핸들링 기술을 사용하여 비정상적인 운동 패턴을 억제하는 동시에 특별한 과제 활동의 움직임을 능동적으로 촉진시킨다.
- 기능적인 활동을 위해 체계적인 준비를 한다.

치료사가 아동을 평가한 후 가장 중요한 문제를 확인하는 것은 적합한 치료 접근방법을 선택하는데 중요하다. 표 6-1(132쪽)을 보고 평가와 치료를 하는 동안 기능을 확인하고, 각 기능에 해당하는 치료방법을 활용한다.

기능의 가장 기본적인 단계는 현재 환경 내의 감각입력에도 불구하고 안정된 각성 수준을 유지하는 능력이 포함된다. 이 단계에서 등록, 조절, 신체와 환경의 감각 처리가 요구되고 치료를 필요로 한다. 평가와 치료에서 요구되는 또 다른 영역은 생물학적인 제약에서 자유로워지는 능력이다. 움직임, 신장, 정렬을 포함하는 생물학적인 제약의 자유는 신경발달치료를 통하여 접근할 수 있다. 생물학적인 제약에서 자유로

표 6-1
기능적인 부분과 적절한 중재

기능의 부분	적절한 중재
각성 상태	감각통합치료
생물학적인 제약	신경발달치료: 근육의 신장, 움직임 그리고 정렬
피드포워드	감각통합치료: 의식적인 행동들의 생산 신경발달치료: 의식적인 행동들의 생산
피드백	감각통합치료: 감각입력 증가 신경발달치료: 핸들링을 통한 감각입력 증가
자세조절	신경발달치료: 움직임의 정상적인 시너지와 자세반응의 촉진
간단한 운동계획과 목적있는 행동의 초기 첫 단계	감각통합치료: 동기유발, 개념화, 운동계획
시간과 공간에서 행동의 조직화	감각통합치료: 주의집중, 개념화, 다양한 단계의 과제들을 수행
환경	신경발달치료: 적응도구 감각통합치료: 장소의 적응 신경발달치료/감각통합치료: 부모의 요구와 교육

Adapted from:

Blanche, E. I. 1988. Hierarchical model of occupational therapy elements in practice. Master's thesis, University of Southern California.

Montgomery, P. 1991. Merging neurophysiologic approaches with contemporary theories III: Neurodevelopmental treatment and sensory integrative theory. In *Contemporary management of motor control problems; Proceedings of the II step conference*. Alexandria, VA: Foundation for Physical Therapy.

워질 때 적합한 감각정보를 처리할 수 있고, 감각입력에 따른 자세 조절을 할 수 있으며 특별한 과제에 필요한 자세 조절을 예측할 수 있다. 또한 자신의 신체, 사물, 환경에서 오는 고유수용성 감각, 촉각, 시각, 전정감각 정보의 피드백을 받을 수 있고 공간 내에서의 행동과 움직임을 예상할 수 있는 정보를 활용할 수 있다. 움직임의 예상은 피드포워드와 연관이 있고 전정/고유수용성감각에 장애가 있는 아동들에게 비효율적으로 나타난다(Fisher 1991). 피드포워드는 행동을 조직화하기 위한 감각입력과 의지적으로 움직임을 조직화하는 능력에 필요한 감각과 운동 계획의 관점 모두를 치료하기 위하여 필요하다.

치료에서 다루어지는 피드포워드는 과제에서 움직임에 대한 필요조건을 고려하도록 요구한다. 과제는 피드백에 의존하여 정적인 개인과 정적인 목표를 요구한다. 개인과 목표 안에서의 과제는 목표에 대한 관계에서 스스로 자세를 예상하는 것을 필요로 하기 때문에 피드포워드에 의지하여 움직인다(Koomar and Bundy 1991). 개인과 목표의 정적 그리고 동적 혼합에 의한 환경 변화는 피드백과 피드포워드의 다양한 결합을 요구한다.

자세 조절은 조절된 감각입력의 적용, 움직임 구성요소의 촉진, 개인이 적응하기 위해 예상되는 환경적 조작으로 이루어진다.

개념화와 운동계획을 통하여 환경 내에서 목적적인 상호작용을 하는 능력은 몇몇의 자원으로부터 정보를 통합하고 운동을 시작하는 능력을 요구한다. 환경과 목적있는 상호작용의 수행은 개인의 동기부여와 정보를 처리하는 능력을 필수적으로 고려하고 안정성 있는 자세를 잡는 능력을 요구한다. 이러한 기능의 단계는 감각통합 치료원리로 접근한다.

기능의 다음 영역은 공간, 사물, 사람들을 포함한 몇몇의 자원을 통하여 정보를 처리하는 것뿐만 아니라 시간과 공간 내에서 행동의 연속적이고 의미있는 운동계획 능력을 요구한다. 공간 내에서 자유롭게 움직이는 능력은 감각통합 치료원리에서 개념화, 내적인 동기부여, 주의집중, 조직화된 활동을 실행하는데 초점을 두어 직접적으로 다루어진다.

모든 기능들은 아동의 가족, 학교, 치료센터, 지역사회에 의해 형성된 사회적이고 문화적인 환경 내에서 일어난다. 이러한 환경은 아동이 퇴원을 의뢰하자마자 고려된다. 치료계획은 아동의 호전에 직접적으로 영향을 주는 환경이라는 배경 내에서 결정된다.

요약하자면, 감각통합치료는 과제에 집중하여 성취하고 유지할 수 있는 최적의 각성상태를 획득하여 활용한다. 아동이 자세와 운동장애가 있다면 신경발달치료 접근방법을 활용하여 움직임의 요구에 초점을 두어 치료한다. 이러한 움직임 요구의 수행은 감각통합치료 회기(session)와 일상생활활동, 놀이, 기능적인 움직임 등을 포함한 기능적인 환경 내에서 이루어진다. 감각통합은 아동에게 치료회기(session) 동안 조절된 감각입력을 사용하여 동기화, 초기화, 환경과 목적적인 상호작용의 효과를 활용하도록 한다. 마지막으로, 연속적인 행동을 조직화하는 능력은 감각정보를 조직화하는 능력, 자세 안정성, 시간 및 공간 내에서 의미있는 행동을 연속적으로 시행하고 조직화하는 능력을 요구한다. 이러한 모든 요소들은 사회문화적이고 물리적인 환경 내에서 이루어진다.

치료활동을 통하여 감각과 운동 구성요소를 통합한다. 이러한 몇몇의 활동들은 아동에게 필요한 신경발달치료 또는 감각통합치료 접근에 중점을 두어 수정할 수 있다. 임상전문가들은 치료 중 수행되는 활동에 대한 감각처리와 운동 요구에 중점을 두도록 격려하고, 아동의 필요에 따라 치료를 변화시킬 수 있다.

신경발달치료와 감각통합치료 원리를 결합한 활동
(Activities Combining Neuro-Developmental Treatment and sensory Integration Principles)

활동 1: Round About

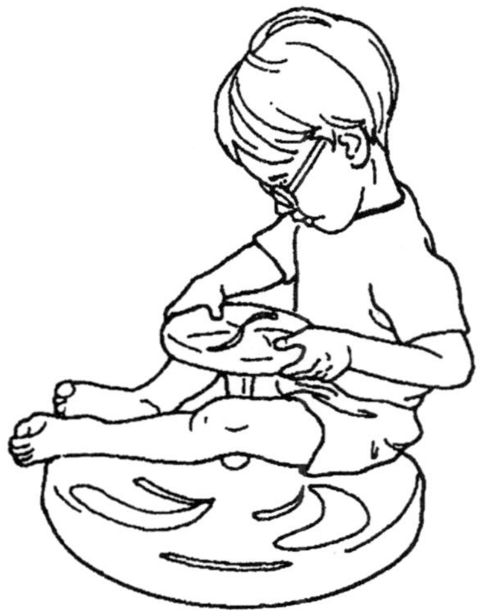

아동은 Sit 'N Spin™에 앉아서 돌기 위해 상지를 양측 교대로 움직인다.

문제 영역:

- 전정감각 입력의 부적절한 처리
- 능동적인 체간굴곡의 부족
- 상지의 동시수축 감소
- 운동계획의 부족
- 양측 통합의 어려움

도구:

- Sit 'N Spin™

치료사의 중재:

Sit 'N spin™ 위에 아동을 앉게 하고 바퀴가 돌아갈 수 있게 상지의 움직임을 교대로 사용하게 한다. 만약 필요하다면 돌기 시작할 때 도움을 제공한다.

활동의 목적

감각 :

- 회전 전정감각의 입력 처리
- 공간 관계에서의 신체 인지
- 운동계획 능력의 증진

운동 :

- 체간굴곡 촉진
- 상지의 동시수축과 근력 촉진
- 앉은 자세에서 자세반응 촉진
- 양측 상지 협응 증진

주의할 점:

- Sit 'N Spin™ 에서 떨어지지 않게 어지럼증이 나타나는지, 균형의 소실이 있는지 관찰한다.
- 자세와 움직임의 패턴에서 굴곡이 증가되는 아동들에게는 제시하지 않는다.

활동 2: Pre-undressing

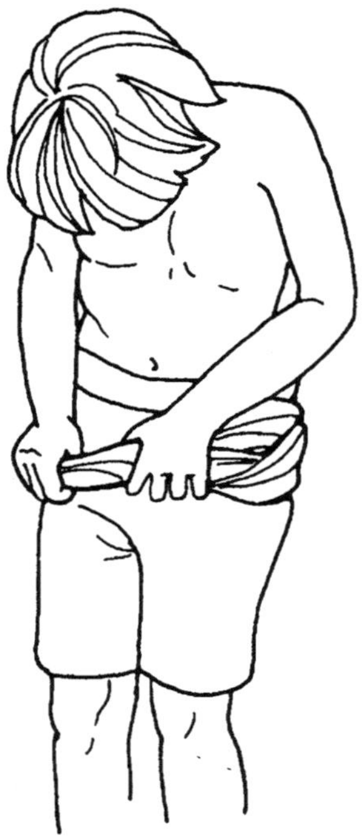

아동은 고관절 주변의 치료용 밴드를 하지까지 내리기 위해 아래로 민다.

문제 영역:

- 촉각정보의 부적절한 처리
- 상지의 근력 감소
- 선 자세에서 옆으로의 체중이동이 어려움
- 두발서기와 한발서기의 자세반응 부족
- 운동계획 능력의 부족
- 신체 지각의 인식 부족
- 부적절한 운동기술의 생산으로 인한 자조 기술 발달의 어려움

도구:

- 치료용 밴드(Thera-Band®) 혹은 탄력 벨트(elastic belt)

치료사의 중재:

아동이 서 있는 상태에서 치료용 밴드나 탄력 벨트를 아동의 고관절 주변에 묶는다. 아동에게 양손을 사용하여 치료용 밴드나 탄력벨트를 고관절 아래, 다리와 발 밑으로 끌어내려 제거하게 한다.

활동의 목적

감각 :

- 촉각과 고유수용성감각 입력의 처리와 내성(tolerate)의 증가
- 신체의 각 부분에 대한 연관성을 촉각과 시각적으로 인지
- 하지에서 치료용 밴드나 탄력벨트의 위치를 아는 것으로 촉각 위치감각의 향상

운동 :

- 서 있는 상태에서의 체중이동
- 앉은 자세나 선 자세에서의 평형반응 연습
- 선 자세에서 앉은 자세로의 초기 전환 움직임
- 양측 상지의 협응과 근력 향상

주의할 점:

- 선 자세에서 균형이 소실되지 않는지와 치료용 밴드나 벨트가 다리에 있는 동안 넘어지지 않는지 아동을 관찰한다.
- 치료용 밴드나 벨트가 무릎 아래로 내려왔을 때 발을 사용하지 않는지 관찰한다.

변형:

만약 선 자세를 유지하기 어려우면 지지할 수 있는 벽에 기대거나 치료용 밴드나 벨트가 고관절 아래로 내려왔을 때 쪼그려 앉은 자세에서 제거할 수도 있다.

활동 3: Statue

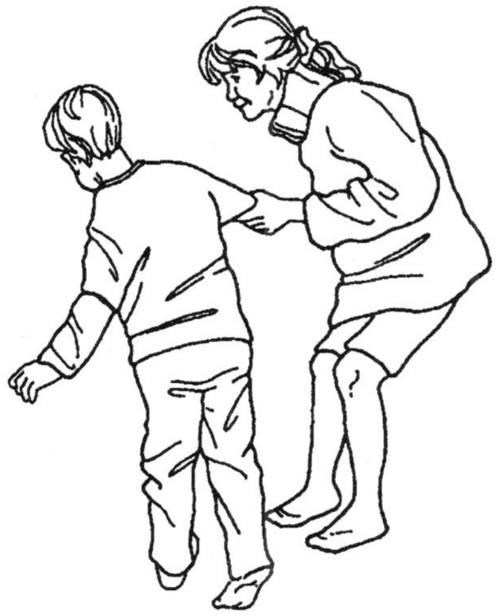

치료사는 천천히 2~3번 아동을 돌리다가 아동의 손을 놓는다.

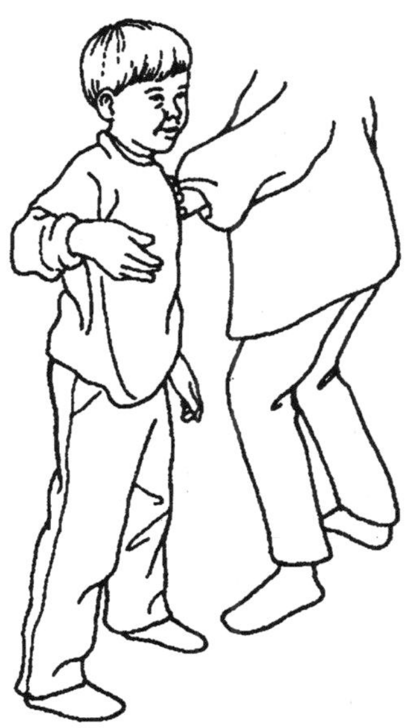

아동이 고정된 자세를 유지할 때, 치료사는 동시수축과 자세조정을 향상시키도록 단계적인 강도로 민다.

문제 영역:

- 전정감각의 처리 부족
- 공간 내의 신체 인식 부족
- 자세반응의 감소
- 동시 수축의 부족
- 고유수용성감각 피드백 부족

도구:

- 넓고 부드러운 매트(mat)

치료사의 중재:

매트 위에 치료사와 아동은 마주보고 서서 손을 잡는다. 치료사는 천천히 2~3번 아동을 빙빙 돌리다가 치료사는 아동의 손을 놓는다. 아동은 동상과 같이 서 있고, 치료사가 아동을 미는 동안 자세를 유지하며 땅에서 몸이 떨어지지 않도록 노력한다. 치료사는 아동이 동시수축과 자세 유지, 적절한 자세조절을 할 수 있도록 미는 동안 강도를 조절한다.

활동의 목적

감각 :

- 고유수용성감각과 전정감각 입력 처리
- 공간 내에서의 신체 인식 증가

운동 :

- 회전하는 동안 필수적인 자세반응과 조절 경험
- 치료사에 의해 제공된 저항에 대응하는 동시 수축 활동

주의할 점:

이 활동은 아동이 넘어지거나 떨어지는 것을 예방하기 위해 어떤 도구도 없는 크고 개방된 곳에서 시행한다.

활동 4: Milk Shake

문제 영역:

- 촉각처리의 감소
- 전정감각처리의 감소
- 자세반응의 감소

도구:

- 큰 원통(barrel)이나 3~4개의 큰 튜브(large inner tube)를 묶은 것

치료사의 중재:

아동이 원통이나 튜브 안에서 엎드리거나 네발기기 자세를 취하는 동안 치료사는 콩 주머니, 담요, 그리고 다른 촉각 물건을 아동의 위에 놓아둔다. 아동은 원통이나 튜브 안에서 구르거나 옆으로 기어서 원통이나 튜브를 회전시킨다. 치료사는 회전을 할 때 아동에게 도움을 줄 수 있다.

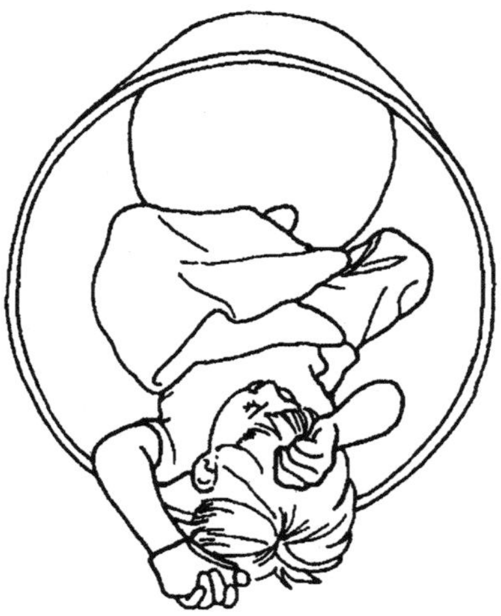

아동은 다양한 촉각 물건과 함께 원통에서 구른다.

활동의 목적

감각 :

- 촉각, 고유수용성감각, 전정감각의 입력을 증진

운동 :

- 원통이나 튜브 안에서 움직일 때 자세반응과 조절
- 원통이나 튜브 안에서 움직여 체중이동을 시작할 수 있는 기회 제공
- 상지와 하지에 체중지지와 체중이동을 제공

변형:

치료사는 아동이 원통 안에서 부분적인 자세를 취하는 동안 하지의 핸들링으로 구르기 자세를 촉진할 수 있다.

활동 5: Walking Maze

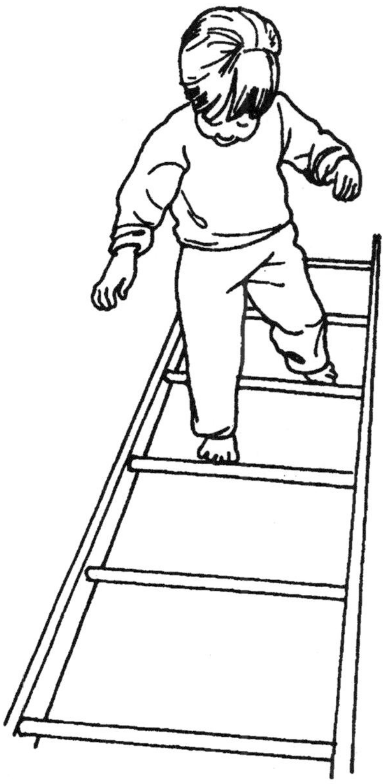

아동은 사다리에 닿지 않고 한 칸씩 넘어 사다리 한 쪽 끝에서 다른 쪽 끝으로 걸어간다.

문제 영역:

- 서기와 걷기 자세에서 평형반응 감소
- 서 있는 자세에서 외측으로의 체중이동이 어려움
- 운동계획의 부족
- 양측 통합의 어려움
- 공간에서 신체 인식 감소

도구:

- 사다리(ladder)와 의자(bench) 2개

치료사의 중재:

사다리의 양쪽 끝에 의자를 하나씩 놓아 지지한다. 사다리의 높이는 아동의 능력에 따라 다양하게 조절할 수 있다. 치료사가 아동의 안전을 위해서 옆에 서 있는 동안 아동은 사다리에 닿지 않고 끝에서 다른 쪽 끝으로 사다리 단을 한 칸씩 걸어간다. 치료사는 아동의 능력에 따라 사다리의 높이를 조절하고 아동의 반응에 따라 높이를 변화시킨다.

활동의 목적

감각 :

- 눈과 발의 협응 증진
- 운동계획 능력의 요구
- 잡지 않고 사다리를 한 걸음씩 걸어감으로써 공간에서의 신체 인식 증가
- 하지의 체중지지에 따른 감각 인식 제공과 동적 자세조절의 요구

운동 :

- 사다리를 한 걸음씩 이동하면서 나타나는 하지의 초기 체중이동은 균형을 잃지 않고 적절한 자세조절을 만듦
- 사다리를 지나가는 동안에 하지의 양측 상호 교대적인 움직임을 증진

주의할 점:

- 치료사는 아동의 균형이 소실되면 도움을 주기 위해서 가까이 서 있어야 한다.

변형:

만약 아동이 독립적으로 과제를 수행하기 어려우면 다음의 선택을 시도한다.

- 서서 체중이동을 하는 동안에 안정성을 위해서 아동의 앞에서 막대를 잡게 한다. 이것은 저긴장 아동들에게 도움을 준다.
- 움직임이 어려운 아동을 위해 치료사는 아동의 활동 시 필요한 움직임의 구성 요소들을 촉진한다.
- 편마비 아동의 경우 치료사는 아동의 환측 고관절을 핸들링 하는 등의 활동으로 보다 능동적인 체중이동을 촉진시킨다.

활동 6: Follow the Leader

문제 영역:

- 시-운동 통합의 감소
- 촉각처리의 부족

도구:

- 책상(Table)
- 커다란 플렉시 유리(Large piece of Plexiglas)
- 지워지는 마커(Erasable markers)
- 펜라이트(Penlight)

치료사의 중재:

아동과 치료사 사이의 테이블 위에 플렉시 유리를 세워둔다. 아동과 치료사는 서로 마주보고 앉는다. 치료사가 플렉시 유리의 다른 쪽 면에서 마커나 펜라이트로 표시를 할 때 아동은 한 손가락으로 그것을 따라 이동한다. 치료사는 플렉시 거울에 마커나 펜라이트로 그림을 그리면서 아동의 눈-손 협응을 지도한다. 예를 들면 아동의 능력에 맞게 세로선, 가로선, 원을 그린다. 또한 활동의 속도도 다양하게 한다. 활동은 아동에게 앉은 자세에서 적절하게 자세를 취하게 하고 테이블의 높이는 눈과 손의 움직임이 잘 협응될 수 있는 위치로 한다.

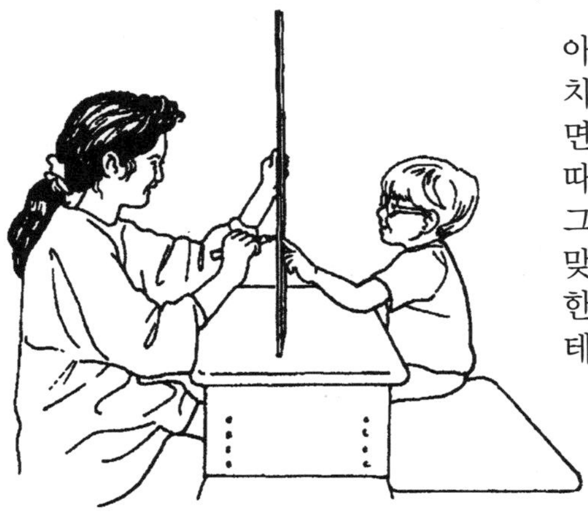

치료사는 아동의 손-눈 협응을 가이드하기 위해 플렉시 유리에 마커나 펜라이트를 사용해 아동이 손으로 마커를 따라오도록 한다.

활동의 목적

감각 :

- 상지에 촉각과 고유수용성감각 입력 처리의 기회를 제공

운동 :

- 다양한 앉기 자세조절과 중력에 대항한 능동적인 머리 조절 요구
- 중력에 대항한 상지 움직임의 분리
- 시각과 운동반응의 협응 증진

변형:

치료사는 넓고 끝이 뾰족한 펜을 사용하는 등 자극 크기의 변화로 시각적 자극을 제시할 수 있다. 아동에 따라서 우세손이나 비우세손을 사용한다.

활동 7: Suction Cup Game

문제 영역:

- 상지의 체중지지와 체중이동 문제
- 눈-손 협응의 감소
- 능동적인 체간회전 감소
- 중력에 대항한 복와위 신전 자세 부족
- 고유수용성감각 처리의 감소

도구:

- Hand Suction Cups
- 놀이용 카드(Playing Cards)
- 치료용 공

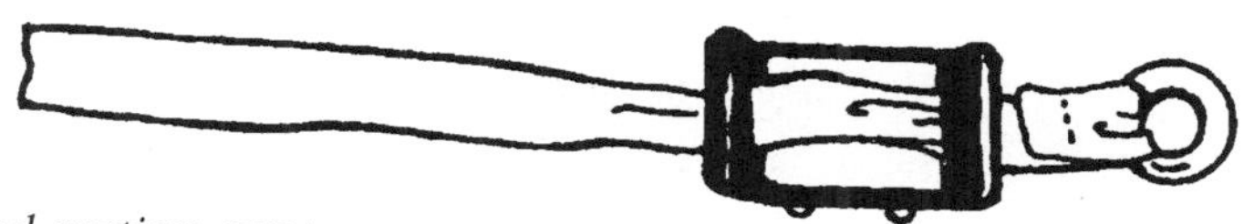

Hand suction cup

치료사의 중재:

Hand Suction Cups는 round suction, 비누 받침대, 끈, 그리고 D-ring으로 만들 수 있다. 튼튼한 가죽끈과 D-ring을 사용하여 비누받침대의 양쪽 면에 꿰어서 만든다. Hand Suction Cups의 견본을 실제로 보고 참고한다.

바닥에 놀이용 카드를 뿌려 놓는다. 아동을 치료용 공 위에서 상지를 신전한 상태로 엎드리게 한다. 아동은 Hand Suction Cups를 이용하여 바닥에 있는 카드를 집어 올리게 하는데 아동의 손에서 안전하게 시행을 하고 치료사에게 돌아와야 한다. 치료사는 아동의 골반 지지가 필요하거나 카드에 도달하기 위한 체중이동과 공 위에 엎드린 자세에서의 체중이동을 촉진한다. 치료사는 아동이 손으로 카드를 집어 줄 때 신전한 자세에서 체간회전을 촉진시킬 수 있다. 이 활동에서 사용하는 공의 높이는 체간의 굴곡과 신전의 균형, 주관절의 신전, 손의 신전과 같이 체중지지를 하는 동안 상지와 체간의 적절한 정렬을 도모하여야 한다.

활동의 목적

감각 :

- 상지에 체중지지를 하는 동안 촉각과 고유수용성감각 입력 처리
- 잡을 때 시각과의 협응
- 자세조절을 위한 초기의 체중이동을 위해 공 위에서 직선과 측면 움직임의 처리

운동 :

- 능동적인 체간의 움직임인 복와위 신전 자세에서 상지의 체중지지를 유지
- 초기 잡기 자세에서 상지의 체중지지 시 외측으로의 체중이동 시작
- 치료사에게 손으로 카드를 주면서 신전과 회전 자세 촉진

주의할 점:

치료사는 체중을 지지하는 동안에 Suction Cups 주위에 있는 손가락의 유연성이 떨어지는지 지켜보거나 아동이 카드를 잡을 수 있는지 지켜본다. 아동의 복부 근육의 활성화 부족으로 활동하는 동안에 허리의 전만이 증가되는지 살펴보고 치료사는 능동적인 복부 조절을 촉진하기 위해서 손의 위치를 변화시켜야 한다.

또한 치료사에게 카드를 손으로 주는 동안 체간의 회전을 위해 견관절의 내회전과 견관절 외회전의 보상 작용이 시도되지 않도록 한다.

변형:

만약 아동의 하지 근긴장도가 증가되면, 치료사는 공 위에 엎드려 체중이동을 촉진하는 동안에 하지 움직임의 비정상적인 패턴을 억제한다.

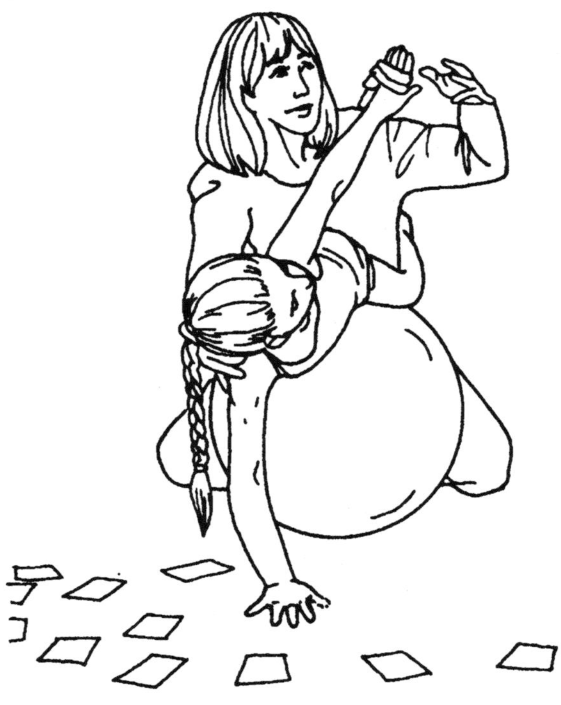

치료사는 아동이 손으로 카드를 주기 위해 체간을 회전하는 것을 통해 능동적인 조절을 촉진한다.

활동 8: Target Shooting

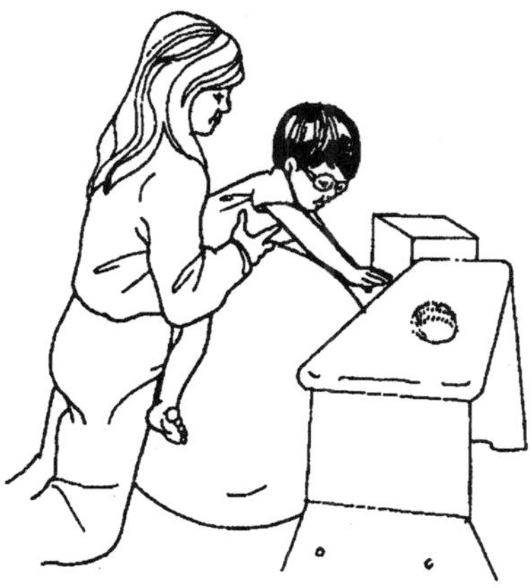

아동이 큰 치료용 공 위에 엎드린 자세로 과녁에 공을 던지고, 의자 위에 공을 놓기 위해 체간을 회전한다. 치료사는 더 근위부에 손을 위치시켜서 능동적인 복부 조절을 촉진시킬 수 있다.

문제 영역:

- 전정감각 처리의 감소
- 체간회전의 감소
- 눈-손 협응의 부족
- 운동계획 능력의 감소
- 정중선 교차의 감소

도구:

- 큰 치료용 공
- 의자
- 공이나 콩 주머니
- 과녁

치료사의 중재:

아동은 치료용 공 위에서 똑바로 엎드린 상태에서 체간을 회전시켜 의자 위에 있는 공이나 콩 주머니를 주워 올린다. 아동 쪽으로 과녁을 세운다. 똑바로 엎드려 누워 있는 동안에 아동은 가장 멀리 있는 과녁을 맞추기 위해 체간을 회전시켜 팔로 던져 넣는다. 치료사는 아동의 골반이나 하지의 원위부를 지지하거나 근위부의 핸들링을 통해서 능동적인 체간회전을 촉진시킨다.

활동의 목적

감각 :

- 활동을 통한 전정감각, 촉각, 고유수용성감각 입력의 증가와 움직임의 경험을 통한 피드백
- 눈-손 협응 증진

운동 :

- 복부근육 활성과 함께 굴곡과 능동적인 체간회전을 사용
- 능동적인 뻗기, 잡기, 타이밍에 맞추어 놓기 촉진

주의할 점:

회전을 하여 과녁에 공을 넣을 때 상지가 신체를 지지할 수 있는지 지켜본다. 중력불안이 있는 아동에게 이 활동은 사용하지 않는다.

변형:

공의 재질을 다양하게 사용하거나 다른 촉각을 추가로 경험할 수 있는 물건을 사용한다.

활동 9: Quiet Time

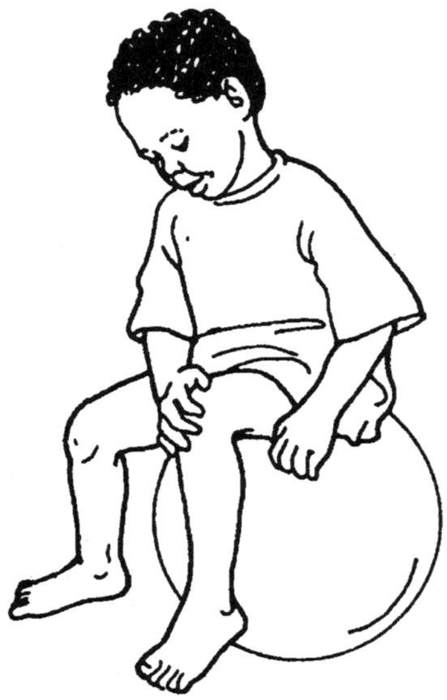

앉기 자세의 조절은 공 위에 앉기도 포함할 수 있다.

문제 영역:

- 공간에서 신체 지각과 신체 이미지 인식의 감소
- 촉각, 고유수용성감각, 전정감각 입력 처리의 부적절함
- 발의 체중지지의 부적절함
- 앉은 자세에서 자세조절의 부적절함
- 중력에 대항하여 안정된 자세를 유지하는 능력의 감소
- 신체 자세와 움직임의 인식 감소

도구:

- 의자
- 거울

치료사의 중재:

아동은 의자 위에 앉는다. 고관절, 슬관절, 발목관절을 90도 굴곡한 상태로 앉게 한다. 양발로 완전히 바닥을 지지하게 한다. 아동은 능동적으로 참여하고 먼저 신체와 신체의 자세를 잡고 외적인 활동을 한다. 치료사는 아동에게 신체의 각 부분, 공간, 사물과의 연관성을 물어보는 게임을 할 수 있다. 아동의 대답에 시각적 피드백을 제공하기 위해 거울을 사용할 수 있다.

활동의 목적

감각 :

- 신체의 각 부분, 공간, 사물과 관련한 고유수용성감각, 전정감각, 촉각, 시각적 인식의 증진
- 하지를 통한 체중지지와 동적인 자세조절의 감각 인식 증가
- 스스로 집중하는 것에 초점을 맞춘 감각 경험의 조직화

운동 :

- 체간의 근 골격의 균형 증진을 통하여 중력에 대항한 동적인 자세조절
- 하지의 체중지지 경험

주의할 점:

체간과 골반, 하지, 그리고 목의 부적절한 정렬을 피한다.

변형:

이 자세는 움직임의 기초적인 시작과 환경에서 목적적인 상호작용을 제공한다. 치료사는 앉은 자세에서 동적인 자세조절을 유지하는데 도움을 주기 위한 핸들링을 간헐적으로 제공한다. 과제의 복잡성을 증가시키기 위하여 이 활동은 공과 같은 불안정한 면에서 수행할 수 있다.

활동 10: Crooked Surfboard

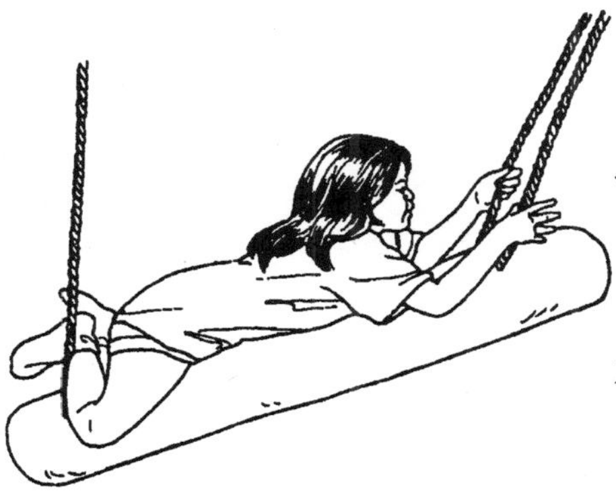

아동은 적은 신전근의 노력으로 엎드린 자세에서 높게 올린 그네를 추진한다. 하지에서 지지면이 넓게 관찰되면 치료사는 억제해야 한다.

문제 영역

- 항중력 신전근의 부족
- 외측으로 체중이동하는데 어려움
- 중력의 영향으로 엎드린 자세에서 보상작용 증가
- 체중지지 시 동시수축 감소
- 전정감각 입력 시 저반응
- 고유수용성감각 입력 처리의 부적절함

도구:

- 플랫폼 그네(Platform swing)
- 안전한 매트(Safety mat)
- 삼각대(Trapeze)

치료사의 중재:

플랫폼 그네(platform swing)를 안전한 매트 위에 다른 쪽 끝보다 한 발 정도 높게 하여 비대칭적인 형태로 매단다. 아동은 그네 위에 엎드린 자세를 취하고 아동의 머리가 올라가 있는 쪽으로 향하게 한다. 그네 위에서 아동의 자세는 중력이 아동의 신체를 당기는 힘을 덜어주는 자세이다. 수평면으로부터 수직면으로 교차되는 자세는 신전 근육을 조직화 하는 필요가 감소된다. 매달린 줄을 잡아당기거나 삼각대를 잡아당기고, 바닥이나 다른 도구의 안전한 면을 양발로 밀어 그네를 움직이는 것을 촉진할 수 있다.

활동의 목적

감각 :

- 직선 전정감각의 입력 처리
- 아동 신체의 전면부의 촉각과 지지면의 촉감을 입력
- 사물과 공간과의 관계에서 신체 지각의 인식

운동 :

- 목과 견갑대의 동시 수축 제공
- 양측 협응 증진
- 평형반응과 엎드린 자세에서 정위반응 촉진

주의할 점

움직임의 강도를 관찰하고 외부의 골반 지지를 제공하거나 미끄러지지 않는 면을 사용하여 아동이 뒤로 미끄러지는 것을 예방한다. 견갑대의 거상운동이나 골반과 하지의 지지면을 넓히는 것과 같은 보상작용을 관찰한다(과도한 고관절 외전과 외회전).

변형

치료사는 대각선이나 외측 움직임의 구성요소를 추가하여 다양한 경험을 줄 수 있다. 이것은 외측의 체중이동과 가능한 회전을 촉진할 것이다. 아동이 매달린 줄이나 삼각대를 잡아당겨 움직임의 시작을 만든다면, 고유수용성감각 입력의 경험이 추가된다. 곱슬곱슬한 모포나 다른 촉각 재질로 된 플랫폼 그네(platform swing)의 바닥은 촉각경험을 다양화시킬 수 있다.

활동 11: Wheelbarrow Bowling

문제 영역:

- 목과 견갑대의 안정성 감소
- 항중력 복와위 신전 자세의 어려움
- 고유수용성감각 입력 처리의 부적절함

도구:

- 안전한 매트
- 볼링핀
- 공
- 고무풍선
- 볼스터(bolsters)
- 블록

치료사의 중재:

아동에게 손수레 걷기 자세(wheelbarrow position)를 취하게 한다. 필요하다면 볼스터, 공, 치료사의 손으로 아동의 복부 아래를 지지한다. 아동이 머리로 하나 또는 그 이상의 사물들을 치거나 넘어뜨리게 한다.

활동의 목적

감각 :

- 목의 고유수용성감각 수용기, 중력 수용기, 시운동 조절의 통합
- 상지를 통한 고유수용성감각 입력 제공

운동 :

- 체간의 활동으로 상지의 체중지지 유지
- 상지의 체중이동 활동
- 견갑대로부터 신체 움직임 분리
- 체중지지와 체중이동을 통한 손바닥 아치의 활성화

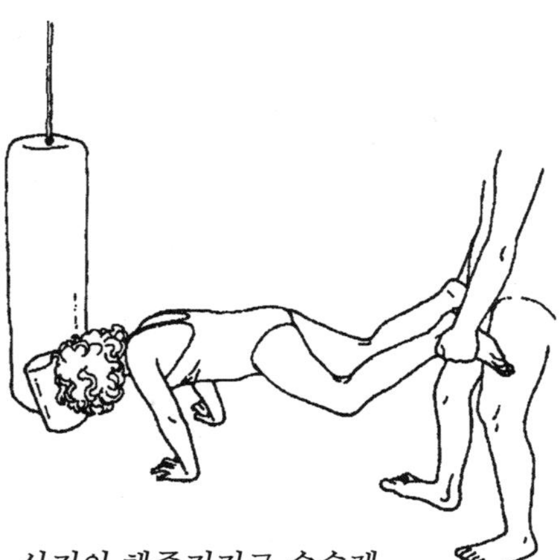

상지의 체중지지로 손수레 걷기 자세를 유지하면서 아동은 머리로 사물을 민다. 치료사는 아동이 더 유리하도록 근위부를 핸들링할 수 있다.

주의할 점:

체간과 상지 정렬의 변화에 의한 견관절의 내회전, 주관절의 과신전, 과도한 견갑골의 거상을 피해야 한다. 이것은 체중이동의 촉진과 근위부의 핸들링, 아동의 손 위치에 대한 언어적인 지시로써 할 수 있다. 손바닥을 편 자세가 아닌 다른 자세로의 체중지지는 피해야 한다. 복부 근육의 비활성화로 복부가 내려오지 않게 한다. 비활성적인 복부를 가진 경우 테이핑이나 간헐적인 지지, 공, 볼스터와 같은 도구를 사용하여 근위부를 지지하는 근육군을 촉진한다.

변형:

아동은 한 손으로 물건을 넘어뜨린다. 아동은 물건을 집어 올려 그것을 목표물에 던진다.

활동 12: Scooter Board Tarzan

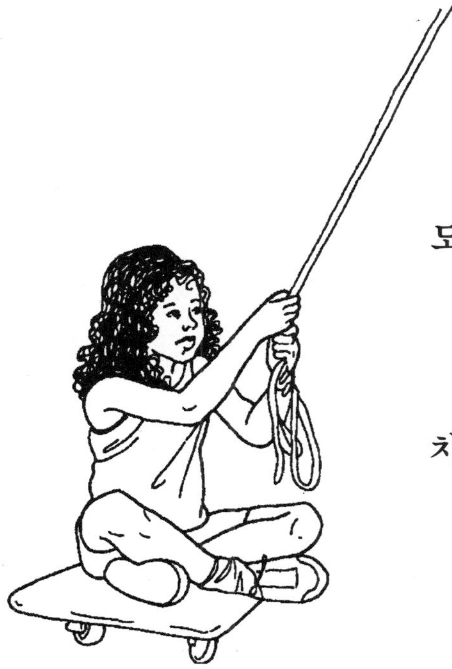

아동은 스쿠터 보드에 앉아서 매달린 로프를 사용하여 스스로 추진한다.

문제 영역:

- 복부 근력의 부적절함
- 앉은 자세에서 자동적인 자세반응의 부적절함
- 양측 협응의 부적절함
- 공간에서의 신체 인식의 감소
- 전정감각 처리의 부적절함

도구:

- 천장에 안전하게 설치한 회전 장치 후크(hook)
- 로프(rope)
- 스쿠터 보드(Scooter board)

치료사의 중재:

치료실 천장의 중앙에 안전하게 매달린 후크에 로프를 매단다. 바닥면은 부드럽고 어떤 장애물도 없다. 아동은 치료실의 중앙에서 스쿠터 보드 위에 다리를 교차하여 앉고 양손으로 매달린 로프를 잡는다. 아동에게 교대로 상지를 사용하여 바닥에서 스쿠터 보드를 추진하게 한다.

활동의 목적

감각 :

- 로프를 당기는 것으로부터 고유수용성감각 입력
- 움직임의 경험으로 전정감각 입력

운동 :

- 복부 근육의 활성화
- 견갑대의 동시 수축
- 기능적인 사용에 대한 양측 상지의 협응
- 스쿠터 보드 위에서 자세유지와 정렬
- 손의 기능적인 잡기와 근력의 증진

주의할 점:

이 활동 시 보호 헬멧을 쓰게 한다. 아동은 체중을 지지하기 위해 잡고 있을 수 있어야 한다.

변형:

- 아동에게 직선 운동, 회선 운동, 그리고 회전 패턴을 촉진한다.
- 움직임 시작 시 양 발로 벽을 밀어 활동의 어려움을 증가시킨다.
- 연속적으로 로프에 매듭을 지어 아동이 잡을 수 있도록 도와 줄 수 있다.
- 세워둔 볼스터나 블록과 같은 목표물을 아동이 무너뜨린다.

활동 13: Monkey Bars

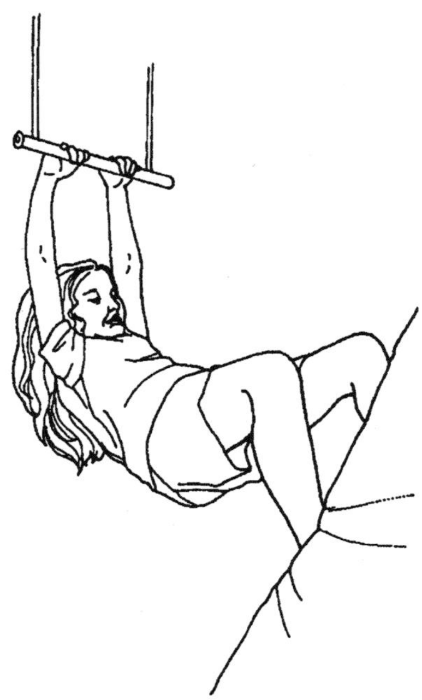

아동은 삼각대를 잡고 웨지를 걸어 올라가기 위해 능동적인 복부 조절을 이용한다.

문제 영역:

- 상지와 하지의 근위부 관절 안정성 부족
- 항중력 굴곡의 부족(복부)
- 고유수용성감각 처리의 부적절함과 운동감각의 피드백

도구:

- 삼각대(trapeze)
- 치료용 매트 혹은 벽에 기댈 수 있는 큰 웨지(Wedge)

치료사의 중재:

아동이 뻗을 수 있는 높이보다 약간 위쪽에 삼각대를 설치하고 잡게 한다. 치료사는 안전한 장소 위에 바로 서서 착지하는 등의 문제를 해결할 수 있게 한다. 아동이 삼각대를 잡고 있는 동안 웨지를 걷거나 벽에 대항하여 매트 위에 서게 한다. 아동이 허리의 신전보다 체간의 굴곡을 사용하는지 관찰한다. 치료사는 가볍게 복부를 두드려 복부근의 활동을 촉진할 수도 있다.

활동의 목적

감각 :

- 상지의 견인, 하지의 밀기, 중력에 대항한 체간 근골격계의 수축을 통해서 고유수용성감각 입력을 제공
- 전정감각 입력을 제공
- 손바닥과 발바닥의 촉각 입력을 제공

운동 :

- 항중력 굴곡을 활성화
- 하지의 양측 운동 협응 증진

주의할 점:

복부의 조절 문제로 나타나는 허리의 과신전, 고관절 외전과 굴곡과 같은 보상작용을 피한다. 치료적 핸들링은 필수적이다.

변형:

아동에게 발의 자세와 관련한 시각적 피드백을 제공하기 위해 웨지 위에서 걷기 전에 분필로 그려서 양발을 놓을 수 있다.

활동 14: Hideout

문제 영역:

- 3차원적 구성 활동의 어려움
- 몸 전체와 관련된 부분을 보는 것의 어려움
- 정신적인 이미지의 어려움

도구:

- 담요(blankets)
- 빨래집게(clothespins)
- 베개
- 큰 블록
- 수건

치료사의 중재:

아동을 물체 위에 있을 수 있게 하고 특별한 "은신처"를 만들도록 북돋아 준다. 치료사는 지붕과 벽과 같은 은신처의 구성에 대한 개념을 확인하고 구조를 완성시켜 세울 수 있도록 도움을 줄 수 있다.

활동의 목적

감각 :

- 계획, 조직, 그리고 순서 전략
- 시각 형태와 공간 지각 촉진
- 사물을 들어 올리고, 옮기고, 밀고, 당기면서 고유수용성감각 입력

운동 :

- 신체 양측의 협응된 움직임
- 빨래집게를 사용할 때 기능적인 잡기와 손의 근력 향상
- 들어올리고, 구부리고, 뻗으면서 신체 조절의 향상

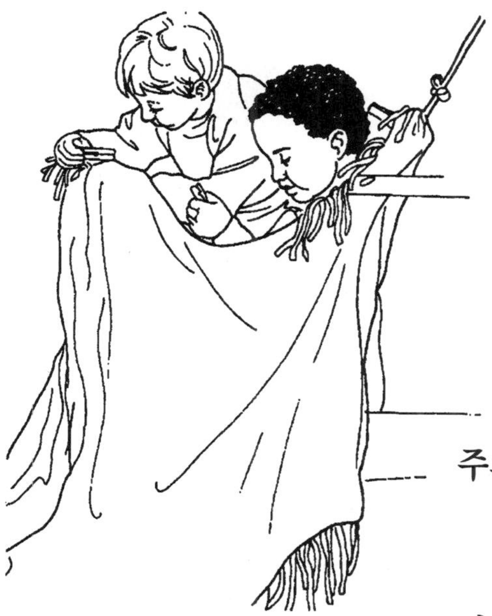

아동은 담요로 "은신처"를 구성한다.

주의할 점:

재료를 사용하여 안전하게 확실히 만들어야 하고 표준 이하의 중량을 가진 구조는 불안정하다.

변형:

혼자 조용한 "은신처"로 가거나 스스로 조직화하여 은신처로 갈 수 있게 도와준다. 이것은 또래 사이에서 협동놀이로 좋은 활동이다.

활동 15: Magic Carpet Ride

문제 영역:

- 전정감각 처리의 어려움
- 자동적인 자세조절의 부적절함
- 신체 인지의 감소

도구:

- 큰 담요

치료사의 중재:

아동은 큰 담요에 앉는다. 치료사가 담요의 가장자리를 들어올려 장벽을 만들고, 부드러운 바닥에서 잡아당긴다.

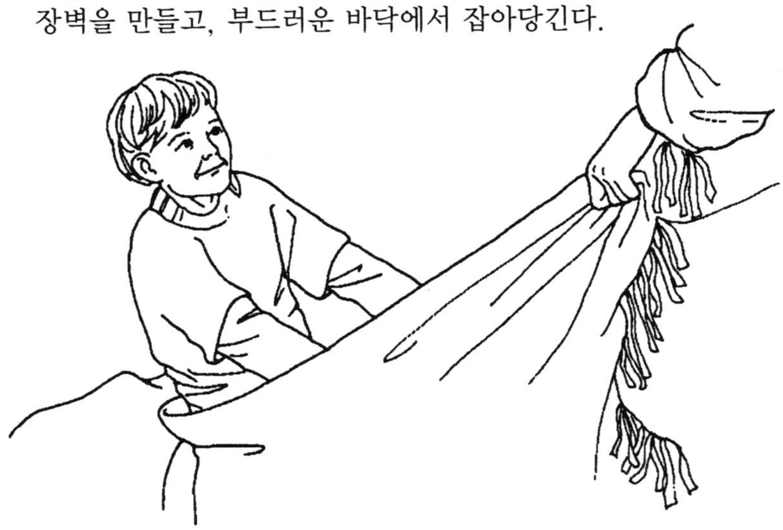

아동은 치료사가 당길 때 담요 위에 직립자세로 앉아 유지한다.

활동의 목적

감각 :

- 움직임에 대한 내성의 증진
- 담요와 다른 아동과의 신체적 접촉에 대한 촉각입력

운동 :

- 움직임의 경험에 대한 적절한 자세반응 증진

주의할 점:

아동을 지지할 만큼 충분히 큰 담요를 준비한다. 아동의 균형이 떨어진다면, 치료사와 아동의 위치가 멀어져 담요에서 떨어지는 것을 예방해야 한다.

변형:

- 촉각에 과민한 아동에게 이 활동을 더 시도한다.
- 한 명이나 두 명의 아동이 다른 사람들을 잡아당기는 것은 힘든 활동(heavy-work activity)을 제공한다.
- 아동이 매트가 있는 바닥이나 작은 웨지와 같이 표면이 불규칙한 면 위에서 잡아당기도록 한다.

활동 16: The Rolling Game

문제 영역:

- 능동적인 체간회전 부족
- 전정감각 처리의 어려움
- 시지각의 문제

도구:

- Felt board
- Felt figures
- Soft surface(카펫 또는 매트)

치료사의 중재:

목표물을 향해 부드러운 면을 가로질러 굴러가는 게임을 한다. 예를 들어, 아동이 카펫바닥을 가로 질러 굴러 felt board 위에 있는 felt figure를 옮기는 게임을 한다.

활동의 목적

감각 :

- 지지면에 대한 촉각 경험
- 움직임 경험에 대한 전정감각 입력 증가
- 목표지점을 향하여 움직임으로써 공간에서의 신체지각 및 시지각 증진
- 시각과 뻗기의 협응

운동 :

- 체간회전과 대근육 운동을 촉진

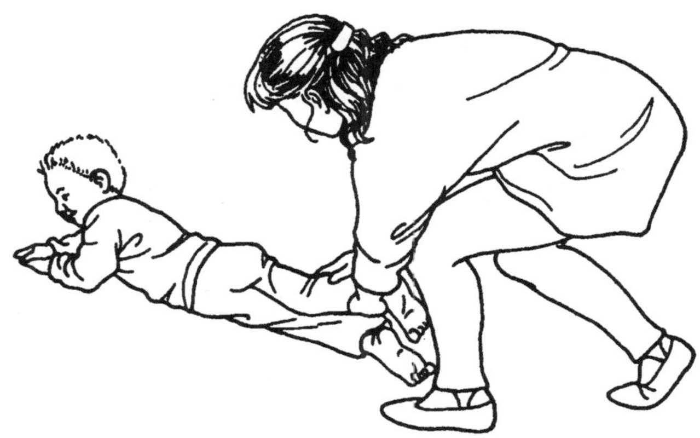

구르기 게임은 아동이 블록과 볼스터에 부딪히는 것을 통해 노는 것이다. 치료사는 아동의 하지를 촉진시켜서 구르는 것을 보조한다.

주의할 점:

통나무 구르기(일치된 고관절과 견관절의 움직임)를 피하고 분리된 구르기(체간회전의 사용)를 요구한다.

변형:

- 곱슬곱슬한 이불과 작은 웨지 또는 큰 베개 위의 지지면 변화를 시도한다.
- 아동은 작은 원통 안에서 구른다.
- 핸들링으로 구르기가 어려운 아동을 보조한다.
- 아동 그룹에서 이 활동을 릴레이 게임으로 만들어 한다.

활동 17 : Brushing the Feet

문제 영역:

- 발의 내측면(medial border)에 체중을 싣는 경향
- 발의 외측면(lateral border)으로 체중이동의 어려움
- 저긴장으로 인한 발의 외반(eversion) 부족과 촉각, 고유수용성감각 입력의 과민성
- 촉각과 고유수용성감각 입력의 부적절한 처리로 양발의 인식 감소

도구:

- 볼스터, 작은 공 또는 낮은 벤치
- 브러쉬(brush)

치료사의 중재:

아동은 볼스터, 작은 공 혹은 낮은 벤치에 앉고 고관절, 슬관절 그리고 발목관절을 90° 로 하고, 양발을 바닥에 대어 체중지지를 한다. 치료사가 브러쉬를 하거나 아동의 손으로 발의 내측면(medial boarder)을 브러쉬 하도록 하고, 발바닥에서 시작하여 발등 쪽으로 이동한다. 아동의 반응에 따라 발을 바꾼다.

활동의 목적

감각 :

- 아동의 필요에 따라 위치 감각을 입력함으로써 촉각 위치감각의 입력 증가
- 움직임의 수행으로 고유수용성감각의 피드백 증가
- 신체 부분의 시각적 인식 증가

운동 :

- 자세조절과 움직임 제공
- 발의 내반(inversion)과 발목의 저측굴곡의 증가
- 아동이 한 발에서 다른 발로 브러쉬를 시작하며 체중이 이동될 때 외측으로 체중이동
- 운동계획 능력의 향상

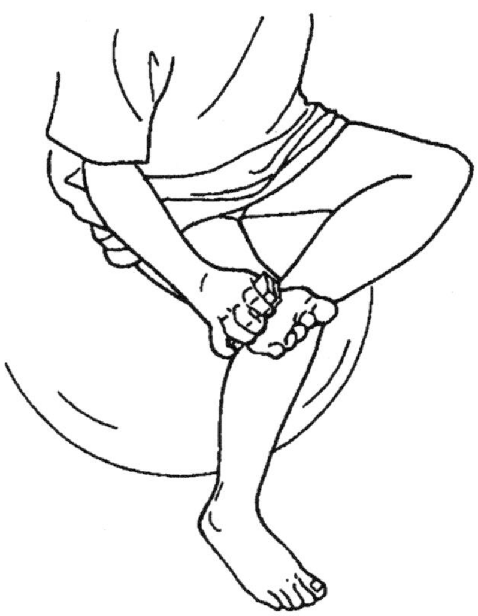

아동은 공 위에 앉아 발에 브러쉬 치료방법을 통해 균형 잡기에 도전한다.

주의할 점:

아동의 발의 반응을 관찰한다. 아동이 외반(eversion) 패턴으로 발을 움직인다면 다른 방향으로 입력을 요구한다. 행동을 반복해서 한다. 만약 아동이 계속하여 발을 돌리면 그만한다. 조절장애로 흥분된 아동들에게는 이 활동을 시행하지 않는다.

활동 18: Stickers on the Feet

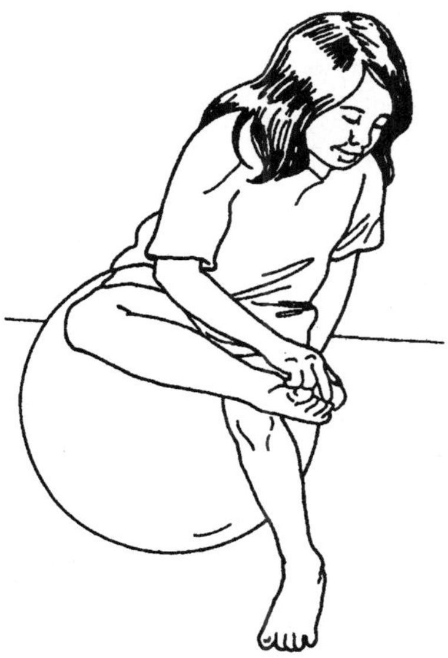

문제 영역:

- 발의 촉각 인식의 감소
- 구별 감각의 부족

도구:

- 공, 볼스터, 낮은 의자
- 스티커

치료사의 중재:

아동을 공, 볼스터 또는 낮은 의자에 앉게 한다. 스티커를 한 번에 한발씩 각 발의 내측면(medial border)이나 발바닥을 포함한 아동의 신체 일부분에 붙인다. 치료사가 스티커를 붙일 때, 아동에게 눈을 감으라고 요청할 수도 있다.

활동의 목적

감각 :

- 스티커로 인한 국부적인 촉각입력

운동 :

- 스티커의 위치에 따라 뻗기, 정중선 교차, 편측으로 체중이동, 구부리기 등과 같은 움직임의 다양한 패턴사용
- 발의 스티커를 잡는 것으로 손끝쥐기(pincer grasp)를 사용

변형:

몇 명의 아동들은 발을 올리고 스티커를 떼기 위하여 편측으로 체중이동하는 것이 어려울 수 있다. 그런 경우에는 고관절의 조절과 움직임의 촉진으로 체중이동을 촉진할 수 있다.

활동 19: Swing on an Angled Bolster Swing

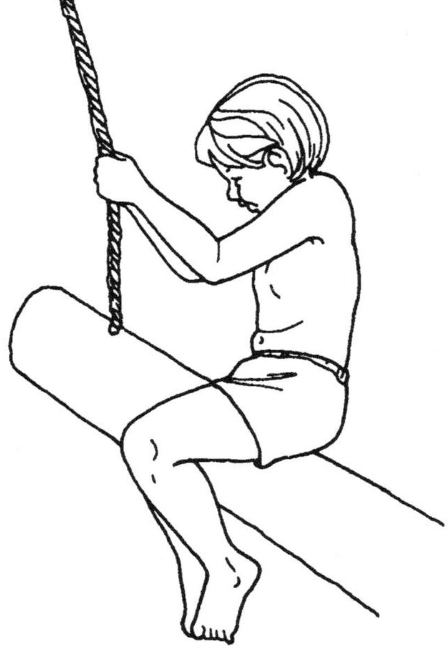

골반에서 기울어진 그네의 영향을 관찰하라. 이 그림에서, 아동의 골반은 그네의 후미를 낮추어 중립반응을 보인다. 아동의 복부는 앉기 자세를 유지하기 위해 충분하지 않다.

문제 영역:

- 앉았을 때 허리의 전만증이나 흉부의 후만증이 있는 경향
- 전정감각 입력 처리의 부적절함

도구:

- 높이 조절이 가능한 볼스터 그네(bolster swing)

치료사의 중재:

아동이 골반 후방경사인 척추 후만 자세를 유지하려는 경향이 있다면, 그네의 뒤쪽 끝을 앞쪽 끝보다 2~3인치 높게 매단다. 만약 아동이 골반 전방경사인 척추 전만 자세를 유지하려는 경향과 복근 기능이 약하면, 그네의 앞쪽 끝을 뒤쪽 끝보다 2~3인치 높게 매단다. 다리를 벌려 그네를 타게 하고, 그네 위에서 일반적인 활동을 한다. 자세조절의 요구가 증가될 때 자세를 잡기 위해 그네를 멈춘다.

활동의 목적

감각 :

- 볼스터 그네에 태움으로써 제공되는 반응으로 전정감각 입력 처리와 몸의 자세조절
- 볼스터 그네를 한 각에서 기울어진 상태로 멈추면 중력에 대항하여 머리와 체간의 정위반응 향상
- 볼스터 그네에서 정확한 자세를 유지하기 위해 적절한 고유수용성감각 입력 처리

운동 :

- 자세조절의 향상

변형:

그네 위치의 정확한 각도를 관찰한다. 각도는 아동들마다 다르다. 자세의 지나친 교정이 일어날 수도 있다. 그네를 타는 동안, 아동이 중력에 대항하여 정위반응이 나타날 때 그네를 멈추도록 감독한다. 아동이 그네를 타는 동안 같은 각도에서 떨어지지 않더라도 아동이 감당할 수 있는 것보다 더 많은 자세조절이 요구될 때 흔드는 것을 멈춘다.

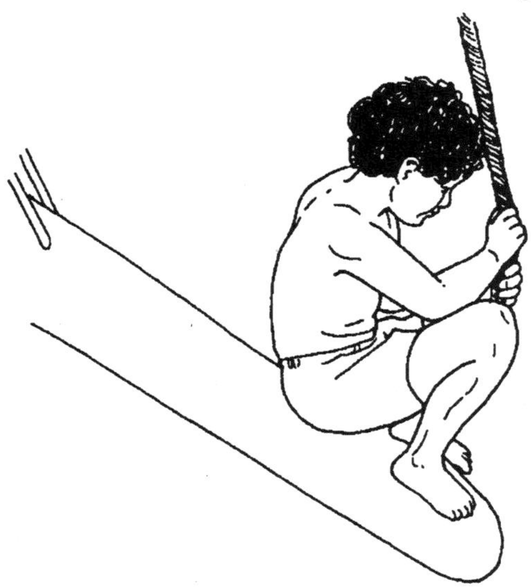

이 그네는 앞쪽을 낮추어 (하부 등의 신전을 증가시키기 위해 종종 이용되는 자세) 아동의 골반을 수동적으로 후방경사시켜 조절하였다. 아동의 복부는 그네를 움직이기 위해 밀고 당기는 것을 통해 능동적으로 된다.

활동 20: Pushing and Lifting Equipment

문제 영역:

- 저긴장과 체중지지 패턴의 부족
- 체성감각입력 처리의 부적절함
- 고유수용성감각 입력을 과도하게 추구하는 경향
- 공간에서 신체 인식 감소
- 근위부의 안정성과 동시수축의 문제

도구:

- 볼스터, inner tube, 큰 치료용 공과 같은 큰 도구(집에서는 가구와 책장과 같은 아이템이 해당됨)

치료사의 중재:

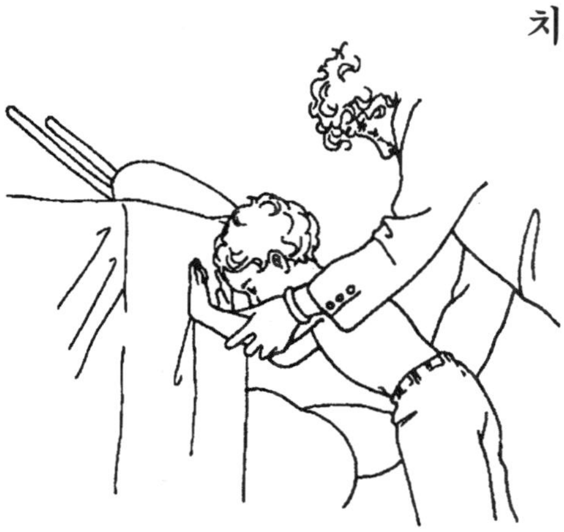

아동이 큰 사물을 미는 동안 치료사는 정상적인 신체 정렬을 위해 핸들링을 제공한다.

치료사는 아동이 미는 동안 아동의 체중지지 자세를 감독할 필요가 있다 : 엄지손가락을 외전한 손, 주관절의 동시수축(과신전은 안됨), 견갑대의 안정성(견갑골 거상은 안됨). 필요하다면 적절한 체중지지 형태를 촉진시킨다. 미는 동안, 치료사는 아동이 밀고 있는 사물에 저항력을 줄 수 있다. 사물에 대한 저항력의 증가는 근위부 관절 안정성과 동적인 동시 수축의 촉진을 돕기 위해 아동의 관절과 근육에 추가적인 고유수용성감각 입력을 제공한다.

낮 동안 집에서 부모는 의자나 책들을 옮기거나, 쓰레기를 버리거나, 식료품을 집으로 들고 오는 일과 같이 큰 사물을 밀고, 당기고 또는 옮기는 힘든 활동을 아동에게 제공해야 한다.

활동의 목적

감각 :

- 상위 체간과 상지의 동시수축으로부터 고유수용성감각수용기의 피드백
- 지지면을 변화시켜 아동들의 자세반응을 촉진시키는 고유수용성감각과 촉각 입력 처리

운동 :

- 견갑대, 상지와 손에서 체중지지와 동시수축의 기회를 제공

주의할 점:

상지의 부적절한 체중지지를 피하고, 관절을 포함한 동시수축 능력을 인식해야 한다. 적절한 무게와 크기의 사물을 제공하고, 밀 때 끝이 날카롭지 않는 것으로 안전하게 한다. 밀고, 당기고, 들어올리는 것은 비전형적인 패턴을 증가시킬 수 있다.

변형:

배낭을 이용하여 물체를 옮기는 운동이나, 작은 쇼핑카트나 식기대를 이용하여 밀고 당기는 활동을 해 본다.

활동 21: Ball Body

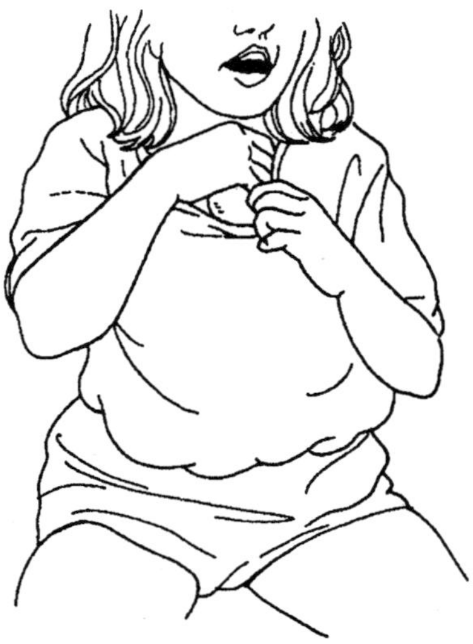

아동의 셔츠에 약 12개의 공을 채워 넣고 찾아내어 상자 안으로 던지기를 한다.

문제 영역:

- 촉각 입력 처리의 부적절함
- 운동계획 능력의 부족
- 운동 기술의 부적절한 결과로 자조 기술(옷 입고 벗기)의 발달 부족

도구:

- 색깔이 있는 작은 공($1\frac{1}{2}$"~$2\frac{1}{2}$"의 직경)

치료사의 중재:

아동들은 조그마한 플라스틱 공으로 채운 아동만한 크기의 상자 안에서 의자나 바닥에 앉는다. 아동의 셔츠 안에 작은 공을 넣는다. 공들은 소매 안이나 가슴과 셔츠 사이, 등과 셔츠 사이에 넣을 수 있다. 아동들에게 공을 찾게 하고 그것을 던지거나 상자 안에 넣게 한다. 치료사는 아동들에게 공의 색깔을 추측하여 대답해 보도록 물어볼 수 있다.

활동의 목적

감각 :

- 신체에 있는 각 공의 위치에 따라 신체 인식 증가

운동 :

- 옷 입고 벗는 것에 필요한 운동 기술 촉진
- 셔츠 안으로 뻗기, 공 잡기, 공을 빼내기

주의할 점:

아동이 감각조절의 문제가 있거나 아동이 참여하기를 원하지 않는다면 활동을 수행하지 않는다.

변형:

다양한 촉각 경험을 위해 촉각공(textured ball) 사용을 시도한다.

활동 22: Swinging while Holding on to a Trapeze

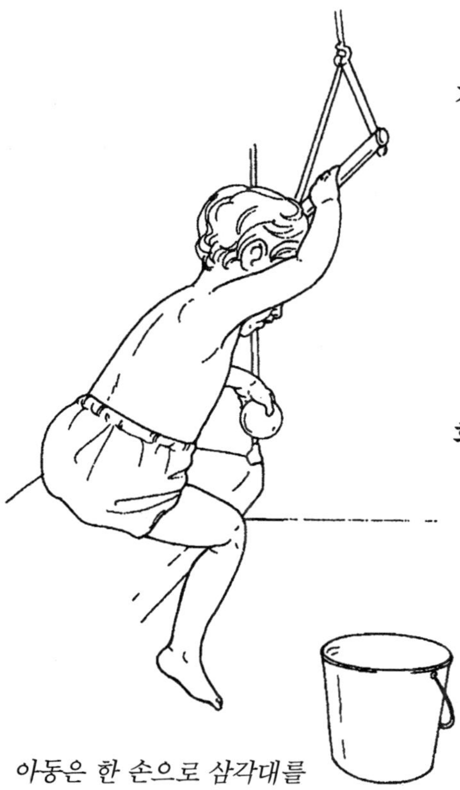

아동은 한 손으로 삼각대를 잡고, 다른 손으로 사물을 통 안으로 던진다. 이 그림의 삼각대 위치를 주의하라. 삼각대가 너무 낮으면 체간굴곡이 증가될 것이다.

문제 영역:

- 견갑골 외전의 경향
- 상완과 견갑골 사이의 단축과 중력에 대항한 체간 신전의 부적절함
- 체간회전의 부족, 정중선 교차의 부적절함

도구:

- 볼스터 그네(bolster swing)
- 삼각대

치료사의 중재:

볼스터 그네 위에 앉아서 머리 바로 위의 삼각대를 잡는다. 치료사는 아동의 뒤에 앉아서 활동하는 동안 견갑대 부분의 적절한 동시 수축을 촉진할 수 있다. 또한 치료사는 회전과 같은 움직임 자극을 주어 자세조절을 촉진할 수 있다. 이것은 대각선으로 체중이동 할 수 있는 최상의 성취이다. 활동은 목표지점에 콩 주머니나 공을 던지는 것과 같이 한 손은 잡고 있는 동안 체간회전과 정중선 교차를 동시에 수행할 수 있다.

활동의 목적

감각 :

- 그네를 탈 때 균형을 유지하여 전정감각 입력 처리

운동 :

- 그네를 타면서 균형을 유지하는 동안 체간의 신전, 견갑골의 내전, 견갑대의 동시수축, 삼각대 잡기의 기회 제공
- 볼스터 그네에서 대각선으로 한쪽에서 다른 쪽으로 밀 때 체간회전
- 아동이 한 손으로 그네를 잡고 있는 동안의 활동 수행은 체간회전과 정중선 교차

주의할 점:

보상작용으로 중력 전 굴곡(pro-gravity flexion)이 증가되는 것을 피한다. 삼각대를 머리 위치보다 높게 매달면 안 된다.

활동 23: Working on the Ball while Holding on to a Trapeze

문제 영역:

- 중력에 대항하여 굴곡하는 경향
- 체간회전과 신전의 부족
- 앉는 자세의 균형 부족

도구:

- 큰 치료용 공
- 삼각대

치료사의 중재:

아동은 머리 위에 있는 삼각대를 잡고 공 위에 앉는다. 공을 다른 방향으로 움직이고, 공의 움직임에 따른 체간조절을 관찰한다. 아동은 체간신전을 활성화하기 위하여 삼각대를 잡는 것이 필요하다. 아동은 치료실에서 시각적으로 사물의 위치를 확인하거나 이야기 하는 등의 게임을 진행하면서 의미있는 활동을 한다.

활동의 목적

감각 :

- 감각입력의 반응에서 자세조절의 필요성 인식 증진

운동 :

- 자세 조절과 움직임 향상
- 능동적인 체간신전과 체간회전의 촉진
- 전정감각과 고유수용성감각 입력 반응에서 자세반응 촉진
- 지속적인 잡기 증가

주의할 점:

아동의 체간 반응을 관찰한다. 삼각대를 적당한 높이(머리 위)에 설치한다. 신전은 일어나지 않고 체간굴곡이 증가되면 아동은 안정성을 갖게 될 것이다. 아동은 능동적으로 삼각대를 잡을 수 있다. 중력불안이 있는 아동은 이 활동을 하지 않는다.

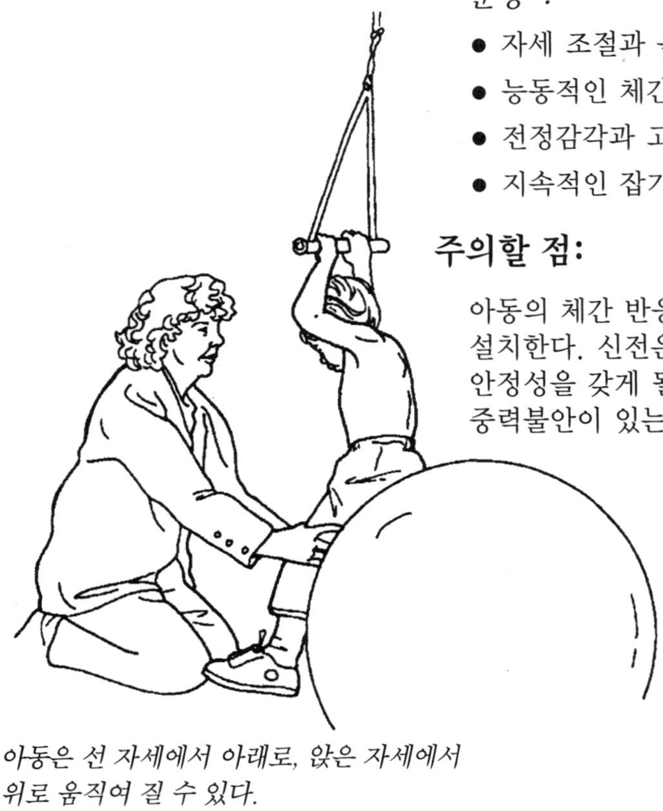

아동은 선 자세에서 아래로, 앉은 자세에서 위로 움직여 질 수 있다.

활동 24: Facilitating Lateral Weight Shifts on the Feet

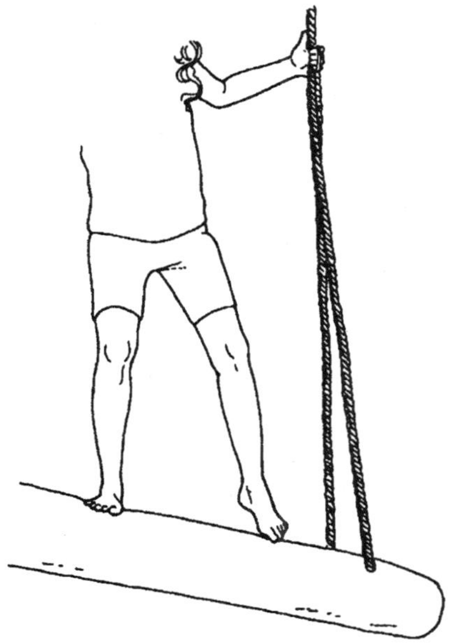

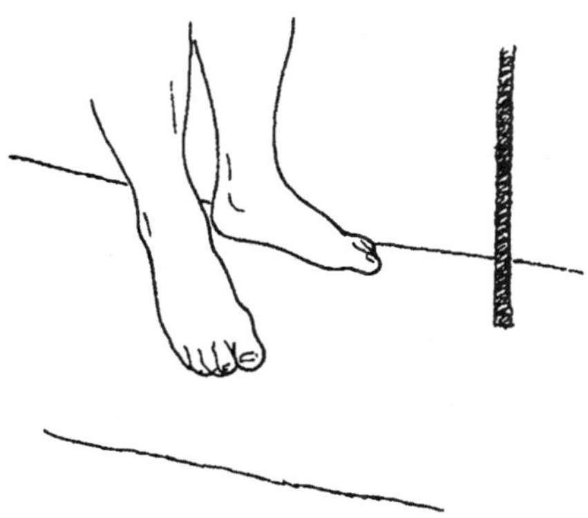

아동은 외측 체중이동을 하며 볼스터 그네 위에 서 있는다. 이 활동은 또한 아동이 플랫폼 그네 위에 서 있을 때 시행할 수 있다.

문제 영역:

- 저긴장으로 인하여 발의 내측면(medial border)으로 체중을 지지하는 경향과 발의 체성감각 피드백의 감소

도구:

- 플랫폼 그네(platform swing)나 볼스터 그네(bolster swing)

치료사의 중재:

아동이 플랫폼 그네나 볼스터 그네 위에 서있는 동안 치료사는 수의적으로 체중이동 방향으로 그네를 들어 올린다. 들어올려진 평탄하지 않는 한쪽 면에서 그네 타기는 한쪽에서 다른 쪽 발로의 외측 체중이동을 촉진한다. 아동이 볼스터 그네에 서 있을 때 외측으로 체중이동은 증가한다. 이 활동은 치료하는 동안에 간헐적으로 시행할 수 있다.

활동의 목적

감각 :

- 양발에 체중지지를 하는 동안 고유수용성감각 입력의 변화
- 체중이동을 하는 동안 고유수용성 입력 변화의 인식증가

운동 :

- 지지면의 변화에 대한 반응으로 발의 자세조절 능력 증가
- 정위반응 촉진

주의할 점:

만약 플랫폼 그네의 각도가 너무 많이 움직인다면, 아동이 자세를 잡기 위해 고정(fix)하려는 반응이 있는지 관찰한다. 지지면의 변화에 따른 반응에서 아동이 균형을 유지하는 기술을 가져야 한다.

활동 25: Wrestling

문제 영역:

- 저긴장
- 근위부 관절의 안정성 약화
- 체중지지의 약화
- 신체의 고유수용성감각과 운동감각 피드백 인식의 감소

도구:

- 매트
- 베개

치료사의 중재:

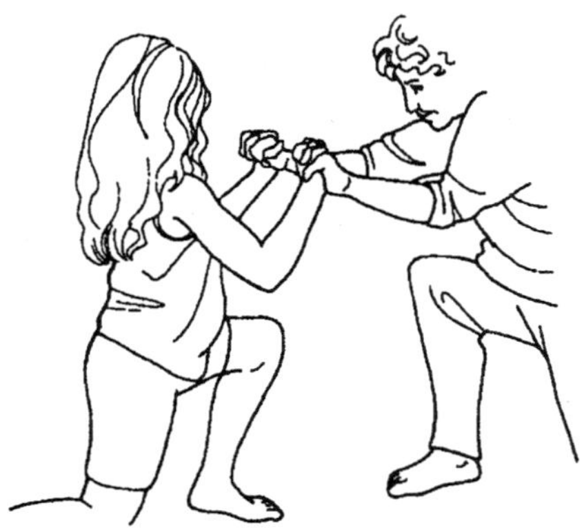

치료사가 반무릎서기 자세(half-kneeling)를 취할 때, (아동의 균형에 따라) 아동은 반무릎서기 자세나 선 자세를 취한다. 치료사가 아동의 손을 잡고 있는 동안, 저항은 촉진되는 반응에 따라 아동의 팔을 간헐적으로 밀고 당기는 것에 의해 증가된다. 아동은 근위부 관절의 안정성을 증가시키기 위해 반응을 할 것이다. 당신의 손으로 아동을 뒤로 민다(레슬링).

이 활동 중에 다음과 같은 반응이 촉진될 수 있다:

- 아동의 팔을 미는 것으로 상지의 체중지지를 하고 그 다음에 멈춘다.
- 다양한 방향으로 밀고 당기는 것으로 하지에 체중이동을 한다.

활동의 목적

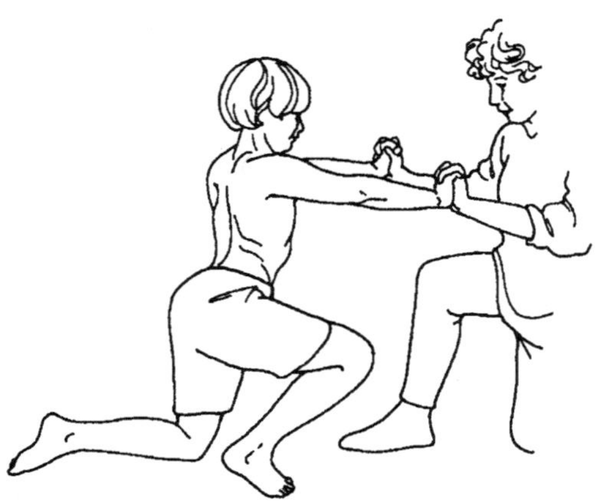

아동과 치료사는 반무릎서기 자세로 밀고 당긴다. 첫 번째 그림에서 아동은 좋은 근위부 관절 안정성을 보여준다. 두 번째 그림의 아동은 수축을 유지하기 위한 복부 근력과 충분한 근위부 관절 안정성을 갖고 있지 못하다. 증가된 요추 전만증과 익상견갑골, 과신전된 주관절 닫힘(locking)을 살핀다.

감각 :

- 치료사가 주는 고유수용성감각에 대한 반응으로 고유수용성감각과 촉각 입력 처리

운동 :

- 상지의 체중지지
- 견관절, 주관절, 전완, 손목의 동시 수축 증가
- 하지와 상지를 통한 체중이동 촉진
- 치료사의 촉진에 따라 상지 조절
- 평형반응 증진
- 정중선 교차 실행

주의할 점:

기대되는 반응을 관찰한다. 핸들링의 반응능력이 떨어지거나 동시 수축이 어려운 아동은 이 게임을 하지 않는다.

변형:

양측으로 반무릎서기 자세를 취해본다.

활동 26: Tug of War

문제 영역:

- 근위부 관절의 안정성 약화
- 쥐는 힘의 약화
- 고유수용성감각과 운동감각 피드백 처리의 부적절함
- 양측 운동 협응의 약화

도구:

- 매듭이 있는 로프나 담요

치료사의 중재:

치료사나 또래가 한 쪽을 잡아당기는 동안 아동은 줄의 다른 쪽을 잡아당긴다. 아동의 전완이 중립자세나 회외자세로 잡아당기게 한다. 아동이 줄을 당기면서 걷는 동안 양측 대칭이나 양측 교대로 상지 움직임을 사용하도록 한다. 악력의 약화, 외전의 부족, 전완, 손목, 손가락의 동시수축 능력이 부족한 아동은 이 활동으로 이득을 얻을 수 있다.

활동의 목적

감각 :

- 로프를 움켜쥐거나 잡아당기는 것으로 촉각 입력, 밀고 당기는 것으로 고유수용성감각 입력

운동 :

- 회외 자세로 로프를 잡고 동시 수축
- 엄지의 대립을 이용한 잡기
- 상지의 양측 대립 또는 양측 교대적인 움직임을 이용
- 선 자세에서 안전한 자세를 유지하는 동안 하지로 체중이동

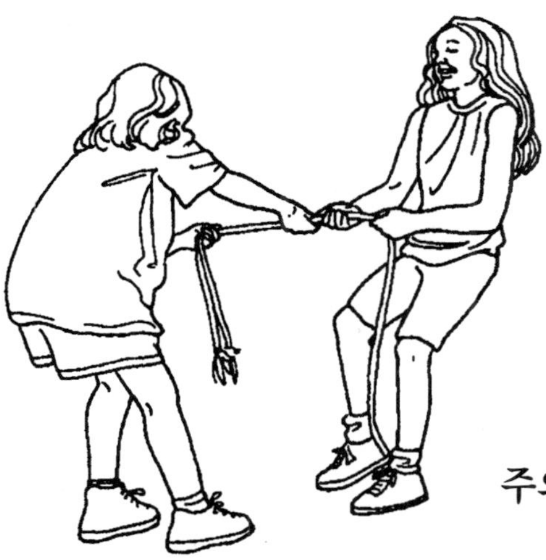

아동은 Tug-of-war 활동을 하는 동안 근위부 관절의 안정성을 획득한다. 필요하다면, 치료사는 로프를 간헐적으로 잡아당겨서 동시수축을 촉진한다.

주의할 점:

아동은 줄을 당길 수 있을 만큼 충분한 악력이 필요하다. 치료사는 요구되는 반응을 도와야 할 뿐 아니라 아동의 반응에 따라 자세를 조절하고 줄을 당겨야 한다. 치료사는 아동이 로프를 엄지 대립자세 또는 전완의 중립 또는 회외 자세로 잡을 수 있도록 한다.

활동 27: Spider Glider

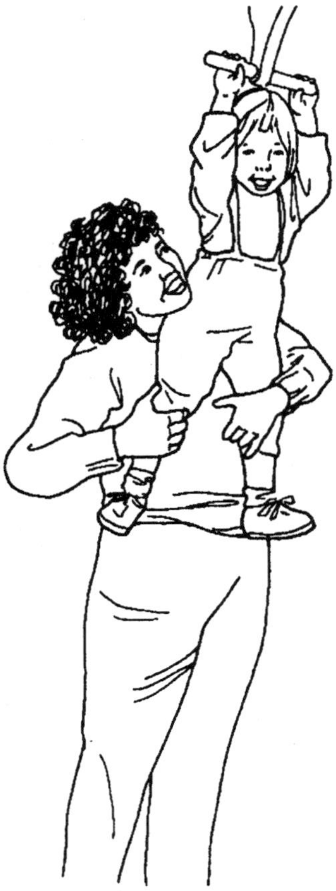

치료사는 능동적인 고관절과 체간의 신전을 촉진하기 위해 어깨 뒤에서 골반을 유지시키고, 아동의 하지가 외전, 외회전되도록 지지한다. 아동은 글라이더를 잡고 치료실을 가로 지른다.

문제 영역:

- 전정감각 정보처리의 부적절함
- 직립 자세에서 등의 상부가 구부러지고, 엎드린 자세에서 비능동적인 움직임으로 부적절한 항중력 신전자세를 취함
- 상지의 동시수축 감소
- 운동계획 능력의 약화

도구:

- 큰 웨지나 높은 벤치(large foam gym wedge or tall bench)
- 3개 또는 4개의 튜브(3 or 4 large inner tubes)
- 글라이더(glider)
- 매트(mat)

치료사의 중재:

아동이 큰 웨지나 높은 벤치 위에 기어 올라가 매달려 있는 글라이더를 잡게 하고 능동적인 신전을 촉진하기 위해 치료사는 하지와 골반을 지지하면서 치료실을 가로질러 미끄러진다. 큰 튜브가 겹겹이 쌓인 곳에 체중지지를 하기 위하여 손을 놓기 전까지 이 지지를 유지한다.

활동의 목적

감각 :

- 직선 전정감각 입력의 처리
- 상지를 통하여 고유수용성감각 입력
- 운동계획 능력의 증가
- 사물과 공간사이 관계의 신체 인식능력 증가

운동 :

- 상지의 체중지지 촉진
- 골반과 하지를 지지해 줄 때 중력에 대항한 체간과 고관절의 능동적인 신전 증가
- 목, 견관절, 상지의 동시수축 향상

주의할 점:

과도한 요추 전만을 주의한다. 치료사는 복부의 활동에 적절한 정렬을 제공할 필요가 있을 수 있다. 또한 미끄러지는 동안 잡는 것을 유지하기 위해 과도하게 상지를 당기고 상체 굴곡이 일어나는지 관찰한다. 과도한 견갑골의 거상을 주의한다.

변형:

활동 중 만약 아동의 하지에서 내전, 내회전, 신전이 증가된다면 치료사는 하지의 신전, 외전, 외회전 자세를 만들어주고, 복부근육의 활동을 촉진하여 골반과 늑골 사이의 적절한 정렬을 제공한다.

활동 28 : The Twist

문제 영역:

- 체간회전의 부족
- 견갑대에서 근위부 관절의 안정성 약화
- 운동계획 능력의 약화

도구:

- 스쿠터 보드(scooter board)나 작은 플랫폼 그네(platform swing)

치료사의 중재:

아동을 스쿠터 보드나 그네 위에 책상다리로 앉히고, 아동의 손을 잡고 능동적으로 신체를 양 옆으로 회전한다.

활동의 목적

감각 :

- 회전 전정감각 입력 제공
- 체간회전으로 고유수용성감각과 운동감각 피드백 증가

운동 :

- 능동적이고 수동적인 체간회전의 증가
- 운동계획 능력의 향상
- 견갑대와 상지를 통한 근위부 관절의 안정성 증가

주의할 점:

능동적인 체간회전 운동을 하는 동안에 상지가 정중선을 지나 교차되거나 체간굴곡의 보상작용이 있는지 관찰한다.

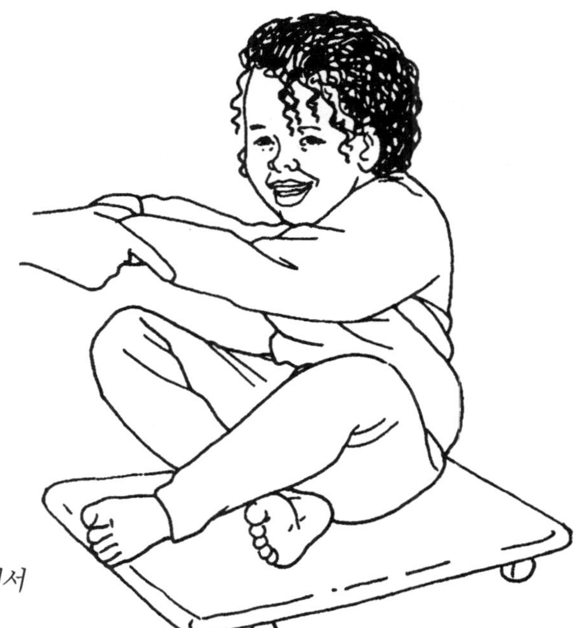

아동은 신체를 회전시켜 스쿠터 보드를 옆에서 옆으로 움직이며 능동적인 체간회전을 한다.

활동 29 : Wall Pushups

문제 영역:

- 근위 관절의 안정성 약화
- 상지 근력의 약화
- 능동적인 체간신전의 약화

도구:

- 벽

치료사의 중재:

벽을 향해 서서 상지를 벽에 두고 어깨 뒤로 양발을 위치시킨다. 이 자세로 아동에게 벽에 대고 푸쉬엎(push up)을 하도록 한다. 아동의 근력에 따라 푸쉬엎의 수가 정해질 것이다.

활동의 목적

감각 :

- 상지로부터 고유수용성감각과 운동감각 입력의 증가

운동 :

- 견갑대, 상지, 복부 근력의 증가
- 능동적인 체간신전의 증가

주의할 점:

이 활동의 효과로 아동은 적어도 한번은 독립적으로 푸쉬엎을 할 수 있다. 요추의 전만(약한 복근을 나타냄)과 견갑골의 거상(근위 관절 안정성의 부족을 나타냄)을 관찰한다. 아동이 지칠 때까지 반복하여 과제를 수행하고, 활동을 멈춘다.

변형:

이 활동은 일반적인 푸쉬엎을 수정한 것이다. 치료사는 활동이 끝난 후, 집에서 과제를 수행하도록 하여 성공적으로 수행하는지 아동의 능력을 평가한다.

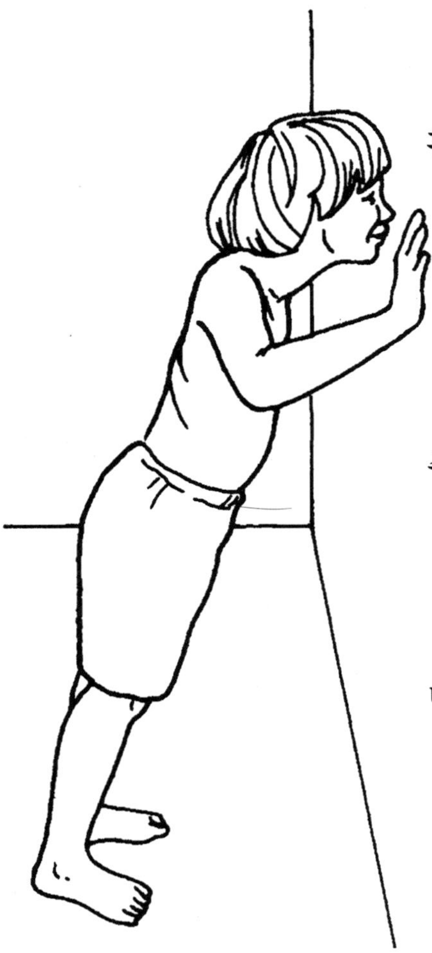

어깨 뒤의 발의 적절한 정렬은 아동이 벽에 대항하여 푸쉬엎(push up)하는 동안 유지되어야 한다.

참고문헌(References)

Aitchison, C., D. L. Easty, and J. Jancar. 1990. Eye abnormalities in the mentally handicapped. *Journal of Mental Deficiency Research* 34:41-48.

American Psychiatric Association. 1994. *Diagnostic and statistical manual of mental disorders* (DSM-IV), 4th ed. Washington, DC: American Psychiatric Association.

Andrews, L. G. 1981. Myelopathy due to atlanto-axial dislocation in a patient with Down's syndrome and rheumatoid arthritis. *Developmental Medicine and Child Neurology* 23(3):356-60.

Anwar, F., and B. Hermelin. 1979. Kinesthetic movement after-effects in children with Down's syndrome. *Journal of Mental Deficiency Research* 23:287-97.

Arendt, R. E., W. E. MacLean, L. F. Halpern, G. A. Youngquist, and A. A. Baumeister. 1991. The influence of rotary vestibular stimulation upon motor development of nonhandicapped and Down syndrome infants. *Research in Developmental Disabilities* 12:333-48.

Aronson, M., and K. Fallstrom. 1977. Immediate and long-term effects of developmental training in children with Down's syndrome. *Developmental Medicine and Child Neurology* 19:489-94.

Ayres, A. J. 1962. *Southern California perceptual motor tests*. Los Angeles: Western Psychological.

______. 1963. The development of perceptual-motor abilities: A theoretical basis for treatment of dysfunction. *American Journal of Occupational Therapy* 17:221-25.

______. 1964. Tactile functions: Their relation to hyperactive and perceptual-motor behavior. *The American Journal of Occupational Therapy* 18(1).

______. 1965. Patterns of perceptual-motor dysfunction in children: A factor analytic study. *Perceptual and Motor Skills* 20:335-68.

______. 1966a. Interrelationships among perceptual-motor functions in children. *American Journal of Occupational Therapy* 20(2):68-71.

______. 1966b. Interrelations among perceptual-motor abilities in a group of normal children. *American Journal of Occupational Therapy* 20(6):288-92.

______. 1969. Deficits in sensory integration in educationally handicapped children. *Journal of Learning Disabilities* 2:160-68.

______. 1972a. *Sensory integration and learning disorders*. Los Angeles: Western Psychological.

______. 1972b. Types of sensory integrative dysfunction among disabled learners. *American Journal of Occupational Therapy* 26:13-18.

______. 1972c. Improving academic score through sensory integration. *Journal of Learning Disabilities* 5:338-43.

______. 1975. *Southern California postrotary nystagmus test manual*. Los Angeles: Western Psychological.

______. 1977. Cluster analyses of measures of sensory integration. *American Journal of Occupational Therapy* 31:362-66.

______. 1979. *Sensory integration and the child*. Los Angeles: Western Psychological.

______. 1984. Personal communication.

______. 1985. *Developmental dyspraxia and adult onset apraxia*. Torrance, CA: Sensory Integration International.

______. 1989. *Sensory integration and praxis tests* (SIPT). Los Angeles: Western Psychological.

Ayres, A. J., and Z. K. Mailloux. 1981. Influence of sensory integration procedures on language development. *American Journal of Occupational Therapy* 35:383-90.

______. 1983. Possible pubertal effects on therapeutic gains in an autistic girl. *American Journal of Occupational Therapy* 37:350-54.

Ayres, A. J., and L. Tickle. 1980. Hyper-responsivity to touch and vestibular stimuli as a predictor of positive response to sensory integration procedures by autistic children. *American Journal of Occupational Therapy* 34:375-82.

Baron, J. 1972. Temperament profile of children with Down's syndrome. *Developmental Medicine and Child Neurology* 14:640-43.

Bauer, B. A. 1977. Tactile sensitivity: Development of a behavioral responses checklist. *American Journal of Occupational Therapy* 31:357-61.

Bayley, N. 1969. *Bayley scales of infant development.* New York: Western Psychological.

______. 1993. *Bayley scales of infant development,* 2d ed. San Antonio, TX: Harcourt Brace.

Beery, E. 1989. *The developmental test of visual-motor integration.* Cleveland, OH: Modern Curriculum.

Bell, J. A. 1991. The epidemiology of Down's syndrome. *The Medical Journal of Australia* 155:115-19.

Benzie-Levine, S. 1982. Lecture notes on assessment, presented at the NDT/Bobath Eight Week Course in the Treatment of Children with Cerebral Palsy, Chicago.

Berk, R. A., and G. A. DeGangi. 1983. *DeGangi-Berk test of sensory integration.* Los Angeles, CA: Western Psychological.

Bernstein, N. 1967. *The coordination and regulation of movement.* New York: Pergamon.

Berry, P., and P. Gunn. 1984. Maternal influence on the task behavior of young Down's syndrome children. *Journal of Mental Deficiency Research* 28:269-74.

Blacha Forsyth, S. 1983. Concepts in early sensory development. *South African Journal of Physiotherapy* 39(1).

Blair, E., and Stanley, F. 1985. Interobserver agreement in the classification of cerebral palsy. *Developmental Medicine and Child Neurology* 27:615-22.

Blanche, E. I. 1988. Hierarchial model of occupational therapy elements in practice. Master's thesis, University of Southern California.

Blanche, E., and J. Burke. 1991. Combining neurodevelopmental and sensory integration approaches in the treatment of the neurologically impaired child: Parts 1 and 2. *Sensory International Quarterly* XIX (1/2).

Bly, L. 1983. *The components of normal movement in the first year of life and abnormal movement development.* Monograph, NDTA, Inc.

______. 1984. Cerebral palsy classification characteristics. Handout (8-week pediatric certification course syllabus).

______. 1991. A historical and current view of the basis of NDT. *Pediatric Physical Therapy* 3:131-135.

______. 1993. Lecture notes on NDT theory, assessment and treatment, presented at the NDTA, Inc. Approved Baby Course, Palo Alto, CA.

______. 1994, February 6. Personal communication.

Bly, L., and M. Nash. 1988. Course notes, Neurodevelopmental Treatment Advanced Baby course, Anchorage, Alaska.

Bobath, B. 1961. The motor disorders of infantile hemiplegia and their treatment. Paper presented at the N.S.S. conference on Management of Hemiplegia Cerebral Palsy in Children and Adults, Bristol, England.

______. 1962. Hemiplegia cerebral palsy in children and adults and their physiotherapy. *Developmental Medicine and Child Neurology,* Little Club Clinics #4.

______. 1965. *Abnormal postural reflex activity caused by brain lesions.* London: Heinemann.

______. 1967. The very early treatment of cerebral palsy. *Developmental Medicine and Child Neurology* 9:373-90.

______. 1971a. Motor development: Its effect on general development and application to the treatment of cerebral palsy. *Physiotherapy* 57:526-32.

______. 1971b. *Abnormal postural reflex activity caused by brain lesions,* 2d ed. London: Heinemann.

______. 1974. The different problems and needs in the treatment of athetoid and spastic children. Bobath Course syllabus.

______. 1975. Sensorimotor development. *American NDT Newsletter* 7:1.

______. 1978. *Adult hemiplegia: Evaluation and treatment.* London: Heinemann.

Bobath, B., and K. Bobath. 1969. Classifications of types of cerebral palsy based on quality of muscle tone. Bobath Course syllabus.

______. 1975. *Motor development in the different types of cerebral palsy.* London: Heinemann.

Bobath, K. 1954. The treatment of cerebral palsy by reflex inhibition and the facilitation of automatic movement. Paper presented at September meeting of British Council for Welfare of Spastics, London.

______. 1959. The neuropathology of cerebral palsy and its importance in treatment and diagnosis. *Cerebral Palsy Bulletin* 1(8):13-33.

______. 1966. The motor deficits in patients with cerebral palsy. *Clinics in Developmental Medicine No. 23.* London: Spastics International Medical Publications with William Heinemann.

______. 1970. The problem of spasticity in the treatment of patients with lesions of the upper motor neurone. In Proceedings of the Sixth International Congress of the World Confederation for Physical Therapy, 459-464. Van Gronum and Co. N.V. Assen Netherlands.

______. 1971. The normal postural reflex mechanism and its deviation in children with cerebral palsy. *Physiotherapy* 57:515-25.

______. 1980. *A neurophysiological basis for the treatment of cerebral palsy.* Philadelphia: Lippincott.

Bobath, K., and B. Bobath. 1956. The diagnosis of cerebral palsy in infancy. *Archives of Disease in Childhood* 31:408-414.

______. 1958. An assessment of the motor handicap of children with cerebral palsy and of their response to treatment. *British Occupational Therapy Journal* 21:19-34.

______. 1962. An analysis of the development of standing and walking patterns in patients with cerebral palsy. *Physiotherapy* June:144-53.

______. 1964. The facilitation of normal postural reactions and movement in the treatment of cerebral palsy. *Physiotherapy* 50(8):246-62.

______. 1974. The importance of memory traces of motor efferent discharges for learning skilled movements (letter to the editor). *Developmental Medicine and Child Neurology* 16:837-38.

______. 1984. The neuro-developmental treatment. In *Management of the motor disorders of children with cerebral palsy,* edited by D. Scutton, 6-18. London: Spastics International Medical Publications.

Boehme, R. 1988. *Improving upper extremity function: An approach to assessment and treatment of tonal dysfunction.* Tucson, AZ: Therapy Skill Builders.

Borghgraef, M., J. P. Fryns, and H. Van Den Berghe. 1990. The female and the fragile X syndrome: Data on clinical and psychological findings in 7 fragile (X) carriers. *Clinical Genetics* 37:341-46.

Braakhekke, J. P., F. J. M. Gavreels, W. O. Renier, T. J. G. van Rens, H. O. M. Thijssen, and J. H. Bergeer. 1985. Cranio-vertebral pathology in Down syndrome. *Clinical Neurology and Neurosurgery* 87(3):173-79.

Bradley-Johnson, S., D. D. Friedrich, and A. R. Wyrembelski. 1981. Exploratory behavior in Down's syndrome and normal infants. *Applied Research in Mental Retardation* 2:213-28.

Breakey, A. 1955. Ocular findings in cerebral palsy. *Archives of Ophthalmology* 53:852.

Bridges, F. A., and D. Cicchetti. 1982. Mothers' ratings of the temperament characteristics of Down syndrome infants. *Developmental Psychology* 18(2):238-44.

Bright, T., K. Bittick, and B. Fleeman. 1981. Reduction of self-injurious behavior using sensory integrative techniques. *American Journal of Occupational Therapy* 35:167-73.

Brooke, D. C., J. K. Burkus, and D. R. Benson. 1987. Asymptomatic occipito-atlantal instability in Down syndrome (trisomy 21). *The Journal of Bone and Joint Surgery* 69-A(2):293-95.

Brown, F. R., M. K. Greer, E. H. Aylward, and H. H. Hunt. 1990. Intellectual and adaptive functioning in individuals with Down syndrome in relation to age and environmental placement. *Pediatrics* 85-S:450-52.

Brown, P. M., G. T. R. Lewis, A. J. Parker, and R. Maw. 1989. The skull base and nasopharynx in Down's syndrome in relation to hearing impairment. *Clinical Otolaryngology* 14:241-46.

Bruininks, R. H. 1978. *Bruininks-Oseretsky test of motor proficiency.* Circle Pines, MN: American Guidance Service.

Bryce, J., and J. Murray. March 1990. Notes from Bobath refresher course, London.

Burke, J., and L. Cerniglia. 1990. Stimulus complexity and autistic children's responsivity: Assessing and training a pivotal behavior. *Journal of Autism and Developmental Disorders* 202:233-53.

Burke, S. W., H. G. French, J. M. Roberts, C. E. Johnston, T. S. Whitecloud, and J. O. Edmunds. 1985. Chronic atlanto-axial instability in Down syndrome. *The Journal of Bone and Joint Surgery* 67-A(9):1356-60.

Butler, M., T. Mangrum, R. Gupta, and D. N. Singh. 1991. A 15-item checklist for screening mentally retarded males for the fragile X syndrome. *Clinical Genetics* 39:347-54.

Butterworth, G., and D. Cicchetti. 1978. Visual calibration of posture in normal and motor retarded Down's syndrome infants. *Perception* 7:513-25.

Canning, C. D., and S. M. Pueschel. 1990. Developmental expectations: An overview. In *A parent's guide to Down syndrome: Toward a brighter future,* edited by S. M. Pueschel, 103-115. Baltimore: Paul H. Brookes.

Carr, J. 1970. Mental and motor development in young mongol children. *Journal of Mental Deficiency Research* 14:205-20.

Carrasco, R. C. 1993. Key components of sensory integration evaluation. *Sensory Integration: Special Interest Section Newsletter* 16(2):1-7.

Cermak, S. A. 1991. Somatodyspraxia. In *Sensory integration: Theory and practice,* edited by A. G. Fisher, E. A. Murray, and A. C. Bundy, 137-165. Philadelphia: F. A. Davis.

Chandler, L., M. S. Andrews, and M. W. Swanson. 1980. *Movement assessment of infants manual.* Seattle: Clinical Training Unit, Child Development and Mental Retardation Center, University of Washington.

Chaudhry, V., C. Sturgeon, A. J. Gates, and G. Myers. 1987. Symptomatic atlantoaxial dislocation in Down's syndrome. *Annals of Neurology* 21:606-09.

Colbert, E. G., and R. R. Koegler. 1958. Toe walking in childhood schizophrenia. *The Journal of Pediatrics* 53:219-20.

Coleman, M. 1978. Down's syndrome. *Pediatric Annals* 7(2):90-103.

Connolly, B. H., and B. T. Michael. 1986. Performance of retarded children, with and without Down syndrome, on the Bruininks-Oseretsky test of motor proficiency. *Physical Therapy* 66(3):344-48.

Connolly, B., S. Morgan, F. F. Russell, and B. Richardson. 1980. Early intervention with Down syndrome children. *Physical Therapy* 60(11):1405-08.

Connolly, B. H., S. Morgan, and F. F. Russell. 1984. Evaluation of children with Down syndrome who participated in an early intervention program: Second follow-up study. *Physical Therapy* 64(10):1515-19.

Connolly, B., and F. Russell. 1976. Interdisciplinary early intervention program. *Physical Therapy* 56(2):155-58.

Cook, D. G. 1991. The assessment process. In *Pediatric occupational therapy: Facilitating effective service provision,* edited by W. Dunn, 35-72. Thorofare, NJ: SLACK.

Cooke, R. 1984. Atlantoaxial instability in individuals with Down syndrome. *Mental Retardation* 22(4):193-94.

Cope, R., and S. Olson. 1987. Abnormalities of the cervical spine in Down's syndrome: Diagnosis, risks, and review of the literature, with particular reference to the Special Olympics. *Southern Medical Journal* 80(1):33-36.

Cordo, P. J., and L. M. Nashner. 1982. Properties of postural adjustments associated with rapid arm movements. *Journal of Neurophysiology* 47(2):287-302.

Cristofaro, R. L., and D. Heskiaoff. 1981. Bilateral habitual hip dislocation in a child with Down's syndrome. *Clinical Orthopaedics and Related Research* 155:41-42.

Cronister, A. E., and R. J. Hagerman. 1989. Fragile X syndrome. *Journal of Pediatric Health Care* 3:9-19.

Curry, J., and C. Exner. 1988. Comparison of tactile preferences in children with and without cerebral palsy. *American Journal of Occupational Therapy* 42(6):371-77.

Cusick, B. D. 1990. *Progressive casting and splinting for lower extremity deformities in children with neuromotor dysfunction.* Tucson, AZ: Therapy Skill Builders.

Cuskelly, M., and M. Dadds. 1992. Behavioral problems in children with Down's syndrome and their siblings. *Journal of Child Psychology* 33(4):749-61.

Dahle, A. J., and F. P. McCollister. 1986. Hearing and otologic disorders in children with Down syndrome. *American Journal of Mental Deficiency* 90(6):636-42.

Damasio, A., and R. Maurer. 1978. A neurological model for childhood autism. *Archives of Neurology* 35:777-86.

D'Amico, J. C. 1984. Developmental flatfoot. In *Symposium on podopediatrics: Clinics in podiatry,* edited by J. V. Ganley, 535-546. Philadelphia: W. B. Saunders.

Danella, E., S. Blancha, L. Vogtle, and M. Rast. 1980. Guidelines for occupational therapy assessment. Handout in the syllabus for NDT/Bobath Eight-Week Course in the Treatment of Children with Cerebral Palsy, Akron, Ohio.

Daniels, L., and R. Mattice. 1987. The use of suspension equipment in treating children with cerebral palsy. *Sensory Integration International Newsletter* XV(3):1-4.

Davids, J. R., R. J. Hagerman, and R. E. Eilert. 1990. Orthopeadic aspects of fragile X syndrome. *The Journal of Bone and Joint Surgery* 72(A):889-96.

Davis, W. E., and J. A. S. Kelso. 1982. Analysis of invariant characteristics in the motor control of Down's syndrome and normal subjects. *Journal of Motor Behavior* 14(3):194-212.

DeGangi, G. A., and S. I. Greenspan. 1989. *Test of sensory functions in infants.* Los Angeles: Western Psychological.

DeLeon, S. Y., M. N. Ilbawi, R. T. Egel, P. E. Miller, M. Y. Obeid, L. Podorovsky, J. A. Quinones, and R. F. Sulayman. 1991. Perioperative spinal canal narrowing in patients with Down's syndrome. *Annals of Thoracic Surgery* 52:1325-28.

Devenny, D. A., W. Silverman, H. Balgley, M. J. Wall, and J. J. Sidtis. 1990. Specific motor abilities associated with speech fluency in Down's syndrome. *Journal of Mental Deficiency Research* 34:437-43.

Diamond, L. S., D. Lynne, and B. Sigman. 1981. Orthopedic disorders in patients with Down syndrome. *Symposium on Orthopedic Surgery in the Mentally Retarded* 12(1):57-71.

Donnell, G. N., O. S. Alfi, J. C. Rublee, and R. Koch. 1975. Chromosomal abnormalities. In *Down's syndrome (mongolism): Research, prevention and management,* edited by R. Koch and F. F. de la Cruz, 16-31. New York: Brunner/Mazel.

Donoghue, E. C., B. H. Kirman, G. H. L. Bullmore, D. Laban, and K. A. Abbas. 1970. Some factors affecting age of walking in a mentally retarded population. *Developmental Medicine and Child Neurology* 12:781-92.

Dugdale, T. W., and T. S. Renshaw. 1986. Instability of the patellofemoral joint in Down syndrome. *The Journal of Bone and Joint Surgery* 68-A(3):405-13.

Dunn, W., and P. Oetter. 1991. Application of assessment principles. In *Pediatric occupational therapy: Facilitating effective service provision,* edited by W. Dunn, 75. Thorofare, NJ: SLACK.

Edwards, S. J., and H. K. Yuen. 1990. Case report: An intervention program for a fraternal twin with Down syndrome. *The American Journal of Occupational Therapy* 44(5):454-58.

Einarsson-Backes, L., and K. Stewart. 1992. Infant neuromotor assessments: A review and preview of selected instruments. *The American Journal of Occupational Therapy* 46(3):224-32.

Einfeld, S., and W. Hall. 1992. Behavior phenotype of the fragile X syndrome. *American Journal of Medical Genetics* 43:56-60.

Einfeld, S., H. Molony, and W. Hall. 1989. Autism is not associated with the fragile X syndrome. *American Journal of Medical Genetics* 34(2):187-93.

Einfeld, S., W. Hall, and F. Levy. 1991. Hyperactivity and the fragile X syndrome. *Journal of Abnormal Child Psychology* 19:253-62.

El-Khoury, G. Y., C. R. Clark, F. R. Dietz, R. G. Harre, J. E. Tozzi, and M. H. Kathol. 1986. Posterior atlantooccipital subluxation in Down syndrome. *Radiology* 159(2):507-09.

Elliot, M., and J. Connolly. 1984. A classification of manipulative hand movements. *Developmental Medicine and Child Neurology* 26:283-96.

Elliott, S., R. E. Morton, and R. A. J. Whitelaw. 1988. Atlantoaxial instability and abnormalities of the odontoid in Down's syndrome. *Archives of Disease in Childhood* 63:1484-89.

Erhardt, R. 1982. *Developmental prehension assessment.* Laurel, MD: Ramsco.

______. 1992. Eye-hand coordination. In *Development of hand skills in children,* edited by J. Case-Smith and C. Pehosky, 13-33. Rockville, MD: American Occupational Therapy Association.

Esenther, S. E. 1984. Developmental coaching of the Down syndrome infant. *The American Journal of Occupational Therapy* 38(7):440-45.

Exner, C. 1980. Development of hand functions. In *Occupational therapy for children,* edited by P. N. Pratt and A. S. Allen, 235-259. St. Louis: Mosby.

______. 1992. In-hand manipulation skills. In *Development of hand skills in children,* edited by J. C. Smith and C. Pehoski, 35-45. Rockville, MD: The American Occupational Therapy Association.

Ferrier, L. J., A. S. Bashir, D. L. Meryash, J. Johnston, and P. Wolff. 1991. Conversational skills of individuals with fragile X syndrome: A comparison with autism and Down syndrome. *Developmental Medicine and Child Neurology* 33:776-88.

Finerman, G. A. M., D. Sakai, and S. Weingarten. 1976. Atlanto-axial dislocation with spinal cord compression in a mongoloid child. *The American Journal of Bone and Joint Surgery* 58-A(3):408-09.

Fisch, G. S. 1992. Is autism associated with the fragile X syndrome? *American Journal of Medical Genetics* 43:47-55.

Fisch, G. S., L. R. Shapiro, R. Simensen, C. E. Schwartz, J. P. Fryns, M. Borghgraef, L. M. Curfs, P. N. Howard-Peebles, T. Arinami, and A. Mavrou. 1992. Longitudinal change in IQ among fragile X males: Clinical evidence of more than one mutation? *American Journal of Medical Genetics* 43:28-34.

Fisher, A. 1991. Vestibular-proprioceptive processing and bilateral integration and sequencing deficits. In *Sensory integration: Theory and practice,* edited by A. G. Fisher, E. A. Murray, and A. C. Bundy, 71-107. Philadelphia: F. A. Davis.

______. 1992. Praxis and dyspraxia. Handout for OT course 503: sensory integration theory. Department of Occupational Therapy, College of Associated Health Professions. University of Illinois, Chicago.

Fisher, A. G. 1989. Objective assessment of the quality of response during two equilibrium tasks. *Physical and Occupational Therapy in Pediatrics* 9(3):57-78.

Fisher, A. G., and A. C. Bundy. 1982. Equilibrium reactions in normal children and in boys with sensory integrative dysfunction. *Occupational Therapy Journal of Research* 2:171-83.

______. 1989. Vestibular stimulation in the treatment of postural and related disorders. In *Manual of physical therapy techniques,* edited by O. D. Payton, R. P. DiFabio, S. V. Paris, E. J. Prostas, and A. F. VanSant, 239-258. New York: Churchill Livingstone.

Fishler, K., J. Share, and R. Koch. 1964. Adaptation of Gesell developmental scales for evaluation of development in children with Down's syndrome (mongolism). *American Journal of Mental Deficiency* 68:642-46.

Folio, M. R., and R. R. Fewell. 1983. *Peabody developmental motor scales*. Chicago: Riverside.

Foreman, P. J., and J. Ward. 1986. A survey of paediatric management practices in Down's syndrome. *Australian Paediatric Journal* 22:171-76.

Frank, J. S., and M. Earl. 1990. Coordination of posture and movement. *Physical Therapy* 70:855-63.

Fraser, A. E. 1986. *Standardization of the supine flexion postural test for assessing 4-8 year old children for determination of dyspraxia*. Unpublished master's thesis, University of Southern California.

Freeman, B. J. 1993. The syndrome of autism: Update and guidelines for diagnosis. *Infants and Young Children* 6:1-11.

Freeman, B. J., and E. Ritvo. 1984. The syndrome of autism: Establishing the diagnosis and principles of management. *Pediatric Annals* 13(4 April):284-305.

Freund, L. 1994. Diagnosis and developmental issues for young children with fragile X syndrome. *Infants and Young Children* 6:34-45.

Frith, U., and C. D. Frith. 1974. Specific motor disabilities in Down's syndrome. *Journal of Child Psychology and Psychiatry* 15:293-301.

Furrer, F., and T. H. Deonna. 1982. Persistent toe-walking in children. *Helvetica Paedriatica Acta* 37:301-16.

Gahery, Y. 1987. Associated movements, postural adjustments and synergies: Some comments about the history and significance of three motor concepts. *Archives of Italiennes de Biologis* 125:345-60.

Gardner, M. F. 1982. *Test of visual-perceptual skills (non-motor), manual*. San Francisco: Children's Hospital of San Francisco.

Gath, A., and D. Gumley. 1986. Behavior problems in retarded children with special reference to Down's syndrome. *British Journal of Psychiatry* 149:156-61.

Gillberg, C. 1991. Clinical and neurobiological aspects of Asperger syndrome in six family studies. In *Autism and Asperger syndrome*, edited by U. Frith. Cambridge: Cambridge University Press.

Gillberg, C., and M. Coleman. 1992. *The biology of the autistic syndrome*, 2d. ed. London: Mac Keith.

Glatz-Noll, E., and R. Berg. 1991. Oral dysfunction in children with Down's syndrome: An evaluation of treatment effects by means of videoregistration. *European Journal of Orthodontics* 13:446-51.

Gold, M., and J. Gold. 1975. Autism and attention: Theoretical considerations and a pilot study using set reaction time. *Child Psychiatry and Human Development* 6:68-80.

Goldson, E., and R. J. Hagerman. 1992. The fragile X syndrome. *Developmental Medicine and Child Neurology* 34:822-32.

______. 1993. Fragile X syndrome and failure to thrive. *American Journal of Disabilities of Children* 147:605-06.

Goodall, E., and J. Corbett. 1982. Relationships between sensory stimulation and stereotyped behavior in severely mentally retarded and autistic children. *Journal of Mental Deficiency* 26:163-75.

Goodgold-Edwards, E., and J. G. Gianutsos. 1990. Coincidence anticipation performance of children with spastic cerebral palsy and nonhandicapped children. *Physical and Occupational Therapy in Pediatrics* 10(4):49-83.

Gordon, J. 1990. Disorders of motor control. In *Key issues in neurological physiotherapy*, edited by L. Ada and C. Canning, 26-50. London: Butterworth-Heinemann.

Gore, D. R. 1981. Recurrent dislocation of the hip in a child with Down syndrome. *The Journal of Bone and Joint Surgery* 63-A(5):823-25.

Green, J. M., J. Dennis, and L. A. Bennets. 1989. Attention disorder in a group of young Down's syndrome children. *Journal of Mental Deficiency Research* 33:105-22.

Gregory, J. L. 1981. Standardization of the prone extension postural test to assess vestibular function on children ages 4 through 8. Master's thesis, University of Southern California.

Gregory-Flock, J. L., and E. J. Yerxa. 1984. Standardization of the prone extension postural test on children ages 4 through 8. *American Journal of Occupational Therapy* 38:187-94.

Griffin, P. P., W. W. Wheelhouse, R. Shiavi, and W. Bass. 1977. Habitual toe-walkers. *Journal of Bone and Joint Surgery* 59(A):97-101.

Gunn, P., P. Berry, and R. J. Andrews. 1981. The temperament of Down's syndrome infants: A research note. *Journal of Child Psychology and Psychiatry* 22:189-94.

______. 1982. Looking behavior of Down syndrome infants. *American Journal of Mental Deficiency* 87(3):344-47.

______. 1983. The temperament of Down's syndrome toddlers: A research note. *Journal of Child Psychology and Psychiatry* 24:601-05.

Hagerman, R. J. 1992. Annotation: Fragile X syndrome, advances and controversy. *Journal of Child Psychology and Psychiatry* 33:1127-139.

Hagerman, R. J., and W. E. Sobesky. 1989. Psychopathology in fragile X syndrome. *American Journal of Orthopsychiatry* 59:142-52.

Hagerman, R., A. W. Jackson III, A. Levitas, and M. Braden. 1986. An analysis of autism in fifty males with the fragile X syndrome. *American Journal of Medical Genetics* 23:359-74.

Haley, S. M. 1986. Postural reactions in infants with Down syndrome: Relationship to motor milestone development and age. *Physical Therapy* 66(1):17-22.

Hall, J. E., R. B. Salter, and S. K. Bhalla. 1967. Congenital short tendo calcaneus. *Journal of Bone and Joint Surgery* 49(B):695-97.

Hardy, J. 1983. *Cerebral palsy.* Englewood Cliffs, NJ: Prentice Hall.

Harris, N. P. 1981. Duration and quality of the prone extension position in four-, six-, and eight-year-old normal children. *American Journal of Occupational Therapy* 35:26-30.

Harris, S. R. 1980. Transdisciplinary therapy model for the infant with Down's syndrome. *Physical Therapy* 60(4):420-23.

______. 1981a. Effects of neurodevelopmental therapy on motor performance of infants with Down's syndrome. *Developmental Medicine and Child Neurology* 23:477-83.

______. 1981b. Relationship of mental and motor development in Down's syndrome infants. *Physical and Occupational Therapy in Pediatrics* 1(3):13-18.

______. 1983. Comparative performance levels of female and male infants with Down syndrome. *Physical and Occupational Therapy in Pediatrics* 3(2):15-21.

Hartley, X. Y. 1982. Receptive language processing of Down's syndrome children. *Journal of Mental Deficiency Research* 26:263-69.

Hashimoto, O., Y. Shimizu, and Y. Kawasaki. 1993. Brief report: Low frequency of the fragile X syndrome among Japanese autistic subjects. *Journal of Autism and Developmental Disorders* 23:201- 09.

Hatwell, Y. 1990. Spatial perception by eyes and hands: Comparison and intermodel integration. In *Development of eye hand coordination across the life span,* edited by C. Bard, M. Fluery, and L. Hay, 99-132. Columbia, South Carolina: University of South Carolina Press.

Henderson, S. E., J. Morris, and U. Frith. 1981. The motor deficit in Down's syndrome children: A problem of timing? *Journal of Child Psychology and Psychiatry* 22(3):233-45.

Heriza, C. 1991. Motor development: Traditional and contemporary theories. In *Contemporary Management of Motor Control Problems—Proceedings of the II step conference.* Alexandria, Virginia: Foundation for Physical Therapy.

Hickman, L. 1991. Fragile X syndrome and sensory integrative therapy. Paper presented at the National Fragile X Conference, Denver, Colorado.

Ho, H. H., and D. K. Kalousek. 1989. Brief report: Fragile X syndrome in autistic boys. *Journal of Autism and Developmental Disorders* 19:343-47.

Horak, F. 1991. Assumptions underlying motor control for neurologic rehabilitation. In *Contemporary management of motor control problems—Proceedings of the II step conference.* Alexandria, VA: Foundation for Physical Therapy.

Hreidarsson, S., G. Magram, and H. Singer. 1982. Symptomatic atlantoaxial dislocation in Down syndrome. *Pediatrics* 69(5):568-71.

Huebner, R. 1992. Autistic disorder: A neuropsychological enigma. *The American Journal of Occupational Therapy* 46:487-501.

Illingworth, R. S. 1988. Toe walking and toeing in. In *Common Symptoms of Disease in Childhood,* 270-271. Oxford: Blackwell Scientific.

Jiang, Z. D., Y. Y. Wu, and X. Y. Liu. 1990. Early development of brainstem auditory evoked potentials in Down's syndrome. *Early Human Development* 23:41-51.

Jones, J. 1991. Fragile X syndrome; One family's discovery, education and treatment. *OT Week* December 12:12-13.

Kanner, L. 1943. Autistic disturbances of affective contact. *Nervous Child* 2:217-50.

Kantner, R. M., D. L. Clark, L. C. Allen, and M. R. Chase. 1976. Effects of vestibular stimulation on nystagmus response and motor performance in the developmentally delayed infant. *Physical Therapy* 56(4):414-21.

Kapandji, I. A. 1982. *The physiology of the joints, volume one: Upper limb,* 2d ed. New York: Churchill Livingstone.

Kasari, C., P. Mundy, N. Yirmiya, and M. Sigman. 1990. Affect and attention in children with Down syndrome. *American Journal of Mental Retardation* 95(1):55-67.

Kenney, W. E. 1963. Certain sensory defects in cerebral palsy. *Clinical Orthopedics* 27:193-95.

Kerr, R., and C. Blais. 1985. Motor skill acquisition by individuals with Down syndrome. *American Journal of Mental Deficiency* 90(3):313-18.

King, L. J. 1987. A sensory-integrative approach to the education of the autistic child. *Occupational Therapy in Health Care* 4:77-85.

Klasner, E. 1988. Speech and language characteristics of fragile X individuals. *Fragile X Association of Michigan Newsletter* May: 4-5.

Knights, R. M., B. R. Atkinson, and J. A. Hyman. 1967. Tactual discrimination and motor skills in mongoloid and non-mongoloid retardates and normal children. *American Journal of Mental Deficiency* 71(6):894-900.

Knobloch, H., F. Stevens, and A. F. Malone. 1987. *The manual of developmental diagnosis.* Houston, TX: Developmental Evaluation Materials.

Kobori, M., H. Takahashi, and Y. Mikawa. 1986. Atlanto-axial dislocation in Down's syndrome. *Spine* 11(3):195-200.

Konttinen, Y. T., and S. S. Santavirta. 1987. Atlantoaxial instability in Down's syndrome. *British Medical Journal* 13:1549.

Koomar, J. A., and A. C. Bundy. 1991. The art and science of creating direct intervention from theory. In *Sensory integration: Theory and practice,* edited by A. G. Fisher, E. A. Murray, and A. C. Bundy, 251-317. Philadelphia: F. A. Davis.

Kopp, C. B., J. B. Krakow, and K. L. Johnson. 1983. Strategy production by young Down syndrome children. *American Journal of Mental Deficiency* 88(2):164-69.

Krakow, J. B., and C. B. Kopp. 1983. The effects of developmental delay on sustained attention in young children. *Child Development* 54:1143-45.

Landry, S. H., and M. L. Chapieski. 1989. Joint attention and infant toy exploration: Effects of Down syndrome and prematurity. *Child Development* 60:103-18.

______. 1990. Joint attention of six-month-old Down syndrome and preterm infants; 1: Attention to toys and mother. *American Journal on Mental Retardation* 94(5):488-98.

Lane, S. J. 1986. Structure, function and dysfunction of the vestibular system. Lecture presented at Sensory Integration Theory Course, Los Angeles.

Larson, K. A. 1982. The sensory history of developmentally delayed children with and without tactile defensiveness. *American Journal of Occupational Therapy* 36(9):590-96.

LaVeck, B., and S. S. Brehm. 1978. Individual variability among children with Down's syndrome. *Mental Retardation* 16:135-37.

Lesny, I., A. Stehlik, J. Tomasek, A. Tomankova, and I. Havlicek. 1993. Sensory disorders in cerebral palsy: Two-point discrimination. *Developmental Medicine and Child Neurology* 35:402-05.

Levin-DeFazio, J. 1986. *Intervention in oral motor skills.* Akron, OH: Children's Hospital Medical Center of Akron.

Levinson, A., A. Friedman, and F. Stamps. 1955. Variability of mongolism. *Pediatrics* 16:43-53.

Levitas, A., M. Braden, K. Van Norman, R. Hagerman, and P. McBogg. 1983. Treatment and intervention. In *Fragile X syndrome diagnosis, biochemistry, and intervention,* edited by R. J. Hagerman and P. McKenzie McBogg, 201-239. Dillon, CO: Spectra.

Levitas, A., P. McBogg, and R. Hagerman. 1983. Behavioral dysfunction in the fragile X syndrome. In *Fragile X syndrome diagnosis, biochemistry, and intervention,* edited by R. J. Hagerman and P. McKenzie McBogg, 153-173. Dillon, CO: Spectra.

Levitas, A., R. Hagerman, M. Braden, B. Rimland, P. McBogg, and I. Matus. 1983. Autism and the fragile X syndrome. *Developmental and Behavioral Pediatrics* 4:151-58.

Lewis, M., and J. Brooks-Gunn. 1984. Age and handicapped group differences in infants' visual attention. *Child Development* 55:858-68.

Lewis, V. A., and P. E. Bryant. 1982. Touch and vision in normal and Down's syndrome babies. *Perception* 11:691-701.

Libb, J. W., A. Dahle, K. Smith, F. P. McCollister, and C. McLain. 1985. Hearing disorder and cognitive function of individuals with Down syndrome. *American Journal of Mental Deficiency* 90(3):353-56.

Lincoln, A. J., E. Courchesne, B. A. Kilman, and R. Galambos. 1985. Neuropsychological correlates of information-processing by children with Down syndrome. *American Journal of Mental Deficiency* 89(4):403-14.

Linkous, L. W., and R. M. Stutts. 1990. Passive tactile stimulation effects on the muscle tone of hypotonic developmentally delayed young children. *Perceptual and Motor Skills* 71:951-54.

Locke, J. L. 1993. *The child's path to spoken language*. Cambridge, MA: Harvard University Press.

Loesch-Mdzewska, D. 1968. Some aspects of the neurology of Down's syndrome. *Journal of Mental Deficiency Research* 12:237-46.

Longo-Kimber, J. 1984. The duration and quality of the prone extension position in five and seven year old normal children. *Canadian Journal of Occupational Therapy* 51:127-30.

Lovaas, I., L. Schreibman, R. Koegel, and R. Rehm. 1971. Selective responding by autistic children to multiple sensory input. *Journal of Abnormal Psychology* 77:211-22.

Loveland, K. A. 1987. Behavior of young children with Down syndrome before the mirror: Finding things reflected. *Child Development* 58:928-36.

Ludlow, J. R., and L. M. Allen. 1979. The effect of early intervention and pre-school stimulus on the development of the Down's syndrome child. *Journal of Mental Deficiency Research* 23:29-44.

Lydic, J. S., and C. Steele. 1979. Assessment of the quality of sitting and gait patterns in children with Down's syndrome. *Physical Therapy* 59(12):1489-94.

Lydic, J. S., M. M. Windsor, M. A. Short, and T. A. Ellis. 1985. Effects of controlled rotary vestibular stimulation on the motor performance of infants with Down syndrome. *Physical and Occupational Therapy in Pediatrics* 5:93-118.

Magalhaes, L. C., Koomar, J. A., and S. A. Cermak. 1989. Bilateral motor coordination in 5- to 9-year old children: A pilot study. *American Journal of Occupational Therapy* 43(7):437-43.

Magnus, R. 1926. Some results of studies in the physiology of posture. *Lancet* II:531-85.

Magrun, M., S. McCue, K. Ottenbacher, and R. Keefe. 1981. Effects of vestibular stimulation on spontaneous use of verbal language in developmentally delayed children. *The American Journal of Occupational Therapy* 35:101-05.

Mahoney, G., A. Glover, and I. Finger. 1981. Relationship between language and sensorimotor development of Down syndrome and nonretarded children. *American Journal of Mental Deficiency* 86(1):21-27.

Marcell, M. M., and V. Armstrong. 1982. Auditory and visual sequential memory of Down syndrome and nonretarded children. *American Journal of Mental Deficiency* 87(1):86-95.

Marcell, M. M., C. F. Harvey, and L. P. Cothran. 1988. An attempt to improve auditory short-term memory in Down's syndrome individuals through reducing distractions. *Research in Developmental Disabilities* 9:405-17.

Martel, W., R. Uyham, and C. W. Stimson. 1969. Subluxation of the atlas causing spinal cord compression in a case of Down's syndrome with a "manifestation of an occipital vertebra." *Radiology* 93:839-40.

Maurizi, M., F. Ottaviani, G. Paludetti, and S. Lungarotti. 1985. Audiological findings in Down's children. *International Journal of Pediatric Otorhinolaryngology* 9:227-32.

May-Benson, T., J. Koomar, and W. Coster. 1994. Identifying gravitational insecurity in children with sensory integrative dysfunction: A pilot study. Unpublished, Boston University, Boston.

McDade, H. L., and S. Adler. 1980. Down syndrome and short-term memory impairment: A storage or retrieval deficit? *American Journal of Mental Deficiency* 84(6):561-67.

McEvoy, J., and R. McConkey. 1983. Play activities of mentally handicapped children at home and mothers' perception of play. *International Journal of Rehabilitation Research* 6(2):143-51.

McIntire, M. S., and S. J. Dutch. 1964. Mongolism and generalized hypotonia. *American Journal of Mental Deficiency* 68:669-70.

McIntire, M. S., F. J. Menolascino, and J. H. Wiley. 1965. Mongolism—Some clinical aspects. *American Journal of Mental Deficiency* 69:794-800.

Melyn, M. A., and D. T. White. 1973. Mental and developmental milestones of noninstitutionalized Down's syndrome children. *Pediatrics* 52(4):542-45.

Mendez, A. A., D. Keret, and G. D. MacEwen. 1988. Treatment of patellofemoral instability in Down's syndrome. *Clinical Orthopaedics and Related Research* 234:148-58.

Menken, C., S. Cermak, and A. Fisher. 1987. Evaluating the visual-perceptual skills of children with cerebral palsy. *American Journal of Occupational Therapy* 41:646-51.

Menkes, J. H. 1990. *Textbook of child neurology.* Philadelphia: Lea & Febiger.

Michaels, E. 1990. Medical advances, positive attitudes brighten future of Down's children. *Canadian Medical Association Journal* 143(6):546-49.

Miller, L. J. 1988. *Miller assessment for preschoolers,* revised. San Antonio, TX: Psychological.

______. 1994. *The T.I.M.E.: Toddler and infant motor evaluation.* Tucson, AZ: Therapy Skill Builders.

Minear, W. L. 1956. A classification of cerebral palsy: American academy of cerebral palsy. *Pediatrics* 18:841-52.

Miola, E. S. 1987. Down syndrome: Update for practitioners. *Pediatric Nursing* 13(4):232-37.

Mito, T., P. M. Pereyra, and L. E. Becker. 1991. Neuropathology in patients with congenital heart disease and Down syndrome. *Pediatric Pathology* 11:867-77.

Monfraix, C., G. Tardieu, and C. Tardieu. 1961. Disturbances of manual perception in children with cerebral palsy. *Cerebral Palsy Bulletin* 41:646-51.

Montgomery, P. 1985. Assessment of vestibular function in children. In *Physical and occupational therapy in pediatrics: Vestibular processing dysfunction in children,* edited by K. Ottenbacher and M. Short, 33-55. New York: Haworth.

______. 1991. Merging neurophysiologic approaches with contemporary theories III: Neurodevelopmental treatment and sensory integrative theory. In *Contemporary management of motor control problems; Proceedings of the II step conference.* Alexandria, VA: Foundation for Physical Therapy.

Montgomery, P., and J. Gauger. 1978. Sensory dysfunction in children who toe walk. *Physical Therapy* 58:1195-1201.

Moore, J. 1984. The neuroanatomy and pathology of cerebral palsy. In *Selected proceedings from Barbro Salek Memorial Symposium.* Neurodevelopmental Treatment Association Newsletter, May 1984.

Moore, R. A., K. W. McNicholas, and S. P. Warran. 1987. Atlantoaxial subluxation with symptomatic spinal cord compression in a child with Down syndrome. *Anesthesia and Analgesia* 66:89-90.

Morris, S. E., and M. D. Klein. 1987. *Pre-feeding skills.* Tucson, AZ: Therapy Skill Builders.

Msall, M. E., M. E. Reese, K. DiGaudio, K. Griswold, C. V. Granger, and R. E. Cooke. 1990. Symptomatic atlantoaxial instability associated with medical and rehabilitative procedures in children with Down syndrome. *Pediatrics* 85-S:447-49.

Nashner, L. M., A. Shumway-Cook, and O. Marin. 1983. Stance posture control in select groups of children with cerebral palsy: Deficits in sensory organization and muscular coordination. *Experimental Brain Research* 48:393-409.

Newell, K., B. Sanborn, and R. Hagerman. 1983. Speech and language dysfunction. In *Fragile X syndrome diagnosis, biochemistry, and intervention,* edited by R. J. Hagerman and P. McKenzie McBogg, 201-239. Dillon, CO: Spectra.

Noonan, J. A., E. P. Todd, S. Norman, C. B. Bacdayan, L. J. Swift, R. J. Mier, J. F. Kilner, and J. Engelberg. 1987. Down's syndrome. *Southern Medical Journal* 80(8):1016-23.

Nordt, J. C., and E. S. Stauffer. 1981. Sequelae of atlantoaxial stabilization in two patients with Down's syndrome. *Spine* 6(5):437-40.

O'Connor, N., and B. Hermelin. 1961. Visual and stereognostic shape recognition in normal children and mongol and non-mongol imbeciles. *Journal of Mental Deficiency Research* 5:63-66.

Olson, J. C., J. C. Bender, J. E. Levinson, A. Oestreich, and D. J. Lovell. 1990. Arthropathy of Down syndrome. *Pediatrics* 86(6):931-36.

O'Malley, P. J., and J. F. Griffith. 1977. Perceptuo-motor dysfunction in the child with hemiplegia. *Developmental Medicine and Child Neurology* 19:172-78.

Opila-Lehman, J., M. A. Short, and C. A. Trombly. 1985. Kinesthetic recall of children with athetoid and spastic cerebral palsy and of nonhandicapped children. *Developmental Medicine and Child Neurology* 27:223-30.

Ornitz, E. 1973. Childhood autism: A review of the clinical and experimental literature. *California Medicine* 118:21-47.

______. 1974. The modulation of sensory input and motor output in autistic children. *Journal of Autism and Childhood Schizophrenia* 4(3):197-215.

Ornitz, E., and E. Ritvo. 1968. Perceptual inconstancy in early infantile autism. *Archives of General Psychiatry* 18:76-98.

Palmer, M. M., and M. B. Heyman. 1993. Assessment and treatment of sensory versus motor-based feeding problems in very young children. *Infants and Young Children* 6(2):67-73.

Parham, L. D. 1987a. Toward professionalism: The reflective therapist. *American Journal of Occupational Therapy* 41(9):555-61.

______. 1987b. Evaluation of praxis in preschoolers. In *Physical and occupational therapy in pediatrics: Sensory integrative approaches in occupational therapy,* edited by Z. Mailloux, 23-36. New York: Haworth.

Parker, A. W., and B. James. 1985. Age changes in the flexibility of Down's syndrome children. *Journal of Mental Deficiency* 29:207-18.

Parker, A. W., and R. Bronks. 1980. Gait of children with Down syndrome. *Archives of Physical Medicine and Rehabilitation* 61:345-51.

Pehosky, C. 1992. Central nervous system control of precision in the hand. In *Development of hand skills in children,* edited by J. Case-Smith and C. Pehosky, 1-11. Rockville, MD: American Occupational Therapy Association.

Perry, J. 1987, January. *Gait analysis.* Master's level course at University of Southern California, Downey, CA.

Perry, J., D. Antonelli, and W. Ford. 1975. Analysis of knee-joint forces during flexed knee stance. *Journal of Bone and Joint Surgery* 57-A:961-67.

Pesch, R. S., and D. K. Nagy. 1978. A survey of the visual and developmental-perceptual abilities of the Down's syndrome child. *Journal of the American Optometric Association* 49(9):1031-37.

Pettit, K. 1980. Treatment of the autistic child—A demanding challenge. *Sensory Integration Special Interest Section* 3:220-21.

Phelps, W. M. 1949. Description and differentiation of types of cerebral palsy. *Nervous Child* 8:107-27.

Piper, M. C., and I. B. Pless. 1980. Early intervention for infants with Down syndrome: A controlled study. *Pediatrics* 65(3):463-68.

Piper, M. C., and J. Darrah. 1994. *Motor assessment of the developing infant.* Philadelphia: W. B. Saunders.

Pipes, P. L., and V. A. Holm. 1980. Feeding children with Down's syndrome. *Journal of the American Dietetic Association* 77:277-82.

Pueschel, S. M. 1983. Atlanto-axial subluxation in Down syndrome. *The Lancet* 8331(April 30):980.

Pueschel, S. M., F. H. Scola, T. B. Tupper, and J. C. Pezzullo. 1990. Skeletal anomalies of the upper cervical spine in children with Down syndrome. *Journal of Pediatric Orthopaedics* 10:607-11.

Pueschel, S. M., J. C. Bernier, and J. C. Pezzullo. 1991. Behavioral observations in children with Down's syndrome. *Journal of Mental Deficiency Research* 35:502-11.

Pueschel, S. M., P. L. Gallagher, A. S. Zartler, and J. C. Pezzullo. 1987. Cognitive and learning processes in children with Down syndrome. *Research in Developmental Disabilities* 8:21-37.

Pueschel, S. M., T. W. Findley, J. Furia, P. L. Gallagher, F. H. Scola, and J. C. Pezzullo. 1987. Atlantoaxial instability in Down syndrome: Roentgenographic, neurologic, and somatosensory evoked potential studies. *The Journal of Pediatrics* 110(4):515-21.

Pueschel, S. M., and F. H. Scola. 1987. Atlantoaxial instability in individuals with Down syndrome: Epidemiologic, radiographic, and clinical studies. *Pediatrics* 80(4):555-60.

Purdy, A. H., J. C. Deitz, and S. R. Harris. 1987. Efficacy of two treatment approaches to reduce tongue protrusion of children with Down syndrome. *Developmental Medicine and Child Neurology* 29:469-76.

Rast, M. M., and S. R. Harris. 1985. Motor control in infants with Down syndrome. *Developmental Medicine and Child Neurology* 27:675-85.

Ray, T., L. J. King, and T. Grandin. 1988. Brief: The effectiveness of self-initiated vestibular stimulation in producing speech sounds in an autistic child. *The Occupational Therapy Journal of Research* 8:186-90.

Reeves, G. 1985. The influence of somatic activity on body scheme. *Sensory Integration Special Interest Section Newsletter* 8(2):1-2.

Reisman, J., and B. Hanschu. 1992. *Sensory integration inventory—Revised for individuals with developmental disabilities.* Hugo, MN: PDP Press.

Reiss, A. L., and L. Freund. 1992. Behavioral phenotype of fragile X syndrome: DSM-III-R autistic behavior in male children. *American Journal of Medical Genetics* 43:35-46.

Rimland, B. 1985. The etiology of infantile autism: The problem of biological versus psychological causation. In *Classic readings in autism,* edited by A. Donnellan. New York: Teachers College Press.

______. 1987. The vitamin treatment of fragile X syndrome: A suggestion. *Fragile X Foundation Newsletter,* 3(2):5.

Ritvo, E. R., and B. J. Freeman. 1984. A medical model of autism: Etiology, pathology and treatment. *Pediatric Annals* 13:298-305.

Robinson, R. 1973. The frequency of other handicaps in children with cerebral palsy. *Developmental Medicine and Child Neurology* 15:305-12.

Roley, S. S. 1989, January; updated by A. G. Fisher. 1990. Clinical observations: Supplemental information. In *Interpreting the sensory integration and praxis tests.* Los Angeles.

Root, M. L., W. P. Orien, and J. H. Weed. 1977. *Normal and abnormal function of the foot: Clinical biomechanics.* Los Angeles: Clinical Biomechanics.

Rosenzweig-Hinchcliffe, D. 1984. Guide for the gross motor neuromotor assessment. Handout from Problem Solving Using the Neurodevelopmental Treatment Approach Course, Long Beach, CA.

Royeen, C. B. 1985. Domain specifications of the construct tactile defensiveness. *American Journal of Occupational Therapy* 39(9):596-99.

______. 1986. The development of a touch scale for measuring tactile defensiveness in children. *American Journal of Occupational Therapy* 40(6):414-18.

Royeen, C. B., and J. C. Fortune. 1990. TIE: Touch inventory for school aged children. *American Journal of Occupational Therapy* 44:165-70.

Royeen, C. B., and S. J. Lane. 1991. Tactile processing and sensory defensiveness. In *Sensory integration: Theory and practice,* edited by A. G. Fisher, E. A. Murray, and A. C. Bundy, 108-136. Philadelphia: F. A. Davis.

Salek, B. 1979, April-June. NDT certification course. New York.

Sanger, R. G. 1975. Facial and oral manifestations of Down's syndrome. In *Down's syndrome (mongolism): Research, prevention and management,* edited by R. Koch and F. F. de la Cruz, 32-46. New York: Brunner/Mazel.

Sawner, K. A. 1969. Brunstrom approach to treatment of adult patients with hemiplegia: Rationale for facilitation procedures. Paper prepared for School of Health Related Professions, State University of New York, Buffalo.

Scharfenaker, S., L. Hickman, and M. Braden. 1991. An integrated approach to intervention. In *Fragile X syndrome,* edited by R. J. Hagerman and A. Cronister Silverman, 327-361. Baltimore: The Johns Hopkins University Press.

Scherzer, A. L., and I. Tscharnuter. 1982. *Early diagnosis and therapy in cerebral palsy.* New York: Marcel Dekker.

______. 1990. *Early diagnosis and therapy in cerebral palsy,* 2d ed. New York: Marcel Dekker.

Segal, L. S., D. S. Drummond, R. M. Zanotti, M. L. Ecker, and S. J. Mubarak. 1991. Complications of posterior arthrodesis of the cervical spine in patients who have Down syndrome. *The Journal of Bone and Joint Surgery* 73-A:1547-54.

Selby, K. A., R. W. Newton, S. Gupta, and L. Hunt. 1991. Clinical predictors and radiological reliability in atlantoaxial subluxation in Down's syndrome. *Archives of Disease in Childhood* 66:876-78.

Sellers, J. S., and B. Capt. 1989. Use of abduction restraint in facilitating selected motor patterns in a child with Down syndrome: A case report. *Physical and Occupational Therapy in Pediatrics* 9(4):63-68.

Serafica, F. C., and D. Cicchetti. 1976. Down's syndrome children in a strange situation: Attachment and exploration behaviors. *Merrill-Palmer Quarterly* 22(2):137-50.

Shapiro, M. B., and T. D. France. 1985. The ocular features of Down's syndrome. *American Journal of Ophthalmology* 99:659-63.

Sharav, T., and L. Shlomo. 1986. Stimulation of infants with Down syndrome: Long-term effects. *Mental Retardation* 24(2):81-86.

Share, J. B. 1975. Developmental progress in Down's syndrome. In *Down's syndrome (mongolism): Research, prevention and management,* edited by R. Koch and F. F. de la Cruz, 78-86. New York: Brunner/Mazel.

Shaw, E. D., and R. K. Beals. 1992. The hip joint in Down's syndrome: A study of its structure and associated disease. *Clinical Orthopaedics and Related Research* 278:101-07.

Sherk, H. H., P. S. Pasquariello, and W. C. Watters. 1982. Multiple dislocations of the cervical spine in patients with juvenile rheumatoid arthritis and Down's syndrome. *Clinical Orthopaedics and Related Research* 162:37-40.

Sherrington, C. 1961. *The integrative action of the nervous system*. New Haven, CT: Yale University Press.

Shield, L. K., D. R. V. Dickens, and F. Jensen. 1981. Atlanto-axial dislocation with spinal cord compression in Down syndrome. *Australian Paediatric Journal* 17:114-16.

Shikata, J., T. Yamamuro, Y. Mikawa, H. Iida, and M. Kobori. 1987. General orthopaedics: Surgical treatment of symptomatic subluxation in Down's syndrome. *Clinical Orthopaedics and Related Research* 220:111-18.

______. 1989. Atlanto-axial subluxation in Down's syndrome. *International Orthopaedics* 13:187-92.

Shumway-Cook, A., and F. B. Horak. 1986. Assessing the influence of sensory interaction on balance: Suggestions from the field. *Journal of the American Physical Therapy Association* 66(10):1548-50.

Shumway-Cook, A., and M. H. Woollacott. 1985. Dynamics of postural control in the child with Down syndrome. *Physical Therapy* 65(9):1315-22.

Silverman, M. 1988. Airway obstruction and sleep disruption in Down's syndrome. *British Medical Journal* 296:1618-19.

Sinson, J. C., and N. E. Wetherick. 1981. The behaviour of children with Down syndrome in normal playgroups. *Journal of Mental Deficiency Research* 25:113-20.

______. 1982. Mutual gaze in pre-school Down's and normal children. *Journal of Mental Deficiency Research* 26:123-29.

Slavik, B., and T. Chew. 1990. The design of a sensory integrative treatment facility: The Ayres clinic as a model. In *Environment—Implications for occupational therapy practice,* edited by S. C. Merrill. Rockvile, MD: The American Occupational Therapy Association.

Slavik, B. A., J. Kitsuwa-Lowe, P. T. Danner, J. Green, and A. J. Ayres. 1984. Vestibular stimulation and eye contact in autistic children. *Neuropediatrics* 15:33-36.

Smith, G. F. 1975. Present approaches to therapy in Down's syndrome. In *Down's syndrome (mongolism): Research, prevention and management,* edited by R. Koch and F. F. de la Cruz, 99-110. New York: Brunner/Mazel.

Smith, L., and V. Hagen. 1984. Relationship between the home environment and sensorimotor development of Down syndrome and nonretarded infants. *American Journal of Mental Deficiency* 89(2):124-32.

Sobesky, W. 1988. Psychological problems of fragile X females. *The National Fragile X Foundation Newsletter* 4:1-2.

Special Olympics. 1983. Participation by individuals with Down syndrome who suffer from the atlantoaxial dislocation condition. *Special Olympics Bulletin* March.

Statham, L., and M. P. Murray. 1971. Early walking patterns of normal children. *Clinical Orthopaedics and Related Research* 79:8-24.

Stein, S. M., S. G. Kirchner, G. Horev, and M. Hernanz-Schulman. 1991. Atlanto-occipital subluxation in Down syndrome. *Pediatric Radiology* 21:121-24.

Stengel, T. J., L. Bly, S. M. Attermeier, and C. B. Heriza. 1984. Evaluation of sensorimotor dysfunction. In *Clinics in physical therapy: Pediatric neurologic physical therapy,* edited by S. K. Cambell, 13-87. New York: Churchill-Livingstone.

Stratford, B. 1980. Preferences in attention to visual cues in Down syndrome and normal children. *Journal of Mental Deficiency Research* 24:57-64.

Strorzky, K. 1983. Gait analysis in cerebral palsy and nonhandicapped children. *Archives of Physical Medicine and Rehabilitation* 64:291-95.

Sugden, D. A., and J. F. Keogh. 1990. Cerebral palsy. In *Problems in movement skill development: Growth, motor development and physical activity across the life span,* edited by H. G. Williams, 1-39. Columbia, South Carolina: University of South Carolina Press.

Swaiman, K. F. 1989. Neurologic examination of the older child. In *Pediatric neurology: Principles and practice,* edited by K. F. Swaiman, 15-33. St. Louis, MO: Mosby.

Tachdjian, M., and W. Minear. 1958. Sensory disturbances in the hands of children with cerebral palsy. *The Journal of Bone and Joint Surgery* 40:85-90.

Tachdjian, M. O. 1990. *Pediatric orthopedics.* Philadelphia: W. B. Saunders.

Tangerud, A., A. Hestnes, T. Sand, and S. Sunndalsfoll. 1990. Degenerative changes in the cervical spine in Down's syndrome. *Journal of Mental Deficiency Research* 34:179-85.

Tantam, D., C. Evered, and L. Hersov. 1990. Asperger's syndrome and ligamentous laxity. *Journal of the American Academy of Child and Adolescent Psychiatry* 29:892-96.

Torok, N., and M. A. Perlstein. 1962. Vestibular findings in cerebral palsy. *Annals of Otology, Rhinology, and Laryngology* 71:51-67.

Tredwell, S. J., D. E. Newman, and G. Lockitch. 1990. Instability of the upper cervical spine in Down syndrome. *Journal of Pediatric Orthopaedics* 10:602-06.

Tuller, B., M. T. Turvey, and H. L. Fitch. 1982. The Bernstein perspective II: The concept of muscle linkage or coordinative structure. In *Human motor behavior: An introduction,* edited by J. A. S. Kelso, 253-270. Hillsdale, NJ: Lawrence Erlbaum.

Turvey, B., H. L. Fitch, and B. Tuller. 1982. The Berstein perspective: I. The problems of degrees of freedom and context conditioned variability. In *Human motor behavior: An introduction,* edited by J. A. S. Kelso, 239-270. Hillsdale, NJ: Lawrence Erlbaum.

Twitchell, T. E. 1958. The grasping deficit in infantile spastic hemiparesis. *Neurology* 8:13-21.

Van Dyke, D. C., and C. A. Gahagan. 1988. Down syndrome: Cervical spine abnormalities and problems. *Clinical Pediatrics* 27(9):415-18.

van Gorp, E., and R. Baker. 1984. The incidence of hearing impairment in a sample of Down's syndrome schoolchildren. *International Journal of Rehabilitation Research* 7(2):198-200.

Vogtle, L. 1990. Abnormal development of upper extremity kinesiology—A theoretical concept. Handout.

Vogtle, L., and M. Boger. 1989. Components of function. Handout presented to the Neuro-Developmental Treatment OT Instructor Task Force, Chicago.

Volpe, E. P. 1986. Is Down syndrome a modern disease? *Perspectives in Biology and Medicine* 29(3):423-36.

Wagner, R. S., A. R. Caputo, and R. D. Reynolds. 1990. Nystagmus in Down's syndrome. *Ophthalmology* 97(11):1439-44.

Wann, J. P. 1991. The integrity of visual-proprioceptive mapping in cerebral palsy. *Neuropsychologia* 11:1095-106.

Warshowsky, J. 1981. A vision screening of a Down's syndrome population. *Journal of the American Optometric Association* 52(7):605-07.

Weisz, S. 1938. Studies of equilibrium reactions. *Journal of Nervous and Mental Disorders* 88:150-162.

Whaley, W. J., and W. D. Gray. 1980. Atlantoaxial dislocation and Down's syndrome. *Canadian Medical Association Journal* 123:35-37.

Whiteman, B., G. B. Simpson, and W. C. Compton. 1986. Relationship of otitis media and language impairment in adolescents with Down syndrome. *Mental Retardation* 24(6):353-56.

Wilbarger, P., and Wilbarger, L. 1991. *Sensory defensiveness in children aged 2-12: An intervention guide for parents and other caretakers.* Santa Barbara, CA: Avanti Educational Programs.

Williams, J. P., G. M. Somerville, M. E. Miner, and D. Reilly. 1987. Atlanto-axial subluxation and trisomy-21: Another perioperative complication. *Anesthesiology* 67:253-54.

Wilson, J. M. 1977. *Oral motor function and dysfunction in children.* Chapel Hill, NC: University of North Carolina.

______. 1984. Cerebral palsy. In *Clinics in physical therapy: Pediatric neurologic physical therapy,* edited by S. K. Cambell, 353-415. New York: Churchill-Livingstone.

Windsor, M. M. 1986. Incorporating sensory integration principles into treatment of children with cerebral palsy. *AOTA Developmental Disabilities Special Interest Section Newsletter* 9:3-4.

Wing, L. 1991. The relationship between Asperger's syndrome and Kanner's autism. In *Autism and Asperger syndrome,* edited by U. Frith. Cambridge: Cambridge University Press.

Wishart, J. G. 1991. Learning difficulties in infants with Down syndrome. *International Journal of Rehabilitation Research* 14:251-55.

Wolf, L. S., and R. P. Glass. 1992. *Feeding and swallowing disorders in infancy.* Tucson, AZ: Therapy Skill Builders.

Wolkowicz, R., J. Fish, and R. Schaffer. 1977. Sensory integration with autistic children. *Canadian Journal of Occupational Therapy* 44:171-75.

Yancey, C. L., C. Zmijewski, B. H. Athreya, and R. A. Doughty. 1984. Arthropathy of Down's syndrome. *Arthritis and Rheumatism* 27(8):929-34.

Zausmer, E. 1975. Principles and methods of early intervention. In *Down syndrome (mongolism): Research, prevention and management,* edited by R. Koch and F. F. de la Cruz, 137-144. New York: Brunner/Mazel.

______. 1990a. Early developmental stimulation. In *A parent's guide to Down syndrome: Toward a brighter future,* edited by S. M. Pueschel, 93-102. Baltimore, MD: Paul H. Brookes.

______. 1990b. Fine motor skills and play: The road to cognitive learning. In *A parent's guide to Down syndrome: Toward a brighter future,* edited by S. M. Pueschel, 141-151. Baltimore, MD: Paul H. Brookes.